臨床検査専門医が教える

異常値の読み方が身につく本

Junko Murakami
村上 純子

じほう

序

本書が目指すもの

検査は誰が何のために行うのでしょうか？

従来から，検査は，医師が医療の現場で，患者さんの疾患や病態を「診断するために」あるいは「治療を行うために」あるいは「経過観察のために」実施するものでした。検査データは診療録（カルテ）に綴じ込まれ，医師の手もとにありました。

私は，1996年に“臨床検査専門医”*1という認定資格を取り，約20年間，検査の業界にいるのですが，特にここ数年，医学生や研修医だけでなく，看護師，薬剤師，臨床検査技師，臨床工学技士，栄養士など，多職種のメディカルスタッフから「検査データが読めるようになりたい」という要望の声を聞くことがすごく多くなったように感じています。なぜでしょうか？

その理由の一つは，チーム医療の必要性・重要性が，医療現場だけでなく，社会全体に理解されてきたことでしょう。チーム医療とは「医療に従事する多種多様な医療スタッフが，各々の高い専門性を前提に，目的と情報を共有し，業務を分担しつつも互いに連携・補完し合い，患者の状況に的確に対応した医療を提供すること」と定義されています*2。メディカルスタッフが医師とともに医療に深く関わる場面は今後ますます増加するものと思われます。

もう一つの大きな理由は，電子カルテの普及でしょう。電子カルテシステムへのアクセス権さえあれば，いつでも，どこからでも，患者さんの検査データを見ることができますので，熱心なメディカルスタッフがそのデータを業務に活かすために「解釈する能力を習得し，医師とディスカッションできるようになりたい」と考えるのはもっともなことです。医師もうかうかしていられません。

では，どのようなトレーニングを積めば，検査データを的確に解釈する力がつくのでしょう。検査の本を読んで勉強すればよいのでしょうか？

書店の医学書コーナーには，検査関連の本がたくさん並んでいます。インターネットの大手書籍通販サイトで「検査医学」と検索したら，約6,000件ヒットしました。よりどりみどりですが，実はどれも似たりよったりで，目の前の患者さんの診療に本当にピタッとくる本はあまりないように，私は思っています。

どの本もたいてい，検査項目ごとに，その検査の意味，異常値を示す疾患・病態がずらずら…と記載してあります。例えば，ALTが高値を示すのは急性肝炎，慢性肝炎，劇症肝炎，アルコール性肝炎，薬剤性肝障害……のように。

しかし，臨床の現場で必要なのは，同時に複数の検査が異常値を示している目の前のこの患者さんについて，何が起こっているのだろう，可能性がある病態を鑑別するためには何をみればいいのだろう，この後どうなっていくのか判断するためにはどの検査データを追っていけばよいのだろう…というような見方です。いわゆる検査本…検査項目列挙・解説型の本が，このような検査データの「読み方（解析）」と「考え方（解釈）」を習得するのに適しているとは思えません。

そこで，「the検査力in現場」を涵養するために，これまで主に医学生や研修医を対象とする検査医学教育において実施されてきたReversed Clinicopathological Conference（RCPC）の技法を用いてみてはどうかという企画が持ち上がりました。

臨床の現場では，まず患者さんからよく話を聞き（医療面接），身体所見を十分に把握し（身体診察），それから検査計画を立てますが，RCPCでは，ほぼ検査の結果のみから患者さんの病態解析を試みます。ちなみに“reverse”とは，裏返すとかひっくり返すという意味です。

これまでRCPCを経験したことがない読者は，普段「大切にしなさい」と言われている医療面接や身体診察の情報なしに，検査の数値だけであれこれ考えるのは邪道のような気がするかもしれません。しかし，RCPCは，合理的な検査成績の読み方（＝臨床推論能力）を習得することを目的とした，確立した学習法です。同時に，検査成績から病態解析ができる範囲や限界を自覚することも学習目標の一つです。

本書の編集方針は，1症例だけをピックアップして読んでも一通りの理解が可能なよう，「一話完結」としました。読み進めるうちに，「また同じことが書いてある」と感じることがあるかもしれませんが，「何回も出てくるのはとても重要なことなのだ」と受け止めていただきたいと思います。

2017年12月

埼玉協同病院臨床検査科 部長

村上純子

＊1　筆者は，臨床検査専門医という立場で，検査科の管理・運営をはじめ，院内で実施される臨床検査全般に関わる検査医業務に携っています。日本全国におよそ8,000の病院があるといわれていますが，実働している臨床検査専門医は600～700名程度ですので，「検査医」などというものは見たことも聞いたこともないという読者が多いのではないでしょうか。米国では，Doctor's Doctorとも称されるのだそうです。

＊2　厚生労働省「チーム医療の推進に関する検討会報告書」（2010年3月9日）

目次
Contents

小児・高齢者シリーズ

臨床推論能力を鍛えるシリーズ

本書で使用する臨床検査基準範囲

1. 血球計数検査

名称	略語	単位	基準範囲
赤血球数	RBC	10^4/μL	男性 400〜550 女性 350〜500
ヘモグロビン	Hb	g/dL	男性 13.5〜17.5 女性 11.5〜15.0
ヘマトクリット	Ht	%	男性 40〜50 女性 35〜45
平均赤血球容積	MCV	fL	80〜100
平均赤血球血色素量	MCH	pg	26〜34
平均赤血球血色素濃度	MCHC	g/dL	32〜36
血小板数	PLT	10^4/μL	15〜35
網赤血球	RET	%	0.5〜2.0
白血球数	WBC	/μL	3,500〜9,000
桿状核球	Stab	%	0〜7
分葉核球	Seg	%	35〜75
好酸球	Eos	%	1〜9
好塩基球	Baso	%	0〜2
単球	Mono	%	2〜10
リンパ球	Lym	%	15〜50

2. 凝固・線溶系検査

名称	略語	単位	基準範囲
出血時間		分	1〜3
プロトロンビン時間（秒）	PT（秒）	秒	11〜13
活性	PT（%）	%	80〜120
国際標準比	PT-INR		0.80〜1.15
活性化部分トロンボプラスチン時間	APTT	秒	25〜40
フィブリノゲン	FIBG	mg/dL	150〜400
フィブリノゲン/フィブリン分解産物	FDP	μg/mL	<5.0
D-ダイマー	D-D	μg/mL	<1.0

3. 血液生化学検査

名称	略語	単位	基準範囲
総蛋白	TP	g/dL	6.5〜8.5
アルブミン	Alb	g/dL	4.1〜5.0
グロブリン	Glb	g/dL	2.2〜3.5
アルブミン/グロブリン比	A/G		1.3〜2.2
総ビリルビン	T-Bil	mg/dL	0.3〜1.2
尿素窒素	UN（BUN）	mg/dL	8.0〜20.0
クレアチニン	CRE（Cr）	mg/dL	男性 0.6〜1.1 女性 0.4〜0.8
尿酸	UA	mg/dL	男性 3.5〜7.0 女性 2.5〜6.0
アスパラギン酸アミノトランスフェラーゼ	AST（GOT）	U/L	10〜30
アラニンアミノトランスフェラーゼ	ALT（GPT）	U/L	5〜35
乳酸脱水素酵素	LD	U/L	120〜220
アルカリホスファターゼ	ALP	U/L	100〜350
γ-グルタミールトランスペプチダーゼ	γ-GT	U/L	男性 10〜60 女性 10〜30
コリンエステラーゼ	ChE	U/L	220〜480

アミラーゼ	AMY	U/L	40～130
クレアチンキナーゼ	CK	U/L	男性 50～250 女性 40～200
クレアチンキナーゼMB分画	CK-MB	U/L	≦7.5 ng/mL
心筋トロポニン	cTn	ng/mL	≦0.05
総コレステロール	T-Cho	mg/dL	140～220
HDLコレステロール	HDL-Cho	mg/dL	40～100
LDLコレステロール	LDL-Cho	mg/dL	70～140
トリグリセリド（中性脂肪）	TG	mg/dL	30～150
血糖（空腹時）	GLU	mg/dL	70～110
ナトリウム	Na	mEq/L	136～145
カリウム	K	mEq/L	3.5～5.0
クロール	Cl	mEq/L	95～105
カルシウム	Ca	mg/dL	8.6～10.5
無機リン	P	mg/dL	成人 3.0～4.5 小児 4.0～6.0
マグネシウム	Mg	mg/dL	1.3～1.9
鉄	Fe	μg/dL	男性 60～200 女性 50～170
総鉄結合能	TIBC	μg/dL	250～350
フェリチン		ng/mL	男性 40～100 女性 20～70
ヘモグロビンA1c	HbA1c	%	4.7～6.2
脳性ナトリウム利尿ペプチド	BNP	pg/mL	≦18.4

4. 炎症マーカー

名称	略語	単位	基準範囲
C反応性蛋白	CRP	mg/dL	≦0.1
赤血球沈降速度	赤沈/ESR	mm/1h	男性 ＜10 女性 ＜13

5. 腫瘍マーカー

名称	単位	カットオフ値
AFP	ng/mL	＜10.0
CEA	ng/mL	＜5.0
CA19-9	U/mL	＜37.0
CA50	U/mL	＜35.0
CA125	U/mL	＜35.0
CA15-3	U/mL	＜30
PIVKA-Ⅱ	mAU/mL	＜40

6. 免疫血清検査

名称	単位	基準範囲
免疫グロブリン IgG	mg/dL	800～1,800
IgA	mg/dL	90～400
IgM	mg/dL	男性 30～200 女性 50～270
補体蛋白 C_3	mg/dL	70～140
C_4	mg/dL	10～40
β_2-マイクログロブリン		
血中	mg/L	1.0～2.0
尿中	μg/L	≦250

7. 尿一般検査

名称	単位	基準範囲
色調・外観		清，淡黄色
比重		1.012～1.025
pH		4.5～6.5
蛋白 定性		(−)
定量	mg/日	10～100
糖 定性		(−)
定量	mg/日	15～100
ケトン体		(−)
潜血反応		(−)
ウロビリノゲン		(±)
ビリルビン		(−)
白血球反応		(−)
亜硝酸塩		(−)

〔日本臨床検査標準協議会（JCCLS）基準範囲共用化委員会による共用基準範囲，
日本臨床衛生検査技師会・日本検査血液学会 血球形態標準化ワーキンググループによる共用基準範囲を参考に作成〕

目的別インデックス

診断や病態の判断に特に重要な検査が解説されている項目を◎，○で表記。
各Lessonの原因疾患・病態を右端の列に記載。

Lesson	症例	主訴	尿検査	血球計数検査	凝固・線溶系検査	血液生化学検査
Lesson 1 (p.14～)	71歳男性	全身倦怠感，顔色不良	◎	◎		◎
Lesson 2 (p.26～)	75歳女性	下肢の痺れ，全身倦怠感	○	◎		◎
Lesson 3 (p.42～)	65歳女性	全身倦怠感，腹部膨満感	○	◎	○	◎
Lesson 4 (p.58～)	58歳男性	歯肉出血，紫斑，発熱		◎	◎	
Lesson 5 (p.72～)	35歳女性	浮腫，体重増加	◎			◎
Lesson 6 (p.86～)	63歳男性	口渇，体重減少	◎	○		◎
Lesson 7 (p.112～)	58歳男性	腹痛，意識障害	○	◎	○	◎
Lesson 8 (p.130～)	28歳女性	発熱，下痢，意識障害		○	○	○
Lesson 9 (p.146～)	75歳女性	意識障害	◎		○	◎
Lesson 10 (p.160～)	2歳5カ月男児	発熱，発疹，黄疸	◎	◎		○
Lesson 11 (p.174～)	73歳女性	腰痛，高蛋白血症	◎	○		◎
Lesson 12 (p.190～)	61歳女性	嘔気，腰背部痛，全身倦怠感		◎	◎	○
Lesson 13 (p.202～)	21歳女性	発熱，手首と指の疼痛	○	○	○	
Lesson 14 (p.220～)	72歳女性	胆石，胆嚢腫大		○		○
Lesson 15 (p.234～)	73歳女性	労作時の息切れ，全身倦怠感，味覚の異常（味がない）		◎		○
Lesson 16 (p.242～)	24歳男性	黄疸，食欲不振，全身倦怠感			○	◎
Lesson 17 (p.252～)	65歳男性	胸部の圧迫感，胸焼け				◎

	内分泌学検査	炎症マーカー	腫瘍マーカー	感染症検査	その他	原因疾患・病態
			○			鉄欠乏性貧血（大腸がん）
						汎血球減少症（薬剤性）
			○	○（HCV）		肝硬変
		○			◎（染色体・遺伝子）	急性前骨髄球性白血病
						ネフローゼ症候群
						糖尿病性ケトアシドーシス
		◎				全身性炎症反応症候群（敗血症）
	◎	○				バセドウ病・甲状腺クリーゼ
						下肢動脈閉塞症
						川崎病
					◎（免疫グロブリン）	多発性骨髄腫
						骨髄癌腫症
				○（梅毒）	◎（自己抗体）	全身性エリテマトーデス
			◎			胆嚢がん
						巨赤芽球性貧血
				◎（HBV）		B型急性肝炎
						心筋梗塞

本書のご利用にあたって

本書の記載内容が最新かつ正確であるよう最善の努力をしておりますが，診断・治療法，医薬品添付文書・インタビューフォーム等は最新の知見に基づき変更されることがあります。そのため，本書を利用される際は十分な注意を払われるようお願い申し上げます。

株式会社じほう

Introduction

総論 検査に関する基本的な知識

本書の導入として，検査結果を正しく理解し，有効に利用するために役に立つ事項について述べます。

基準範囲

1．基準範囲とは

検査結果の報告書をみると，例えば“BUN（尿素窒素）：8.0～20.0mg/dL”というように，検査項目ごとに「この間に入っていればほぼ大丈夫」と考えられる範囲が定められています。

この範囲を，以前は「正常範囲（正常値）」と称していましたが，現在では「基準範囲（基準値）」と称することになっています。基準範囲は**「現在健康で，人種，性別，年齢，生活習慣などさまざまな条件が類似する人々を対象に行った検査の結果，得られた測定値の95%が含まれる範囲」**と定義されています。それはすなわち「健康なあなたのお仲間100人のうち95人が含まれている範囲」ということです。逆にみれば，基準範囲から外れていても健康な仲間が100人に5人はいるという意味ですから，「基準範囲を外れた＝異常（病気である）」ではないということになります。と同時に，もちろん「基準範囲に入っている＝正常（病気ではない）」という保証もできません。ですので，「正常」という言葉は使わないようになりました。

基準範囲の表を本書巻頭にまとめて示しました。残念ながら，すべての検査項目で基準範囲が統一されているわけではありませんので，皆さんの病院の基準範囲とは若干異なるものもあるかと思います。本書での症例の検討にあたっては巻頭の「基準範囲」を用います。

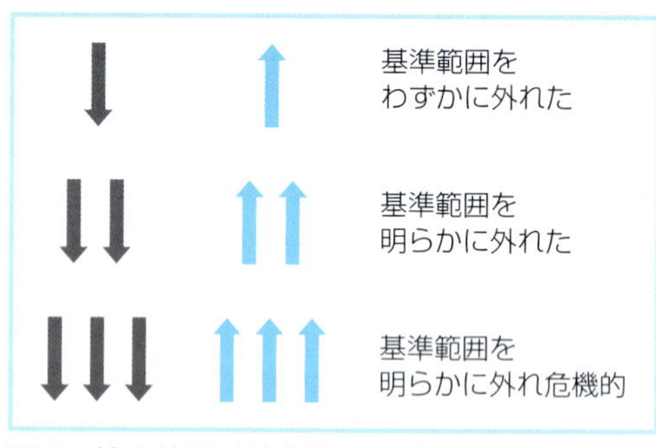

図１　検査結果が基準範囲を外れたとき

2. 基準範囲を外れたとき

検査の結果，“BUN（基準：8.0〜20.0）：20.2 mg/dL（H）”という報告が届いたとします。20.2という数値は，基準範囲の上限20.0を超えていますので，異常高値という印（H；high）が付されています。でも，この結果を見て直ちに「腎臓の病気だ！」と大慌てする医師はいないと思います。私は，基準範囲を外れた数値をみた際には，図１に示すようなイメージで「外れの程度」を判断するようにしています。

- １本矢印（↓/↑）：例にあげたBUN 20.2 mg/dLのように，基準範囲をわずかに外れてはいるものの，おそらくあまり臨床的な意義は大きくない（たいした意味はない）と考えられる場合
- ２本矢印（↓↓/↑↑）：明らかに基準範囲を外れており，そのことが疾患や病態に関連していると考えられる場合
- ３本矢印（↓↓↓/↑↑↑）：大きく基準範囲を外れており，危機的な状況である可能性が否定できない場合

この「3本矢印」が，いわゆる「パニック値」に相当するものだと思います。

パニック値

1. パニック値の定義

1972年，米国のLundbergは，「パニック値 panic valueとは，生命が危ぶまれるほど危険な状態にあることを示唆する異常値で，直ちに治療を開始すれば

救命しうるが，その診断は臨床的な診察だけでは困難で，検査によってのみ可能である」と定義し，直ちに担当者（主治医，担当看護師など）に報告すべき値であるとしています。パニック値を呈するのは，直ちに治療をしなければ生命が危険という状態ですので，「緊急報告値 critical value」という呼び方をすることもあります。

パニック値は基準範囲とは無関係に，それぞれの施設で設定するのが一般的です。したがって，日本全国で統一されているものではありませんし，検査項目すべてに対して設定されているわけでもありません。また，パニック値だからといって，いつでも至急対応が必要だということでもありません。しかし，パニック値の見逃しや見落としにより対応が遅れ，患者さんが危篤に陥ってしまったなどという事態は，決して許されるものではないということを肝に銘じていただきたいと思います。

表1にパニック値の実例を示します。ここに列挙したものは比較的多くの病院で共通していると思われますが，前述したとおり，パニック値の設定は施設や医師により異なりますので，「目安」と考えてください。

2. 血液検査以外のパニック値

表1に示したパニック値は，基準範囲が設定された血液検査の項目について設定されたものです。パニック値と基準範囲は無関係であるとはいっても，どのパニック値も，基準範囲から大きく外れたという感じの数値です。“3本矢印（↓↓↓/↑↑↑）のイメージ”ということが実感できますね。

ですが，パニック値の定義は「生命が危ぶまれるほど危険な状態にあることを示唆する異常値」なのですから，血液検査以外にもパニック値に相当するものはたくさんあるはずです。そのような，血液検査以外のパニック値の例を表2に示します。

血液検査以外のパニック値は，それぞれの施設の検査室の規模やレベル（担当検査技師のレベルかもしれません）によって差がみられる部分です。

感度・特異度

検査は，定性検査，定量検査，半定量検査に分けられます。

表1　パニック値の例（血液検査）

検査項目	下限値	上限値
血液一般検査・止血血栓検査		
白血球数（/μL）	2,000	30,000
ヘモグロビン（g/dL）	5.0	20.0
血小板数（/μL）	3×10^4	100×10^4
PT-INR	—	3.0
血液生化学検査		
Na（mEq/L）	120	160
K（mEq/L）	2.5	6.0
Ca（mg/dL）	6.0	13.0
クレアチニン（mg/dL）	—	5.0
AST（U/L）	—	1,000
ALT（U/L）	—	1,000
LD（U/L）	—	1,000
CK（U/L）	—	1,000
血糖（mg/dL）	50	500
動脈血液ガス分析		
pH	7.2	7.6
PCO_2（mmHg）	20	70
PO_2（mmHg）	40	—
HCO_3^-（mEq/L）	15	40

- **定性検査**：インフルエンザの迅速検査のように，検査結果が「あり」と「なし」に区別されるもので，「＋」「－」または「陽性」「陰性」で表されます。
- **定量検査**：血糖値や酵素のように，その物質の量や活性を測定するもので，結果は数値で表されます。数値は連続しているので，正常（陽性）と異常（陰性）の境目を設定します。この境目には，通常，基準範囲やカットオフ値が用いられます。
- **半定量検査**：尿糖や尿蛋白検査のように，正確な測定でなく，おおよその程度をみるもので，「－」「±」「＋」「2＋」「3＋」などで表されます。

表2　血液検査以外のパニック値の例

検体検査		生理機能検査	
一般検査	【尿/穿刺液/髄液】 • 悪性細胞の出現	**心電図**	• STの虚血性低下または上昇 • R-R間隔が2秒以上 • 高度の洞房/房室ブロック • R on T • 心拍数　<40 120< • ペースメーカー不全
血液形態検査	【末梢血塗抹標本】 • 芽球の出現 • 破砕赤血球の出現		
血清検査	• HIV陽性		
細菌検査	【塗抹検査】 • 抗酸菌陽性 • 脳脊髄液で病原微生物陽性 【培養検査】 • 血液培養　初回陽性 • 結核菌培養　陽性 • 脳脊髄液培養　陽性 • 便培養　赤痢菌検出 　コレラ菌検出 【核酸増幅検査】 • 結核菌陽性	**超音波検査（初見あるいは状態が急速に変化した場合）**	【心臓/大血管】 • 心タンポナーデ • 心腔内血栓形成 • 動脈瘤解離 • 人工弁不全 【腹部】 • 肝膿瘍 • 腎/脾梗塞 • 腹腔内出血 • 腹部大動脈瘤解離

ある病気を見つける目的で実施された定量検査の結果は，その病気にかかっている群（患者）とかかっていない群で一部重なって分布します（図2）。したがって，基準〔＝正常（陰性）と異常（陽性）の境目〕に則って判定すると，病気あり群（D），なし群（no D）とも，検査陽性群（T＋）と陰性群（T－）に分けられますから，2×2分割表が完成します（図3）。病気なのに検査結果が基準に引っかからない**偽陰性群（D・T－）**と，病気ではないのに引っかかる**偽陽性群（no D・T＋）**が生じていることがわかります。

2×2分割表の数値を用いて計算すると，その検査がもっている能力・特性を数値化する事ができます（表3）。

感度は，病気をもつ患者で検査結果が陽性になる確率ですから，「その検査が，患者を“病気あり”に仕分ける能力」を示すことになります。感度が高い検査は，患者を見逃す心配が少ない検査です。

$$\text{感度}\quad \frac{T+}{D}=\frac{a}{a+c}$$

特異度は，病気をもたない人々において検査結果が陰性になる確率です。

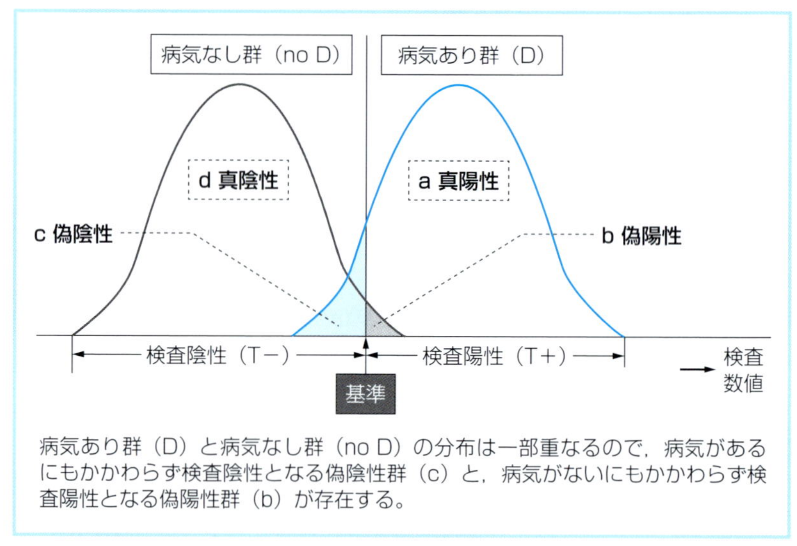

図2　病気あり/なしと，検査陽性/陰性の関係

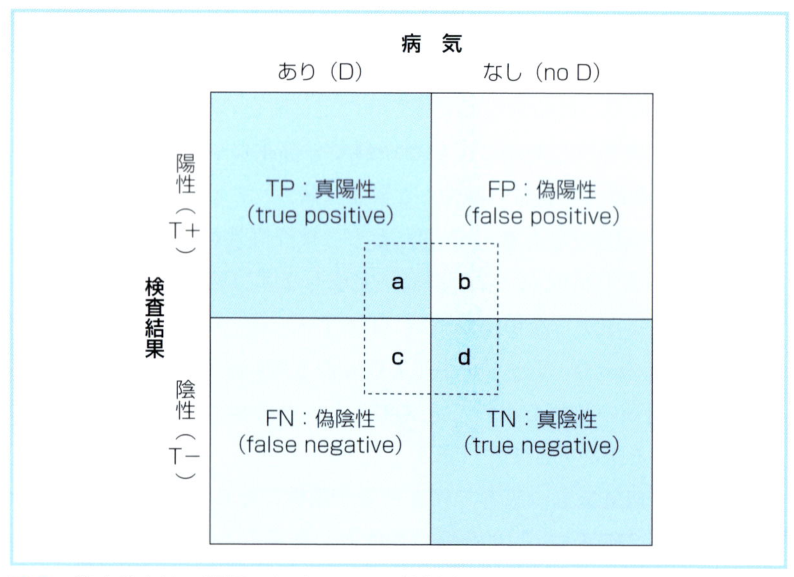

図3　臨床検査法の評価のための2×2分割法

表3　検査法のもつ能力・特性を示す用語の定義と計算法

用　語	定　義	計算法	同義語
感　度 (sensitivity)	$\frac{T+}{D}$	$\frac{a}{a+c}$	真陽性率
特異度 (specificity)	$\frac{T-}{no\ D}$	$\frac{d}{b+d}$	真陰性率
偽陽性率 (false positive rate)	$\frac{T+}{no\ D}$	$\frac{b}{b+d}=1-\text{specificity}$	
偽陰性率 (false negative rate)	$\frac{T-}{D}$	$\frac{c}{a+c}=1-\text{sensitivity}$	
陽性予測値 (positive predictive value)	$\frac{D}{T+}$	$\frac{a}{a+b}$	
陰性予測値 (negative predictive value)	$\frac{no\ D}{T-}$	$\frac{d}{c+d}$	
有病率 (prevalence)	$\frac{D}{D+no\ D}$	$\frac{a+c}{a+b+c+d}$	検査前確率

T+：検査で陽性となったもの　T−：検査で陰性となったもの
D：その病気を有するもの　no D：その病気でないもの

「その検査が，患者ではない人を“病気なし”に仕分ける能力」ですから，特異度が高い検査は，引っかけすぎない検査です。

$$特異度\quad \frac{T-}{no\ D}=\frac{d}{b+d}$$

理想的な検査は，感度100％で特異度も100％という検査ですが，残念ながらそういう検査はありません。偽陰性と偽陽性が必ず存在する……これは検査の宿命です。

ROC曲線とカットオフ値

実際の臨床現場と同等の患者群について検査を実施し，基準〔＝正常（陰性）と異常（陽性）の境目〕の値を変えて検査結果を判定したときの感度と特異度を調べ，基準を変えることによって得られた「1－特異度，感度」の変化を，X軸を「1－特異度」，Y軸を「感度」とする座標上に点（X，Y）の軌跡

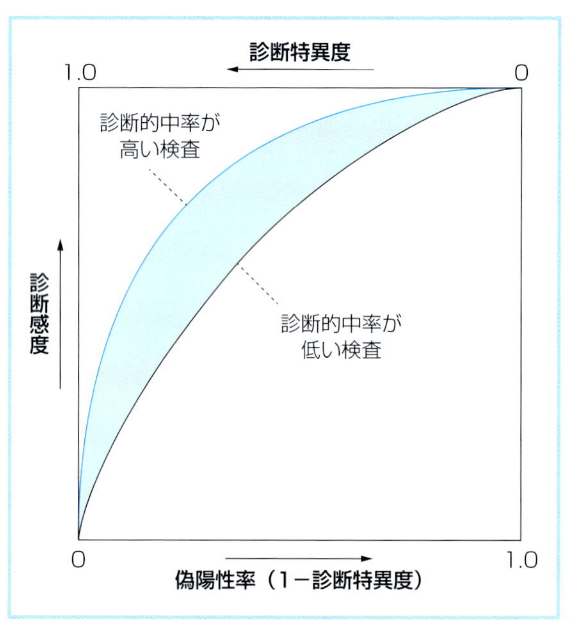

図4　ROC曲線と検査の診断的中率

として描いた曲線をROC曲線（receiver operating characteristic curve）と称します（図4）。ROC曲線は，検査項目ごとに特有のものです。

図4から，基準の決め方によって感度と特異度の関係は変化し，感度が高くなると特異度が低くなり（1－特異度が大きくなる），特異度が高くなる（1－特異度が小さくなる）と感度が低くなって，曲線を描くことがわかります。曲線の凸度合いが大きいほど点（X＝0.0，Y＝1.0），つまり感度100％・特異度100％に近づきますので，検査の診断的中率（効率）が高い検査だということができます。

このROC曲線を用いて，有疾患群と無疾患群を識別するのに最も効率がよいと判断された基準，すなわち曲線上で（X＝0.0，Y＝1.0）に最も近づいたポイント（X，Y）を規定した基準をカットオフ値と称します*[1]。

腫瘍マーカーのような検査では，測定結果を評価するのに健常人の95％が

＊1　ROC曲線からカットオフ値を決定するにはさまざまな方法がありますが，ここでは代表的なわかりやすい方法を示しました。

含まれる基準範囲を適用しても役に立ちませんので，“この値を超えると，がんの可能性が高くなりますよ（＝有疾患群）”という意味で，カットオフ値を用います。腫瘍マーカーの場合は，多少引っかけすぎになっても見落としが少ないほうがよいので，感度が高めになるようにカットオフ値を設定しています。

検査前確率・検査後確率

1．検査前確率（有病率）と検査後確率

検査を実施するにあたり（実施前），対象となる集団のなかにどのくらい病気の人（患者）が存在するかということを示す確率を検査前確率（pretest probability）と称します。これは，「有病率（prevalence）」＝対象母集団中の有疾患者（患者）の割合に相当し，

$$\frac{D}{D+\text{no }D}=\frac{a+c}{a+b+c+d}$$

で求められることになります。

次いで，検査を実施し，陽性（あるいは陰性）という判定結果を得るわけですが（検査後），実際に検査陽性（T＋）のうち，どのくらいの割合を病気の人（患者）が占めているか，あるいは検査陰性（T－）なら，どのくらい患者である可能性が下がるかを示す数値を検査後確率（posttest probability）と称します。

結果が陽性になった場合の検査後確率は，検査の結果，病気である（患者）と予測される確率に相当しますから，陽性予測値（positive predictive value）ともよばれます。これは以下の式で求められます。

$$\frac{D}{T+}=\frac{a}{a+b}$$

結果が陰性になった場合の検査後確率は，検査の結果，病気ではないと予測される確率に相当しますから，陰性予測値（negative predictive value）ともよばれます。以下の式で求められます。

$$\frac{\text{no }D}{T-}=\frac{d}{c+d}$$

2. ベイズの定理

ベイズ（Bayes）の定理によると，検査前確率（有病率），検査の感度，特異度から，検査後確率（陽性予測値）が次の式で計算できます。

$$\frac{\text{検査前確率（有病率）} \times \text{感度}}{\text{検査前確率（有病率）} \times \text{感度} + [1 - \text{検査前確率（有病率）}] \times (1 - \text{感度})}$$

何だか面倒な式ですが，要するに，検査後確率（陽性予測値）をより高めるためには，できるだけ感度と特異度が高い検査（＝検査効率が高い検査）を選び，検査の対象者は検査前確率（有病率）が高い母集団にしましょう……という，ま，あたりまえの話，でも重要な話です。

ある病気を診断するのに役立つ検査は，その検査を実施したことで検査後確率（陽性予測値）が高くなる検査であり，その病気ではないと除外診断するのに役立つ検査は検査後確率（陰性予測値）が高い検査です。もし，ある検査をしても検査前確率と検査後確率が変化しないのであれば，その検査は今後の意思決定にまったく影響を与えない検査なので，実施する意義がない，無駄な検査だということになります。

オッズと尤度（ゆうど）

1. オッズ・オッズ比

オッズ（odds；賭け率）とは，ある事象が起こる確率（p）と起こらない確率（$1-p$）の比のことで，その事象の「起こりやすさ」を示していますので，

$$\text{オッズ} = \frac{p}{1-p} \qquad p = \frac{\text{オッズ}}{1+\text{オッズ}}$$

であり，0＜オッズ＜∞であることがわかります。

例えば，「競馬のレースに勝つオッズが1の馬」が勝つ確率は，$1/(1+1)=1/2$なので50％です。同様に，オッズが3の馬が勝つ確率は，$3/(1+3)=3/4$なので75％，オッズが0.5なら$0.5/(1+0.5)=0.5/1.5$なので33％ということになります。オッズが低いほど，その事象が起きたときの儲けは大きいわけです。

余談ですが，日本では競馬，競輪，ボートレースなどの公営競技の際に，賭けたお金が何倍になって払い戻されるか（払戻金の倍率）をオッズと呼んでい

るようです。オッズが高い＝払戻金額が大きいということで，感覚的には理解しやすいのですが，本来の意味とは逆になっています。

2群のオッズの比を**オッズ比（odds ratio）**といいます。医学の領域では，ある病気のかかりやすさを2群間で比較して示す統計学的な尺度として汎用されています。

例えば，ある病気が，喫煙者群120名中24名（20％），非喫煙者350名中14名（4％）に認められたとすると，オッズ比は

$$\frac{0.2/(1-0.2)}{0.04/(1-0.04)}=\frac{0.2/0.8}{0.04/0.96}=6$$

になり，「喫煙者は非喫煙者の6倍も，○○○（＝ある病気）にかかりやすい！」と結論づけられます。

2．尤度・尤度比

尤度（likelihood）は，尤も（もっとも）らしさの度合いという意味です。ある事象Y_1，Y_2，Y_3，…Yiの起こる確率が$p(Y_1)$，$p(Y_2)$，$p(Y_3)$，…$p(Yi)$のときの尤度は，$p(Y_1)\times p(Y_2)\times p(Y_3)\times\cdots\times p(Yi)$となります。これは確率を求めるのと同じ式ですね。では，確率と尤度の違いは何でしょうか？

確率は，「サイコロを3回振ったときに，3回とも6が出る“確率”は？」というように用いる言葉です。一方，「サイコロを3回振った結果，3回とも6が出た，そのときの“尤もらしさ”」が尤度です。サイコロを振るというような単純な行為では，確率と尤度は同じ数値になります。しかし，医学の領域では，そう簡単な話では済みません。

ここでは尤度の求め方を詳細に知る必要はありませんので，検査に関連して必要なことだけ触れておきます。

尤度比（likelihood ratio；LR）は2群の尤度を比べた数値です。ある検査を行った結果について，2×2分割表（図3）を用いて考えてみましょう。

陽性尤度比（LR＋）は，「病気の人（患者＝D）は，病気ではない人（no D）に比べてどのくらい検査結果が陽性になりやすいか」を示しており，

$$\mathrm{LR}+ = \frac{\text{病気の人（患者＝D）が検査陽性（T＋）になる尤度}}{\text{病気ではない人（no D）が検査陽性（T＋）になる尤度}}$$

$$= \frac{\text{真陽性率}}{\text{偽陽性率}} = \frac{a/(a+c)}{b/(b+d)}$$

$$= \frac{\text{感度}}{1-\text{特異度}}$$

となります。

陰性尤度比（LR－）は，「病気の人（患者＝D）は，病気ではない人（no D）に比べてどのくらい検査結果が陰性になりにくいか」を示しており，

$$\mathrm{LR}- = \frac{\text{病気の人（患者＝D）が検査陰性（T－）になる尤度}}{\text{病気ではない人（no D）が検査陰性（T－）になる尤度}}$$

$$= \frac{\text{偽陰性率}}{\text{真陰性率}} = \frac{c/(a+c)}{d/(b+d)}$$

$$= \frac{1-\text{感度}}{\text{特異度}}$$

となります。

つまり，陽性尤度比（LR＋）は「検査結果が陽性のとき，病気である可能性はどのくらい高いのか」，陰性尤度比（LR－）は「検査が陰性のとき，病気である可能性はどのくらい低いのか」という検査の性能を示す“ものさし”と考えることができます。

未曽有の高齢化が進行し，医療費の増加傾向に歯止めがかからないわが国の現状では，限りある医療資源を有効に利用しなければなりませんので，ありとあらゆる検査を片端から絨毯爆撃のように実施することは決して許されることではありません。検査を行う際には，ベイズの定理を念頭に置き，意思決定に寄与する，効率がよい検査項目を選択しなければなりません。また同時に，得られた検査結果を最大限に活用しようとする意識をもつことも，とても重要です。

Memo

Lesson
1 尿・血算・生化学検査の基本を理解する

■この検査所見からどういう病態が読み取れるでしょうか？

71歳男性　主訴：全身倦怠感，顔色不良

1. 尿検査

色調・外観	黄褐色・ 軽度混濁
pH	6.5
比重	1.020
蛋白	(−)
糖	(−)
潜血	(−)
ウロビリノゲン	(±)
ビリルビン	(3+)

2. 血球計数検査

白血球数（/μL）	10,800
赤血球数（$\times 10^4$/μL）	388
Hb（g/dL）	8.5
Ht（%）	30.3
MCV（fL）	78.1
MCH（pg）	22.0
MCHC（g/dL*）	28.1
血小板数（$\times 10^4$/μL）	35.1
末梢血液像	
好中球（%）	79.0
好酸球（%）	2.5
好塩基球（%）	0.5
単球（%）	5.5
リンパ球（%）	12.5

*：以前は「%」を用いたが，現在は「g/dL」

3. 血液生化学検査

総蛋白（g/dL）	5.8
アルブミン（g/dL）	3.0
AST（U/L）	97
ALT（U/L）	81
LD（U/L）	2,625
ALP（U/L）	1,283
γ-GT（U/L）	1,361
T-Bil（mg/dL）	6.8
D-Bil（mg/dL）	4.7
尿素窒素（mg/dL）	13.7
CRE（mg/dL）	0.81
尿酸（mg/dL）	7.2
血糖（mg/dL）	129

4. 免疫血清検査

CRP（mg/dL）	0.24
CEA（ng/mL）	45.4 （カットオフ値 <5.0）
CA19-9（U/mL）	61.8 （カットオフ値 <37）

5. その他

便中ヒトヘモグロビン	(+)

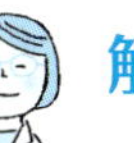

解説の前に

この検査データを見て，皆さんはどのような病態・疾患を考えたでしょうか。一つひとつの項目を見れば，それが基準範囲内に入っているかどうかはわかります。しかし，「検査値を読む」とはそれで終わりではありませんよね。個々の検査項目をどうやって結びつけて考えるのか，基準範囲を外れているのは体の中で何が起こっているからなのか，それらを推論できるようになるのが「検査値を読む」ということです。それを身につけるにはケースを通じて学ぶことが近道です。今回は，尿検査，血球計数検査，血液生化学検査の基本を学びましょう。

1．尿検査はどう読む？

通常，尿の色は淡黄色（麦わら色）で澄んでおり，「色調・外観」は“淡黄色・清”と記載されます。もちろん，真夏に水分摂取が少ない状態が続けば尿の色は濃くなり，“黄褐色”になるのは皆さんよくご存知でしょう。

尿中に含まれ，色調に関係する主要な物質はウロクロムで，他にウロビリン，ウロビリノゲン，インドール誘導体などがあります。ウロビリノゲンは腸管内でビリルビンが腸内細菌によって還元され生成される物質で，健常人は（±）を示します。ウロビリノゲンは無色ですが，酸化されると黄褐色のウロビリンになります。

この症例では“黄褐色・軽度混濁”と記載されています。尿が濃いのでしょうか？　しかし，比重は1.020と基準範囲にあり，特別濃縮されている様子はありません。そこでさらに他の項目にも目を向けてみると，ビリルビンが（3+）となっています。正常では尿中にほとんどみられないはずのビリルビンが，尿を“黄褐色”にしている犯人のようです。

尿中ビリルビン高値の意味

では，尿中ビリルビン（3+）の臨床的な意義を考えてみましょう。図1に

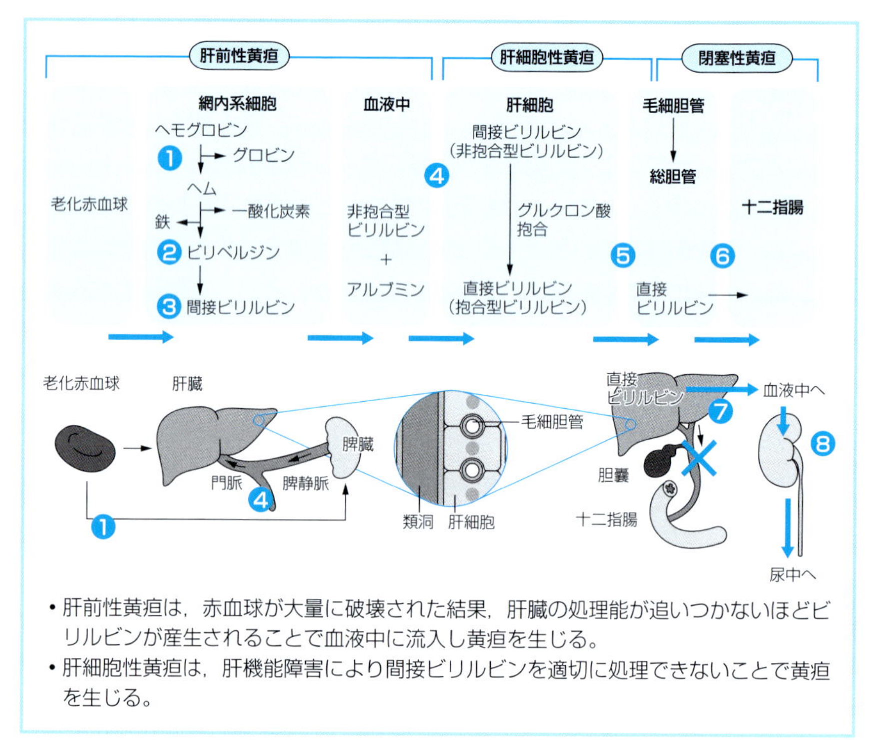

図1　ビリルビンの代謝経路（番号は本文に対応）

ビリルビンの生成過程を示します（以下の番号は図中の番号に対応しています）。

①120日の寿命を迎えた赤血球は網内系（主に脾臓）でマクロファージに取り込まれて壊されます。赤血球の中味だったHbは，色素部分のヘムと，蛋白質部分のグロビンに分解されます。

②次いでヘムオキシゲナーゼという酵素の働きによってヘムから鉄が外され，同時にポルフィリン環が1カ所切断されてビリベルジンができます。ビリベルジンは緑色です。

③ビリベルジンは還元され，橙黄色のビリルビンになります。この段階のビリルビンを**間接（非抱合型）ビリルビン**と称します。

④このビリルビンは水（血液）には溶けないので，血液中のアルブミンと結合して，脾静脈→門脈→肝臓へと運ばれます。

⑤肝細胞に取り込まれたビリルビンは，グルクロン酸抱合を受けて水溶性にな

ります。このビリルビンが直接（抱合型）ビリルビンです。直接ビリルビンは，胆汁の成分の1つとして肝内の毛細胆管に放出されます。

⑥毛細胆管は合流して，やがて左右の肝管→総肝管→総胆管となり，十二指腸ファーター乳頭部に開口して胆汁を腸管へ導きます。

⑦胆汁の流路に何らかの異常が生じると，胆汁は腸管に出てゆくことができず，うっ滞します。グルクロン酸抱合を受け水溶性になっている直接ビリルビンは，どんどん血液に溶け込むようになります。

⑧血液に溶け込んだ直接ビリルビンの一部が，腎臓の糸球体で濾し出され，尿中に捨てられます。

つまり，尿中にみられるビリルビンは水溶性の直接ビリルビンであり，それは血液中の直接ビリルビン高値，すなわち胆汁の流路に流出障害があることを意味しているのだということになります。なお，血清ビリルビンについては，後述の血液生化学検査のところで詳しく解説します。

尿検査からわかったこと

- 尿中ビリルビン（3＋）である。これは，胆汁の流れを障害するメカニズムが存在していることを意味している。

2. 血球計数検査はどう読む？

血球計数検査のなかで最も問題なのは，Hb 8.5 g/dLという貧血です。貧血は，血液中のHb量が正常以下に減少した状態と定義されています。男性のHbの基準範囲はおおむね14〜18 g/dLですので，Hb 8.5 g/dLでは50〜60％程度の濃さしかないということになります。Hbは赤血球中に含まれ，全身の組織に酸素を運ぶ役割を担っている物質です。この患者さんの主訴である全身倦怠感や顔色不良には，おそらく貧血が大きく関与しているはずです。

Hbが低下し貧血と判断される場合は，赤血球指数に注目します。赤血球指数には，MCV（平均赤血球容積），MCH（平均赤血球血色素量），MCHC（平均赤血球血色素濃度）があります。

- MCV：赤血球1個の体積を示す。基準範囲は80～100fL
- MCH：赤血球1個に含まれるHb量を示す。基準範囲は26～34pg
- MCHC：1個の赤血球の体積のうちどのくらいをHbが占めているかを表す。基準範囲は32～36g/dL（%）

MCVによって，貧血は赤血球の体積が小さいグループ（小球），普通のグループ（正球），大きいグループ（大球）の3グループに分けられます（表1）。この患者さんの赤血球は小さくてHbが少ないので「小球性低色素性貧血」ということになります。小球性低色素性貧血であれば，ほぼ鉄不足が原因の「鉄欠乏性貧血」と考えて間違いありません。鉄はHbの材料の1つですので，不足するとHbが十分に産生されず，赤血球は中味（Hb）が少ない，つまり小さくなってしまうわけです。

鉄リサイクルのシステム

ここで，体内の鉄の動きをみてみましょう（図2）。体内には鉄が約3.5～5.0gあり，その70～80%にあたる約3.0～4.0gがヘム鉄（大部分がヘモグロビン鉄，一部筋肉中のミオグロビン鉄など）として存在しています。残りの1g程度がフェリチン，ヘモジデリンに結合した貯蔵鉄として網内系（肝臓，脾臓，骨髄など）に存在しています。

私たちが1日に食餌として摂取する鉄は約10mgで，このうち約1mgが主に十二指腸と空腸上部から吸収されます。一方，骨髄でつくられる赤血球1日分

表1　MCVによる貧血の分類

小球性貧血	正球性貧血 (80<MCV<100)	大球性貧血
鉄欠乏性貧血	再生不良性貧血	巨赤芽球性貧血
	腎性貧血	肝障害に伴う貧血
	急性出血	
(慢性疾患に伴う貧血)	(慢性疾患に伴う貧血)	
	(溶血性貧血)	(溶血性貧血)
		骨髄異形成症候群

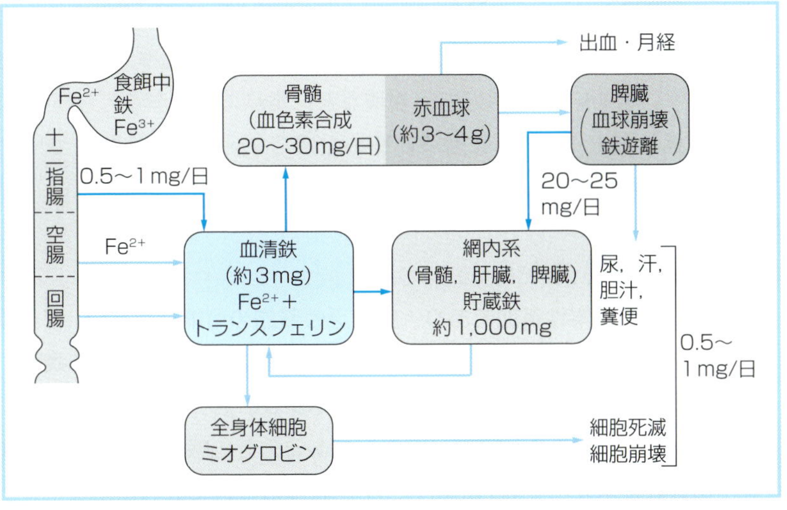

図2　体内の鉄の動態

〔高木　康：わかりやすい臨床検査 第2版．じほう，p.87，2013より〕

に必要な鉄の量は約20〜30 mgと，食餌だけで供給できる量ではありません。では，どのようにやりくりをしているのでしょうか。

血液中には約20兆個もの赤血球が存在していますが，赤血球の寿命は約120日ですので，毎日血液35〜45 mL分の赤血球が主に脾臓のマクロファージによって壊されています。尿検査のところでも述べましたが，破壊された赤血球中のHbはヘムとグロビンに分離され，次いでヘムオキシゲナーゼによってヘムから鉄が外されます（Hbの構造についてはLesson 9，p.148の図参照）。この鉄（約25 mg/日）は貯蔵鉄となり，やがて骨髄に運ばれて再びHbの材料になります。Hbをつくるのに必要な鉄の90％以上が再利用鉄です。この鉄リサイクルシステムが働いていれば鉄欠乏は生じないはずですから，逆に，鉄の需要が増大する成長期や妊娠・分娩時，生理という出血がある女性以外のヒトに鉄欠乏性貧血がみられたときには，「鉄欠乏＝鉄リサイクルシステムの破綻」を考えなくてはなりません。つまり出血の存在です。

71歳の男性に，本人が気づかない部位で出血があり，しかもその出血は寿命120日の赤血球の大きさに影響するほど長期間にわたってじわじわ続いていたとしたら，可能性が高いのは消化管の出血でしょう。年齢を鑑みると，まず胃がん，大腸がんといった消化管のがんを考える必要性がありそうです。

白血球数10,800/μLは軽度増加しており，好中球の比率が79.0％と高くなっています。感染症，組織の壊死/崩壊など，炎症の存在が考えられます。

血小板数35.1×10^4/μLは基準範囲の上限です。鉄欠乏性貧血では血小板数が増加する傾向がみられます。

血球計数検査からわかったこと

- 小球性低色素性貧血であり，鉄欠乏性貧血の可能性が高い。71歳の男性であることを考えると，じわじわと消化管出血が続くような疾患・病態＝消化管のがんが最も疑われるのではないか。
- 好中球優位の白血球増加（軽度）があるので，感染症や組織障害など炎症の存在が考えられる。ただし，その程度はひどくはない。

3．血液生化学検査はどう読む？

血清総蛋白5.8g/dLとアルブミン3.0g/dLが低値を示しています。総蛋白とアルブミンが低いときには，①摂取不足（低栄養），②吸収不良，③肝臓の蛋白合成能低下，④⑤喪失（④蛋白漏出性胃腸症，⑤ネフローゼ症候群），⑥体表からの滲出液，⑦消費の亢進（甲状腺機能亢進症が代表的です）などを考えます（図3）。尿蛋白（－）から⑤は否定できますが，この段階では，まだ「これ！」と決めることはできないと思います。

測定されている酵素AST，ALT，LD，ALPおよびγ-GTのすべてが高値を示しています。

このうち，AST，ALT，LDは逸脱酵素と称されます。これらの酵素を含有する細胞からなる臓器・組織が，何らかの障害を受けて細胞が壊死したり壊死の一歩手前という状態に陥ると，細胞内に含まれていた酵素が血液中へ出てゆく（細胞内から血液中へ逸脱する）からです。ですので，血液中のある逸脱酵素が高値を示しているときには，その酵素を含む細胞がたくさん壊れたのだな……と考えます。

臓器によって有している酵素に特徴がありますので，血中逸脱酵素の種類と量をみれば，だいたい障害を受けた臓器と，障害の程度を推定することができ

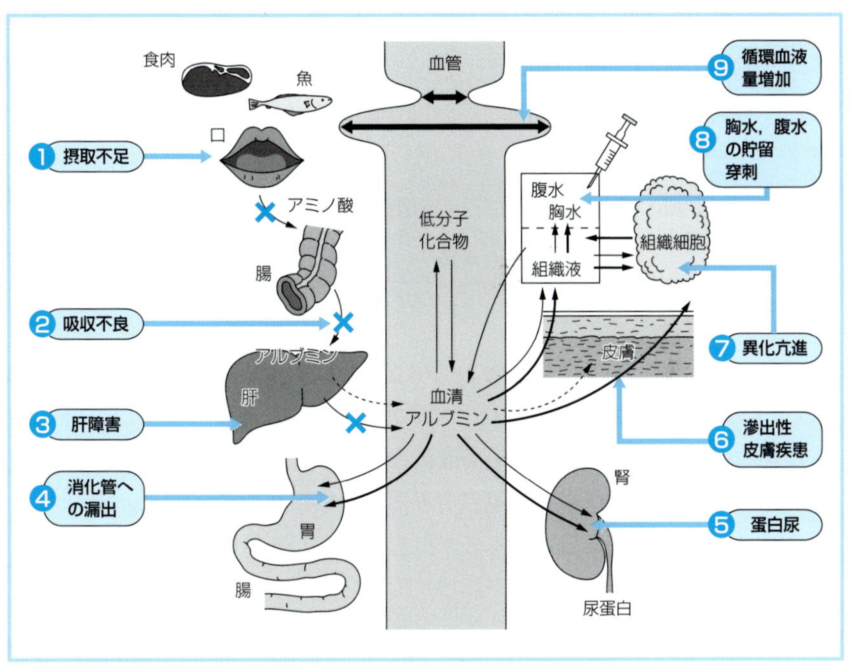

図3　血清蛋白が減少するさまざまな病態（番号は本文に対応）

ます。

ASTとLDは全身の多くの細胞に含まれているので，障害臓器の特定にはあまり役立ちません。ですが，ALTは肝細胞に多く含まれる酵素ですので，AST，ALT，LDがそろって高値を示す場合には「肝臓が障害され，肝細胞がたくさん壊されたのだな」と推定することができます。この患者さんはASTとALTが軽度高値を示しています。それに比してLDは著しい高値ですので，「肝臓にも障害はあるかもしれないけれど，むしろメインの障害は肝臓以外にある」といえそうです。

ALPとγ-GTも著しい高値です。ALPとγ-GTは，何らかの刺激を受けると酵素活性が亢進し（酵素誘導），それが血中の活性上昇をもたらすので**誘導酵素**とよばれています。アルコール摂取がγ-GT値を上昇させる（誘導する）ことは皆さんよくご存知でしょう。

また，ALPとγ-GTは胆管上皮細胞に多く含まれており，胆汁の流れが詰まっ

表2　高ビリルビン血症/黄疸の鑑別

間接ビリルビン優位		直接ビリルビン優位	
材料の増加	溶血，無効造血 横紋筋融解	**肝細胞性/肝内胆管のうっ滞**	肝炎，肝硬変 Rotor症候群 Dubin-Johnson症候群
グルクロン酸抱合の障害	（肝炎，肝硬変） Gilbert症候群 Crigler-Najjar症候群	**胆管の閉塞によるうっ滞**	総胆管結石 胆管がん 膵頭部がん

たとき（胆管閉塞）には胆管上皮細胞内から血中に逆流して高値を示します。ですので胆道系酵素ともよばれています。この患者さんはALPもγ-GTもそろって高値なので，胆道の閉塞機転があるものと考えられます。

そこでビリルビンに目を転じてみると，総ビリルビン6.8mg/dLと明らかに増加しています。血清ビリルビンが基準範囲を超えて増加した状態を高ビリルビン血症と称します。そして，ビリルビンが2.0〜3.0mg/dL以上になると皮膚や粘膜が黄染されてきます。これが黄疸です。患者さんの「顔色不良」には黄疸も絡んでいるようです。

高ビリルビン血症をみたときは，それが主に直接ビリルビン（D-Bil）の増加によるのか，それとも間接ビリルビンの増加によるのかをみてください。表2に高ビリルビン血症を示す疾患をまとめました。この患者さんは直接ビリルビン優位の高ビリルビン血症ですので（間接ビリルビン＝総ビリルビン－直接ビリルビン），肝細胞性あるいは閉塞性の可能性が高いことがわかります。このことは，尿中ビリルビン（3＋），ALPおよびγ-GT高値と同じメカニズムで説明できそうです。

腎機能検査である尿素窒素13.7mg/dLとクレアチニン0.81mg/dLは基準範囲内です。尿酸7.2mg/dLはやや高めですが，大きな問題はなさそうです。

血糖が129mg/dLで，空腹時血糖だとしたら糖尿病型に相当します。しかし，食後の血糖であれば問題はありません。血糖値は，食事に関する情報を確認してからでないと判断できません（糖尿病の診断基準についてはp.94）。

血液生化学検査からわかったこと

- ALP，γ-GTが高値で，直接ビリルビン優位の高ビリルビン血症もみられることから，胆汁の流出を障害する“何か”が生じていると思われる。このことは，尿中ビリルビン（3+）と矛盾しない。

- AST，ALT，LDが高値を示しているので，肝細胞の障害があるものと思われる。しかし，LDが突出して高値なので，肝臓以外の問題のほうが大きいのではないかと推察される。
- 低蛋白血症，低アルブミン血症である。原因は確定できないが，他の検査データとあわせて考えると，重大な疾病のために食事が十分にとれていない可能性が考えられる。

4．免疫血清検査，その他の検査はどう読む？

CRP 0.24mg/dLはわずかに上昇しています。感染症その他の炎症，組織の崩壊があるとCRPは高値になりますが，この患者さんではそういうことはないか，あってもごくわずかであるということでしょう。

CEAおよびCA19-9という2つの**腫瘍マーカー**が高値を示しています。これは非常に重要な情報です。腫瘍マーカーは，腫瘍（がん）の存在，種類，進行度などを示し，腫瘍の診断と病態の把握に有用な情報をもたらしてくれます。ただし，高値でもがんではないことがありますし，低値なのにがんだということもある，一筋縄ではいかない検査だということを認識しておきましょう。CA19-9は，膵がん，胆道がん，大腸がんなどで高値になるといわれています。CEAはさまざまながんで高値を示しますので，臓器の特定には役に立ちません。

便中ヒトヘモグロビン（+）は，消化管出血の存在を示唆する所見です。便に含まれるヒトHbを抗原抗体反応で特異的に検出しますが，消化管出血でも上部消化管（十二指腸より口側）での出血ではHbが消化酵素の影響を受けて分解されてしまいますので，陽性になりません。この患者さんは下部消化管で出血している可能性が考えられるということになります。

免疫血清検査，その他の検査からわかったこと

- CA19-9とCEAがそろって高値を示していることから，がんの可能性が示唆される。
- 下部消化管からの出血があると考えられる。腫瘍マーカーとあわせて考え

ると，可能性が高いのは大腸がんで，ここからの出血が持続していたために小球性低色素性貧血になったのであろう。

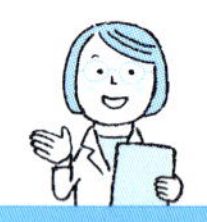

この症例の疾患・病態

大腸がん（図4）からの持続的な出血が原因で鉄欠乏性貧血を呈した症例です。このように，中高年の男性が鉄欠乏性貧血を呈したときは，本人が気づかない出血が続いていないかどうかを検索する必要性があります。具体的には，消化管の悪性腫瘍の存在です。

さらにこの大腸がんは，肝臓に転移を生じていました。転移による腫瘤は複数個確認されましたが，肝門部（図5）に特に大きな腫瘤があり，これが胆汁の流れを障害していました。直接ビリルビン優位の高ビリルビン血症，ALPとγ-GTの高値，尿中ビリルビン（3＋）は，大腸のがんそのものによるのではなく，肝門部の腫瘤による胆道閉塞がもたらした異常値でした。

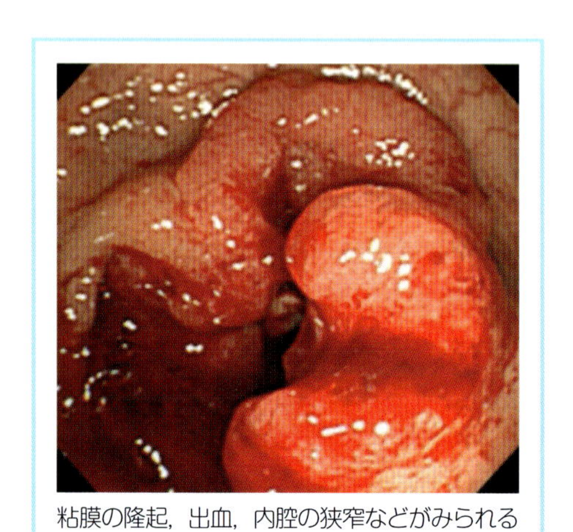

粘膜の隆起，出血，内腔の狭窄などがみられる

図4　大腸がんの内視鏡所見

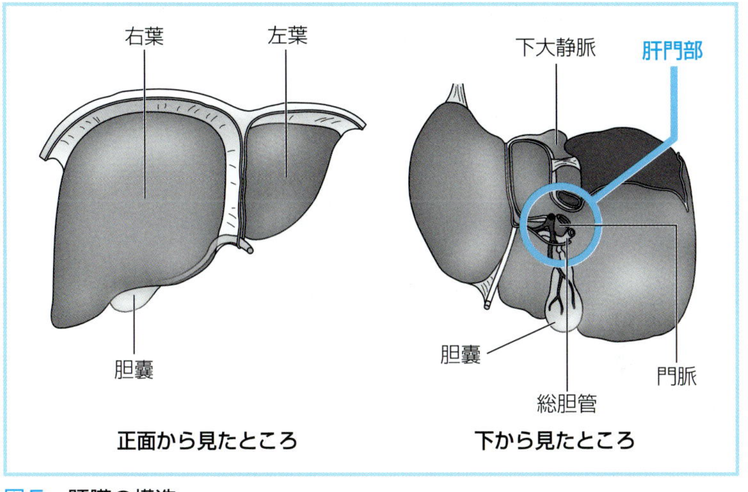

図5　肝臓の構造

まとめ

- ビリルビン（橙黄色）は通常，尿中にほとんどみられない。尿が黄褐色や茶褐色の場合はビリルビン尿の可能性がある。
- 小球性低色素性貧血であれば，鉄不足が原因の「鉄欠乏性貧血」と考えてほぼ間違いない。
- ASTとLDは全身の多くの細胞に含まれ，障害臓器の特定にはあまり役立たない。ALTは肝細胞に多く含まれる。
- ALPとγ-GTは胆管上皮細胞に多く含まれ，胆管閉塞時には高値を示す。
- 便中ヒトヘモグロビンは，上部消化管出血では陽性にならない。陽性は下部消化管出血を示唆する。

Lesson

2 血算のパニック値とそのメカニズムとは

■この検査所見からどういう病態が読み取れるでしょうか？

75歳女性　主訴：下肢の痺れ，全身倦怠感

1. 尿検査

尿一般検査	
色調・外観	黄色・清
pH	6.5
比重	1.019
蛋白	(－)
糖	(－)
潜血	(±)
ウロビリノゲン	(±)
尿沈渣	
赤血球 (/HPF)	1～4
白血球 (/HPF)	1～4
上皮	(－)
円柱	(－)

2. 血球計数検査

白血球数 (/μL)	870
赤血球数 ($\times 10^4$/μL)	168
Hb (g/dL)	6.9
Ht (%)	20.2
MCV (fL)	120.2
MCH (pg)	41.1
MCHC〔g/dL (%)〕	34.2
血小板数 ($\times 10^4$/μL)	1.1
網赤血球 (%)	0.1
末梢血液像	
桿状核球 (%)	1.0
分葉核球 (%)	15.0
好酸球 (%)	10.5
好塩基球 (%)	0.0
単球 (%)	0.5
リンパ球 (%)	73.0

3. 血液生化学検査

総蛋白 (g/dL)	6.1
アルブミン (%)	62.5
α_1 (%)	4.1
α_2 (%)	4.5
β (%)	10.2
γ (%)	18.7
T-Cho (mg/dL)	198
TG (mg/dL)	81
T-Bil (mg/dL)	2.3
D-Bil (mg/dL)	0.8
AST (U/L)	62
ALT (U/L)	24
LD (U/L)	752
ALP (U/L)	226
γ-GT (U/L)	22
尿素窒素 (mg/dL)	15.7
CRE (mg/dL)	0.91
尿酸 (mg/dL)	7.2
Na (mEq/L)	140
K (mEq/L)	4.13
Cl (mEq/L)	102
CRP (mg/dL)	1.24

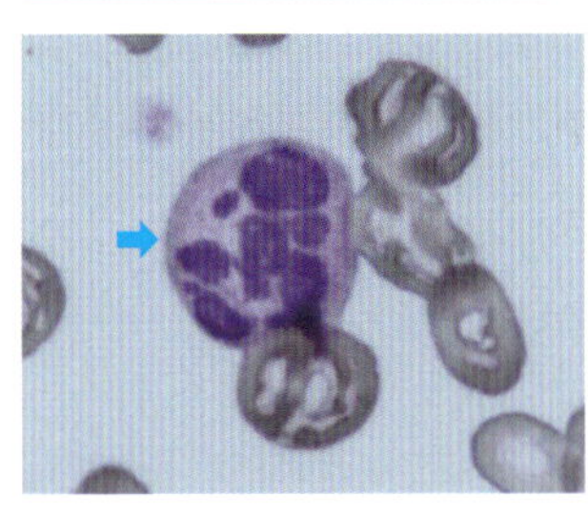

➡：末梢血液にみられた白血球（好中球）

解説の前に――パニック値はどれですか？

パニック値panic valueとは，生命が危ぶまれるほど危険な状態にあることを示唆する“超”異常値を意味する言葉です（1972年，Lundberg)。もちろん，ただちに治療を開始すれば救命しうる可能性がありますから，パニック値がみられたときには，検査室は大急ぎで担当者（主治医，担当看護師など）に報告しています。

パニック値には全国統一基準などはありません。基本的にはそれぞれの医療機関がそれぞれの事情を鑑みて定めるものです。ですが，本症例には“誰がみてもパニック値”というデータがあります。

まずはパニック値をチェックしてみてください。解答…というか，私の意見は順を追って解説します。

1．尿検査はどう読む？

色調・外観からウロビリノゲンまでは，“dip and read”と称されている試験紙法の結果です。試験紙は，セルロースに反応試薬を含ませた反応部分を細長いプラスチック板に並べたもので，尿にdip（ちょっと浸す）⇒read（読む）という簡単な操作で，同時に多項目の検査が実施できるすぐれものです（図1）。反応部分の色調の変化を，比色表と対比させて判定します。この一連の作業を自動化した尿自動分析装置が普及しており，ヒトが肉眼で行うより精度の高い検査結果が得られるようになっています。

本症例では，**潜血反応**が（±）と軽度の異常を示した以外は特に問題ないようです。潜血反応は，尿中に赤血球が5個/μL以上，またはHbが15μg/dL以上含まれていると，その量に応じて（+）～(3+）を示します。赤血球5個/μLというと，尿1,000mLに血液が1μL＝0.001mL混入した程度です。もちろん見た目には赤い感じはしませんので，このようなわずかな血尿を「顕微鏡的血尿」と称します。ちなみに，見るからに赤い「肉眼的血尿」になるのは，尿1,000mLに血液が1mL以上混入した場合といわれています。

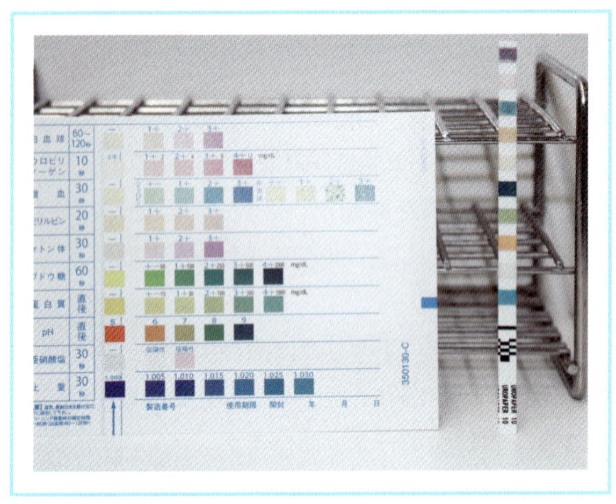

図1　尿試験紙（右）と比色表（左）

尿沈渣というのは，尿を1,500 rpm，5分間遠心した後に得られた沈殿層を顕微鏡で観察した所見で，腎臓・尿路系に由来する細胞成分，各種結晶，円柱などの有形成分を検出します。陽性の基準は，赤血球≧5個/HPF，白血球≧5個/HPFですので，本症例は該当しません。なお，HPF＝high power fieldの略で，400倍で鏡検した1視野あたりの赤血球数（白血球数）を意味します。

尿検査からわかったこと

- 尿には特に目立った異常はみられない。

2. 血球計数検査はどう読む？

血球計数検査では，白血球数870/μL，赤血球数168×10^4/μL，Hb 6.9 g/dL，血小板数1.1×10^4/μLという，びっくりするような数値が並んでいます。末梢血中の細胞成分である白血球，赤血球，血小板がそろって減少している状態を**汎血球減少症**と称しますが，白血球数870/μLと血小板数1.1×10^4/μLは間違いなくパニック値です。

パニック値とは，患者の生命が危ぶまれるほど危険な状態にあることを示唆する“超”異常値ですが，この白血球数と血小板数は，数値をみた医師がパ

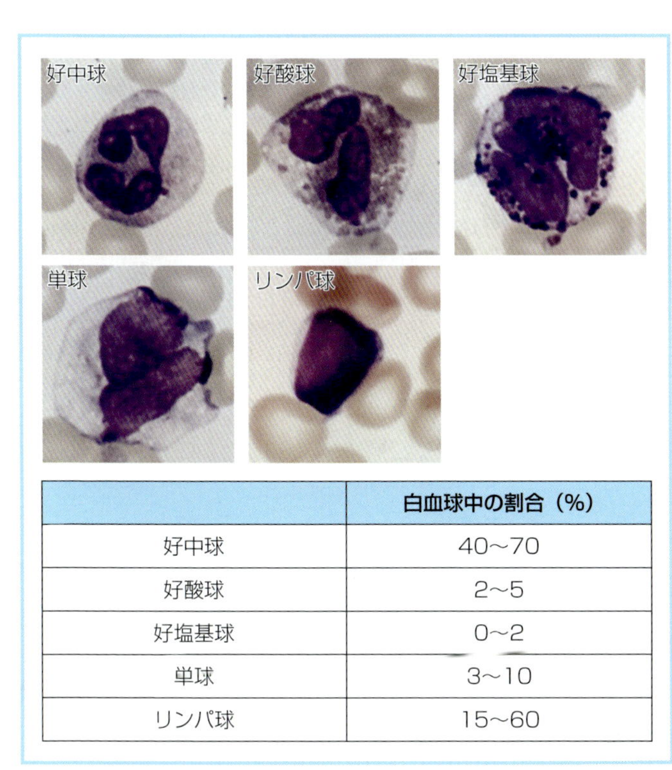

	白血球中の割合（%）
好中球	40～70
好酸球	2～5
好塩基球	0～2
単球	3～10
リンパ球	15～60

図2　末梢血にみられる白血球

ニックに陥ってしまうほど極端な“超”“超”異常値です。

白血球

末梢血中の白血球（基準範囲：3,500～9,000/μL）は，好中球（桿状核球，分葉核球），好酸球，好塩基球，単球，リンパ球の5種類からなり，主に生体の防御を担っています（図2）。特に，好中球は健常人では白血球の半分以上を占め，生体に不利益をもたらすもの（その代表が細菌）を処理する食細胞です。ですので，好中球が減少すれば，感染症への抵抗力が低下し，“易感染性”と称される状況に陥ります。好中球数≦1,500/μLを好中球減少と定義していますが，≦500/μLでは敗血症のような重症細菌感染症が必発と考えられています。

本症例では，そもそも白血球が870/μLしかないうえに，好中球はその16%（桿状核球1.0%＋分葉核球15.0%）ですから，870×0.16≒140/μLということ

表1　好中球減少を来す疾患・病態

感染症	重症敗血症 腸チフス ウイルス感染
薬剤	抗がん薬 抗甲状腺薬　その他多数
放射線照射	
血液疾患	再生不良性貧血 巨赤芽球性貧血 急性白血病 骨髄異形成症候群
膠原病	全身性エリテマトーデス
脾機能亢進症	

になります。好中球が減少する疾患・病態を表1に示しましたが，ここまで極端に減少するのは抗がん薬による骨髄抑制以外には，あまりみることがないと思います。

末梢血液中にみられた好中球の1例を冒頭に写真で示しましたが，この好中球は核が7～8個に分葉しており，正常に比べ大型です。好中球分葉核球の核分節数が6以上の場合を過分葉と称します。過分葉好中球は，DNAの合成障害が存在することを示唆するもので，骨髄異形成症候群や，DNA合成に必要なビタミンB_{12}あるいは葉酸が欠乏して発症する巨赤芽球性貧血の際にしばしば観察されます（巨赤芽球については後述）。また，薬剤性の過分葉もしばしば観察されますが，メトトレキサート，メルカプトプリン，シタラビンなどの代謝拮抗薬は，そもそもDNA合成を阻害するものですから過分葉を惹起しやすい抗がん薬です。実際に末梢血塗抹標本を見ていると，図3に示したような，核の異常が目につく巨大な好酸球も見つかりました。

赤血球

赤血球数$168 \times 10^4/\mu L$，Hb 6.9 g/dLの貧血がみられます。70歳代女性の平均的なHb値の約6割程度にまで減少しています。Hbがここまで低下すると，貧血の症状として，少なくとも労作時の動悸・息切れはみられると思います。

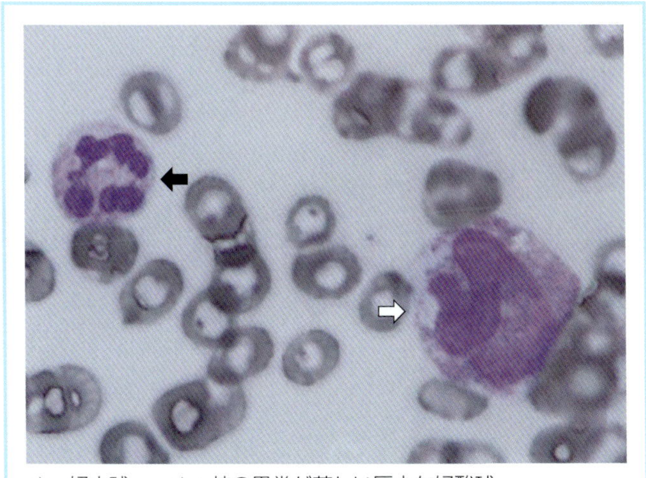

➡：好中球　⇨：核の異常が著しい巨大な好酸球

図3　末梢血中にみられた白血球

表2　MCVによる貧血の分類

小球性貧血	正球性貧血 (80<MCV<100)	大球性貧血
鉄欠乏性貧血 （慢性疾患に伴う貧血）	再生不良性貧血 腎性貧血 急性出血 （慢性疾患に伴う貧血） （溶血性貧血）	巨赤芽球性貧血 肝障害に伴う貧血 （溶血性貧血） 骨髄異形成症候群

その赤血球指数をみると，MCV＝120.2 fL，MCH＝41.1 pgですから，赤血球1個の体積は大きくて，中に含まれているHb量も正常赤血球より多い“大球性”であることがわかります。なお，MCVとMCHがともに高値を示しますので，その比にあたるMCHCは基準範囲にとどまります。あえて言うなら“大球性正色素性貧血”ですね。前回も示しましたが，MCVからみた貧血の分類（表2）を再掲します。

網赤血球は，骨髄における赤血球の造血状態を反映する指標といわれています。なぜでしょうか？　その理由を述べます。

赤血球のミッションはO_2とCO_2の運搬で，それを担っているのが赤血球中

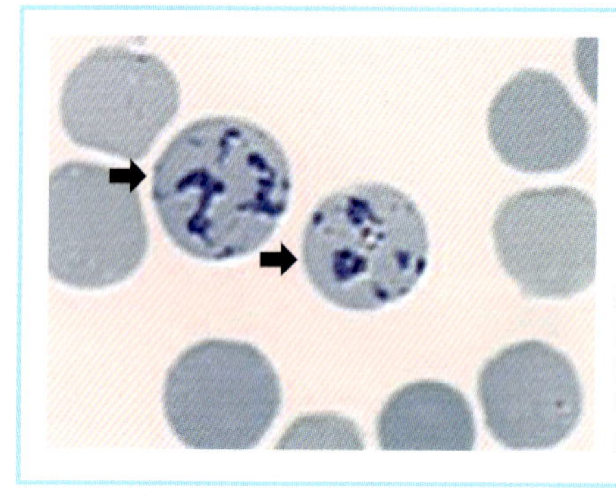

超生体染色法で赤血球中のRNAを網状・顆粒状構造物として見ることができる。

図4　網赤血球（➡）

のHbです。赤血球は骨髄で造られるのですが，Hbの生産マニュアル（＝遺伝情報）はDNAに記録されていますので，骨髄中の赤血球は核を持っています。この核を持った赤血球を**赤芽球**と称します。

十分に成熟した赤芽球は（それはすなわちHbを十分造ったということですが），骨髄から末梢血中に移動します。その際に赤芽球中の核は脱核し，中凹み円盤型の赤血球になるのです。すでにHbは十分できていますので，もう生産マニュアルは不要ですし，核は硬くて重いので，これから120日間にもわたり身体の隅々まで――時には赤血球の直径の半分以下しかない狭いところを通ります――巡回し続けるには邪魔だからです。

骨髄中の赤芽球が脱核して末梢血に出てきた直後の赤血球が「網赤血球」です。超生体染色という方法で染色すると，網状・顆粒状の構造物が染色されることからつけられた名称です（図4）。網状・顆粒状の構造物はRNAを含むミクロソームに相当します。RNAは，ついさっきまでDNAの指令に従ってHbを造っていた名残りです。また，赤血球が網赤血球でいる期間は，脱核後せいぜい1日半くらいですので，網赤血球が多い＝骨髄での赤血球造血が盛ん，網赤血球が少ない＝骨髄での赤血球造血は低下，という指標になるわけです。

本症例では，網赤血球が0.1％しかありません。骨髄の造血機能に問題がなく，造血に必要な材料不足がなければ，何とか貧血を改善しようとして骨髄の赤血球産生能力は通常の5倍以上にも亢進するといわれています。逆にいうと，こんなにひどい貧血なのに網赤血球数が少ないのは，**骨髄の赤血球造血能に問**

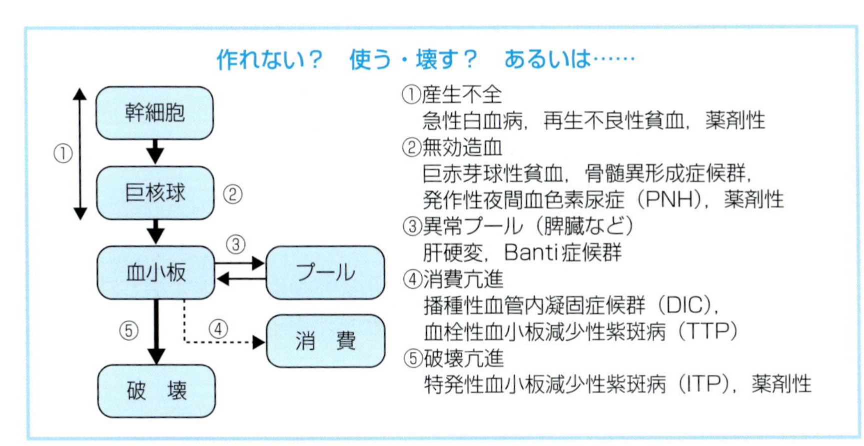

図5　血小板が減少するメカニズム

題があるのか，必要な材料が不足しているのか，とにかく“造るに造れない理由”があるのだろう，ということになります。

血小板

血小板数が$1.1\times10^4/\mu L$であり，パニック値です。血小板数$\leqq 10.0\times10^4/\mu L$を**血小板減少症**といいますが，実際には$5\times10^4/\mu L$もあれば，特に出血しやすいとか止血しにくいという問題は起こりません。しかし$1\sim2\times10^4/\mu L$を割り込んでくると，「打った覚えがないのに痣ができた（紫斑）」，「皮膚に赤い点々ができた（点状出血）」，「出血が止まらない」というようなエピソードを生じるようになります。“わずかな外力で，あるいは外力なしに出血し，いったん出血すると容易には止血しない”という状況を「出血傾向」と称します。脳内出血のような致命的な出血が起こるかもしれませんので，多くの医療機関では$\leqq 3.0\times10^4/\mu L$をパニック値としています。

血小板が減少するメカニズムを図5に示します。血小板数が少ない患者をみた際には，以下のどのメカニズムがあてはまりそうか考えてみましょう（番号は図中に対応）。複数のメカニズムが同時に起こっていることもあります。

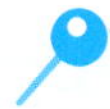

①多能性幹細胞から骨髄巨核球のレベルに障害があり血小板が産生できない。
②血小板産生はある程度行われているが，不良品なので末梢血に出る前に骨髄中で壊れてしまう。
③脾腫大があり，血小板が脾臓にプールされると同時に破壊も亢進する。
④微小血栓がたくさん造られる病態であり，血小板が血栓形成に使われてしまう。
⑤抗血小板抗体が産生され，血小板が破壊される。

血小板減少により出血傾向を呈している患者に的確な治療を行うためには，血小板減少のメカニズムを理解することが必須です。例えば，抗がん薬で①の理由による血小板減少を生じている患者に対しては，血小板数が1.0～2.0×$10^4/\mu$Lを割り込んで出血してしまうことがないよう，出血予防目的の血小板輸血を行いますが，④や⑤の理由で血小板減少を生じている場合には，下手に血小板輸血をすると“火に油を注ぐ”状態になってしまいますので，予防的な血小板輸血は行いません。

それでは，本症例の血小板減少はどのメカニズムによるのでしょうか。汎血球減少症で，白血球，特に好中球が著減していることを考慮すると，“①産生不全”が最も可能性が高いのではないかと思います。

血球計数検査からわかったこと

- 汎血球減少症を呈しており，特に白血球数と血小板数はパニック値で，易感染性と出血傾向の存在が推定される。
- DNA合成障害を示唆する過分葉好中球，巨大好酸球がみられる。
- 大球性貧血を呈している。
- 貧血にもかかわらず網赤血球が減少していることから，赤血球造血は著しく低下しているものと思われる。
- 以上のことから，骨髄の造血を抑制し，DNA合成を阻害するようなメカニズムの存在が強く疑われる。おそらく薬剤によるものではないか？

3. 血液生化学検査はどう読む？

血液生化学検査をまずざっとチェックしてみましょう。

- 軽度低下：血清総蛋白
- 軽度増加：クレアチニン，尿酸
- 増加：総ビリルビン，AST，LD，CRP

そのうち，明らかな異常高値で目を引くのはLD 752U/Lという数字です。LDは典型的な逸脱酵素（逸脱酵素についてはLesson 1，p.20）ですが，ありとあらゆる組織に存在していますので，LD高値であれば細胞・組織の傷害が起こったということはわかりますが，その組織・臓器の特定はできません。

ASTも，割とどこの細胞にも存在している酵素です。ですから高値を示しても，やはり傷害部位の特定はできません。しかし，組織・臓器によってLDとASTの量に一定の関係があるため，LD/AST比をみることで，ある程度傷害された組織・臓器を絞り込むことができます（表3）。あくまでも一つの目安ですが，本症例では752/62−12.1になりますので，壊れているのは主に赤血球かな？ ということになります。白血病をはじめ血液・造血器の悪性疾患を疑う証拠はここまで特に見つかっていません。

同時に，赤血球が壊される病態では，ビリルビンになる材料（＝Hb）の供給が増加しますので，間接ビリルビン優位に血清ビリルビン値は高値を示すようになります。肝臓のグルクロン酸抱合能には問題ないので，間接ビリルビンはどんどん直接ビリルビンに変換され，胆汁中に捨てられます。ですので，直接ビリルビンが著しい高値になることはありません（ビリルビンの代謝・生成過程についてはLesson 1，p.15）。

本症例でも総ビリルビン2.3mg/dL，直接ビリルビン（D-Bil）0.8mg/dLですから，間接ビリルビン値は約1.5mg/dLとなり，間接ビリルビン優位の高ビリルビン血症であることがわかります。AST，LDの増加とあわせ，赤血球が

表3　LDとASTの比から推定される疾患・病態

LD/AST>10	溶血，無効造血，白血病，悪性リンパ腫，悪性腫瘍
LD/AST＝10	心筋梗塞，肺血栓塞栓症
LD/AST<10	肝障害

壊される病態すなわち**溶血**があると考えてよさそうです。DNA合成障害がありますので，溶血の場は骨髄内であり，**無効造血**の存在が強く疑われます。

DNAの合成障害があると，赤芽球の細胞質では十分にHb合成が進んでいるにもかかわらず，なかなか核が脱核するまでに成熟しないので，細胞質ではだらだらとHbを造り続けます。そのため，赤芽球は核の成熟の遅れが目立つ大型赤芽球になってしまいます。このような核と細胞質の成熟段階がずれて（核の成熟の遅れ），大型になった赤芽球を**巨赤芽球**といいます（図6）。巨赤芽球は細胞質が成熟してもなかなか脱核しないので，末梢血に出る前に骨髄内で壊されてしまうことがあるのです。これが無効造血です。

実は溶血の間接証拠がもう1つあります。血清総蛋白6.1 g/dLはやや低下していますが，蛋白分画をみると特にα_2グロブリンが4.5％（0.27 g/dL）と減少しています（蛋白分画についてはLesson 3で詳しく解説します）。これはおそらく溶血によってα_2グロブリンの1つであるハプトグロビンが消費されたからでしょう。正常ではハプトグロビンの血清濃度は100〜200 mg/dLですが，Hbの輸送蛋白であるハプトグロビンは，溶血により赤血球内から血漿中に出たHb（遊離Hb）とすぐに結合して減少します。本症例には溶血がありそうだというこれまでの解析結果と，ちょうど話が合うように思います。

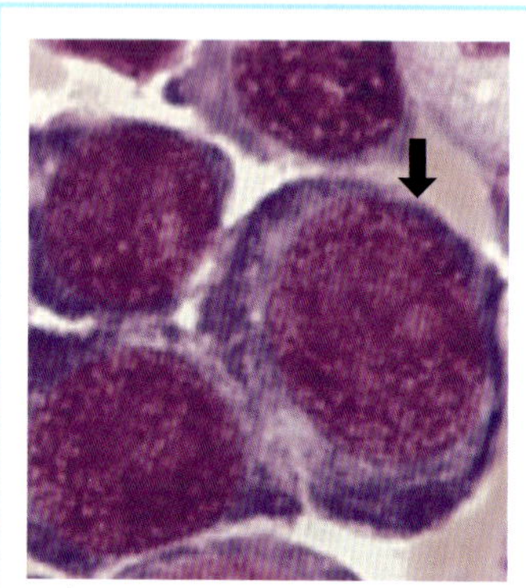

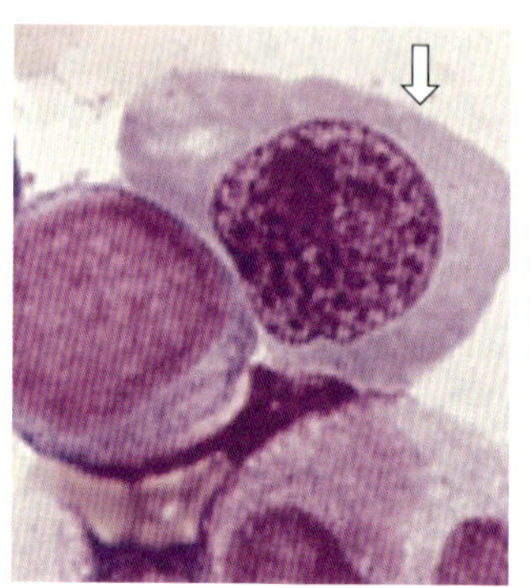

➡：好塩基性巨赤芽球。核クロマチンは繊細で，細胞質に比して未熟な印象である。
⇨：正染性巨赤芽球。細胞質はHbの色調を呈しているが，核の成熟が遅れており，核・細胞質の成熟乖離が明らかである。

図6　巨赤芽球

CRPが1.24 mg/dLと増加していますが，白血球数を考えれば，何らかの感染・炎症があっても不思議はないと思います。

クレアチニン0.91 mg/dLと尿酸7.2 mg/dLが軽度増加していますが，この2つはそう大きな問題ではなさそうです。

生化学検査からわかったこと

- ASTとLDが増加している。LD/AST比からは，赤血球由来のものであることが推察される。
- 間接ビリルビン優位の高ビリルビン血症があり，やはり赤血球が壊されているのではないかと考える。
- 以上のデータから，溶血が強く疑われる。溶血の場は骨髄と思われる。なぜなら，血球計数検査の解析でDNA合成障害の存在があると判明しているので。
- α_2グロブリン分画が減少しており，これも溶血の存在を裏づける所見である。

この症例の疾患・病態

本症例は，関節リウマチの治療薬であるメトトレキサート（MTX）（リウマトレックス®）を長期間にわたって服用していた患者に，副作用である骨髄抑制が非常に強く出てしまった症例です。後述しますが，飲み方が難しいため誤服薬が多い薬剤です。

MTXによって骨髄の造血機能が抑制され，白血球，赤血球，血小板の産生が低下した結果，汎血球減少症を呈していました。骨髄穿刺検査を実施したところ，骨髄は著しい低形成でした。MTXは葉酸拮抗薬であり，DNA合成障害をもたらしますので，巨赤芽球と，核の分葉異常を伴う大型細胞が多数観察されました（図7）。

不出来な赤血球は骨髄中で壊されてしまい（無効造血），溶血の存在を示す検査データ，すなわちLD高値，AST高値，間接ビリルビン優位の高ビリルビン血症，ハプトグロビン減少を示唆するα_2グロブリンの減少がみられました。

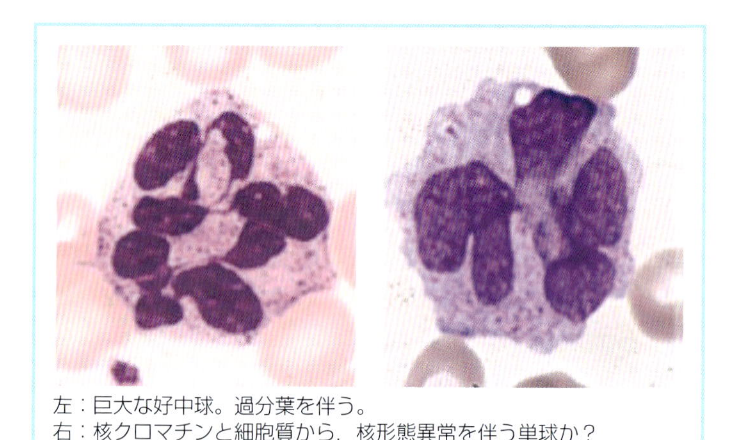

左：巨大な好中球。過分葉を伴う。
右：核クロマチンと細胞質から，核形態異常を伴う単球か？

図7　骨髄中にみられた巨大細胞

4. プラスαの解説

薬剤のことから

MTXは関節リウマチの標準薬で，免疫機能や炎症に関わる免疫グロブリンや炎症性サイトカインの産生を抑制し，さらに関節の滑膜組織や軟骨組織の破壊を促すコラゲナーゼの産生を抑制します。また，異常血管の新生や滑膜増生を抑制する作用も有しています。

実はMTXは，1940年代に開発された抗がん薬です。MTXは，DNA合成に必須である葉酸と非常によく似た構造をもっています（図8）。そして葉酸のふりをして，葉酸を活性型葉酸に還元する酵素dihydrofolate reductase（DHFR）と強固に結合し，活性型葉酸を枯渇させてしまう“葉酸拮抗薬”です。その結果，thymidine monophosphate（dTMP）およびプリン塩基の合成，アミノ酸代謝が阻害され，細胞増殖が抑制されます。抗がん薬としてのMTXの商品名はメソトレキセート®です。

抗リウマチ薬リウマトレックス®として用いる場合は，1週間のうち1日半，1回2mgを12時間間隔で3回服用する間欠投与が行われます。投与量は症状のコントロール状況に応じて適宜増減します。

同じMTXなのですが，急性白血病，慢性リンパ性白血病，絨毛がんなどに

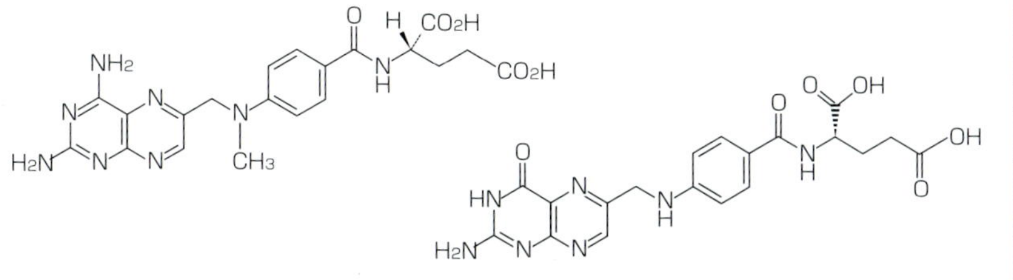

図8　メトトレキサート（左）と葉酸（右）の構造

抗がん薬メソトレキセート®として用いる場合は，例えば5～10mg/日×6日間というように，関節リウマチの約10倍量を用います。また，MTX大量療法と称されるプロトコールでは，30～300mg/kgにも及ぶ量を用いることもあります。

本症例の治療ですが…

MTXにより活性型の葉酸が枯渇し，DNA合成がとことん阻害されて，白血球数870/μL，血小板数1.1×10^4/μLというパニック値を呈するに至ったのですから，“活性型の葉酸が枯渇”というところを何とかすればよいのです。

葉酸の経口薬フォリアミン®はありますが，いくら服用してもMTXの作用が切れない限り，活性型の葉酸へ変換されることは望めませんので，活性型の葉酸を補わなくてはなりません。

このように，MTXの副作用が強く出たときやMTX大量療法を行った際には，ホリナートカルシウム（ロイコボリン®）を投与してMTXのレスキューを行います。ロイコボリン®はMTXが作用するDHFRには関与せずに細胞の葉酸プールに取り込まれ，活性型葉酸（5, 10-methylene tetrahydrofolateなど）となって細胞のDNA合成を再開させます。

今回は，ロイコボリン®を1回10mg，6時間間隔で1日4回経口投与しました。なお，MTXを過剰投与した場合には，投与したMTXと同量を投与するよう推奨されています。

まとめ

- 過分葉好中球はDNAの合成障害があることを示唆し，巨赤芽球性貧血や骨髄異形成症候群ではしばしばみられる。薬剤性では代謝拮抗薬が代表的。
- 網赤血球が多い＝骨髄での赤血球造血が盛ん，網赤血球が少ない＝骨髄での赤血球造血は低下。
- 貧血にもかかわらず網赤血球が少ない場合，赤血球造血能に問題があるか，造血に必要な材料が不足している。
- 血小板減少による出血傾向には，血小板減少の原因に応じた治療を行わなくてはならない。
- 間接ビリルビン優位の高ビリルビン血症では溶血の可能性を疑う。
- α_2グロブリンの減少をみたら，溶血によるハプトグロビン減少を疑う。

Memo

Lesson

3 肝機能を正しく評価するためのアプローチ

■この検査所見からどういう病態が読み取れるでしょうか？

65歳女性　全身倦怠感，腹部膨満感

1. 尿検査

尿一般検査	
色調・外観	褐色・清
pH	6.0
比重	1.013
蛋白	(−)
糖	(−)
潜血	(±)
ビリルビン	(+)
尿沈渣	
赤血球（/HPF）	0〜1
白血球（/LPF）	0〜1
扁平上皮（/LPF）	1〜4
円柱	認めず

2. 血球計数検査

白血球数（/μL）	3,500
赤血球数（$\times 10^4$/μL）	285
Hb（g/dL）	9.8
Ht（%）	31.8
MCV（fL）	111.6
MCH（pg）	34.4
MCHC〔g/dL（%）〕	30.8
血小板数（$\times 10^4$/μL）	6.2
末梢血液像	
好中球（%）	62.5
好酸球（%）	1.0
好塩基球	(+)
単球（%）	6.0
リンパ球（%）	30.5

3. 凝固・線溶系検査

PT（秒）	13.7
PT-INR	1.60
APTT（秒）	47.5
フィブリノゲン（mg/dL）	162
D-ダイマー（μg/mL）	<1.0

4. 血液生化学検査

総蛋白（g/dL）	5.3
アルブミン（%）	45.2
α_1（%）	3.2
α_2（%）	5.9
β（%）	8.6
γ（%）	37.1
T-Bil（mg/dL）	3.8
D-Bil（mg/dL）	2.7
AST（U/L）	98
ALT（U/L）	51
LD（U/L）	396
ALP（U/L）	614
γ-GT（U/L）	236
ChE（U/L）	156
T-Cho（mg/dL）	117
TG（mg/dL）	44
尿素窒素（mg/dL）	16.3
CRE（mg/dL）	0.9
尿酸（mg/dL）	5.6
Na（mEq/L）	131
K（mEq/L）	3.4
Cl（mEq/L）	99

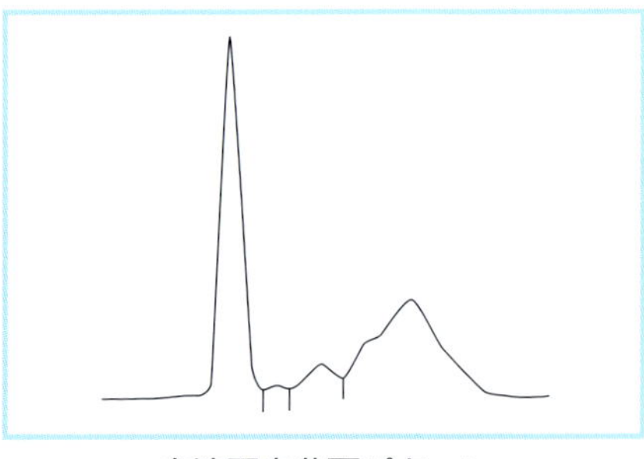

血清蛋白分画パターン

5. 免疫血清検査

CRP（mg/dL）	0.2
HBs抗原	(−)
HCV抗体	(+)
CEA（ng/mL）	9.3 （カットオフ値<5.0）

AFP（ng/mL）	254 （カットオフ値<10.0）
PIVKA-Ⅱ（mAU/mL）	30 （カットオフ値<40.0）

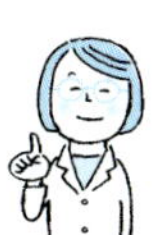

解説の前に ――「肝機能検査」を思いつく限りあげてみましょう

健康診断でAST，ALT，γ-GTなどが高値を示すと，「肝機能障害」と判定されますね。では，「肝機能（肝臓の機能）」には具体的にどのようなものがあるのでしょうか？　肝臓は“人体最大の化学工場”といわれるだけあって，実にさまざまな“ミッション＝任務や使命”を果たしています。それこそが「肝機能」です。

さまざまな肝機能を評価するためには，どのような肝機能検査を行えばよいのでしょうか？　例えばAST，ALT，γ-GTって，何をみる検査なのでしょう？　今回は，“肝臓のこの機能”を評価するためには，“どの肝機能検査”をみるのが合理的なのかという点を中心に解説します。ですので，血液生化学検査からみてみましょう。

1. 血液生化学検査はどう読む？

血清総蛋白は，血清中に含まれている蛋白質の総量を測定する検査で，本症例では5.3g/dLと低値を示しています。Lesson 1（p.20）で，総蛋白とアルブミンが低いときには，①摂取不足（低栄養），②吸収不良，③肝臓の蛋白合成能低下，④⑤喪失（④蛋白漏出性胃腸症，⑤ネフローゼ症候群），⑥体表からの滲出液，⑦消費の亢進（甲状腺機能亢進症が代表的です）などを考えると述べました。現段階では①～⑦のどれに該当するのかまったくわかりませんが，今後の解析で可能性を絞っていきます。

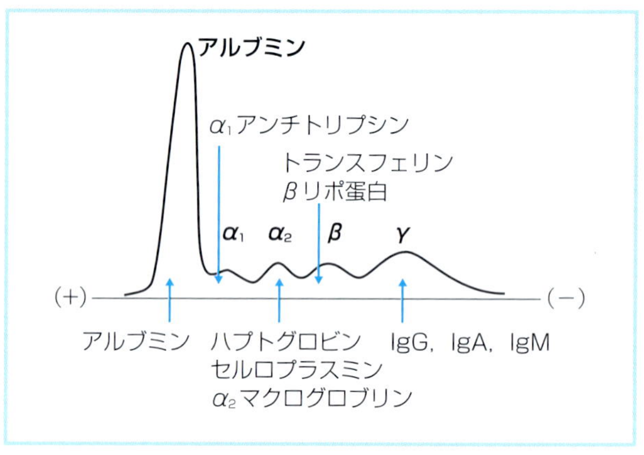

図1　血清蛋白の電気泳動パターンと各分画の主な蛋白質

蛋白質の5分画

ところで，血清中には何種類の蛋白質が存在していると思いますか？　つい最近まで，検査の本には「血清中の蛋白質は100種類以上」と記載されていました。しかし，2002年にノーベル化学賞を受賞された田中耕一先生の「レーザーイオン化質量分析法」や，ドイツ人の化学者Hillenkamp，Karasらによる「MALDI-TOF MS」により次々と微量の蛋白質が検出され測定できるようになった現在，「おびただしい種類の…」とか，「数百種類にも及ぶと思われる…」というように，あえて数字が記載されない状況になっています。

日本臨床検査医学会では，血清中の蛋白質を**5つの分画**に分け，各分画量の増減とそのパターンから臨床情報を得る蛋白分画を「日常診療における基本的臨床検査」として推奨しています。一般的には，セルロースアセテート膜を支持体とした電気泳動法が用いられています。

その原理は，血清のような膠質溶液に直流電圧を加えると，プラスに荷電した粒子は陰極側に，マイナスに荷電した粒子は陽極側に移動する現象を利用しており，「電気泳動 electrophoresis」と称されます。蛋白質は両性電解質ですので，アルカリ溶液中ではマイナス荷電粒子として陽極側へ移動します。移動速度は蛋白質の種類によって差があり，結果的に5分画に分けられます。図1に健常人の血清蛋白分画パターンと各分画に含まれる主な蛋白質を示します。アルブミンは強いマイナス荷電をもち，速く陽極側へ移動します。また，量も

表1　蛋白分画の基準範囲（左）と本症例の値（右）

基準範囲（セルロース・アセテート膜による電気泳動法）			本症例		
蛋白分画	百分率（%）	量（g/dL）	百分率（%）	量（g/dL）	評価
アルブミン	62.0～72.0	4.55～5.72	45.2	2.40	↓↓
α_1	2.0～3.0	0.14～0.24	3.2	0.17	→
α_2	5.0～9.0	0.39～0.68	5.9	0.31	↓
β	7.0～11.0	0.50～0.80	8.6	0.46	↓
γ	11.0～20.0	0.75～1.54	37.1	1.97	↑↑

血清蛋白の6割以上を占めています。ですので，最も陽極側に，狭くて高いピークを示します（アルブミン分画）。α_1グロブリン分画，α_2グロブリン分画，βグロブリン分画，γグロブリン分画は，アルブミンほど量が多くない複数の蛋白質が集まったグループなので，低いけれどやや幅があるカーブを描きます。各分画の量の基準範囲を表1左に示します。アルブミン，α_1，α_2，β分画に含まれる蛋白質は，ほとんどが肝臓で合成される蛋白質です。一方，γ分画に含まれるのは，IgG，IgA，IgMなどの免疫グロブリンで，Bリンパ球の仲間である形質細胞で合成されます。

本症例は総蛋白が5.3g/dLと減少しており，百分率の数字を見ただけでは各分画量の増減を評価することができませんので計算してみましょう（表1右）。

ざっくりみると，肝臓で合成されるアルブミン～β分画は減少，肝臓以外で合成されるγ分画は増加という印象です。しかもそのパターン（冒頭の図）は，γ分画がβ分画を飲み込まんばかりに増加していることを示しています。このβ-γ bridgingとよばれる特徴ある波形には○○○パターンという名前がついているのですが，ネタバレになってしまいますので，ここでは内緒ということにしておきます。

その他のデータ

その他の血液生化学データをみてみましょう。関連が強い複数の検査項目をまとめて解釈していきます。

総ビリルビンが3.8mg/dL，直接ビリルビン（D-Bil）が2.7mg/dL，ということは間接ビリルビンは1.1mg/dLですから，直接ビリルビン優位の高ビリルビン血症と判断できますね（高ビリルビン血症についてはLesson 1，p.22）。肝細胞レベルに問題がある肝内胆汁うっ滞なのか，胆道に問題がある閉塞性の胆汁うっ滞なのかは判断できませんが，胆汁の流れに障害があり黄疸を生じているようです。これは，胆道系酵素であるALPが614U/L，γ-GTが236U/Lと，ともに高値を示していることからも言えそうです。

逸脱酵素であるASTは98U/L，ALTは51U/L，LDは396U/Lと，基準範囲を超えてはいますが，軽度の上昇にとどまっています。逸脱酵素は，その酵素を含有する細胞が何らかの障害を受けて壊死したり，壊死の一歩手前という状態に陥ると，細胞内から血液中へ出て（逸脱して）高値を示すもので，「ある逸脱酵素が高値を示している」=「その酵素を含む細胞がたくさん壊れた」という証拠です。逆に，AST，ALT，LDがそろってそこそこの高値である本症例では，肝臓を含め，細胞が大量に壊死に陥り臓器・組織が障害されるような病態ではないと言ってよさそうです。

またコリンエステラーゼ（ChE）は，コリンエステルをコリンと有機酸に加水分解する酵素です。肝臓で作られますが，半減期が約10日と比較的短いため，肝臓の蛋白合成能を鋭敏に反映する指標として用いられています。本症例では156U/Lと低値を示しています。

コレステロールは動脈硬化の主犯格とされており，低値であればあるほど良いと思っている患者さんも少なくありません。しかし，細胞膜，ホルモン，胆汁酸などの重要な原料であり，ヒトが生命を維持するうえで必須の物質です。肝臓で合成されるコレステロール量は1.5～2.0g/日で，食事由来の0.3g/日の数倍にもなります。食事で厳密にコレステロールを制限しても，血清のコレステロール値はそうそう下がるものではありません。総コレステロールが117mg/dLというのは，肝臓のコレステロール合成能が低下していると考えるべき値です。トリグリセリド（中性脂肪）が44mg/dLというのも大変低いのですが，食事の影響を受けて大きく変動する検査なので，空腹時の値だとすれば直ちに異常低値とはいえないと思います。

腎機能検査である尿素窒素16.3mg/dLとクレアチニン0.9mg/dL，尿酸値5.6mg/dLには大きな問題はなさそうです。電解質のうち，Na 131mEq/L，K 3.4mEq/Lは基準範囲以下の値を示しています。食事があまり摂れていないのかもしれませんし，プラスαの要因があるのかもしれません。

血液生化学検査からわかったこと

- 低蛋白血症で，特にアルブミンが著減している。また，アルブミンを含め，肝臓で合成される蛋白質は減少傾向を示している。ChE低値からも，肝臓の蛋白合成能が低下していると考えられる。
- 血清蛋白分画をパターンでみると，肝臓以外（形質細胞）で合成される免疫グロブリンからなるγ分画はかなり増加していて，β分画とつながったβ-γ bridgingという特徴のある波形を描いている。
- 胆汁のうっ滞があるが，肝内胆汁うっ滞なのか胆道閉塞なのか，まだ確定はできない。
- 肝実質細胞の壊死がメインの病態ではない。
- コレステロール合成能が低下していると考えられる。
- 腎機能に問題はない。

2. 尿検査はどう読む？

色調が褐色ですが，これはビリルビン（+）のためでしょう。個人差はありますが，血清の直接ビリルビン値が2.0～3.0mg/dL以上になると尿中ビリルビン（+）になるとされています。ビリルビンのために褐色になっているのと，脱水などで尿が濃くなっているのを鑑別するには，できれば排尿直後の**泡**に注目してみてください。ビリルビンは石けんのように界面活性作用があるので，尿がよく泡立ちます。また泡自体も黄色にみえます。尿中ビリルビン（+）＝血清直接ビリルビン高値ということを意味しており，血液生化学のデータとよく一致しています（ビリルビンの生成過程についてはLesson 1，p.15）。ちなみに，間接ビリルビンは血液中ではアルブミンと結合しているので，腎糸球体で濾過されず尿中には出ません。

潜血反応は（±）ですので，正常ではありませんが，大きな問題でもないと思います。中高年の女性ではよくみられます。その他の尿検査も問題ありません。

尿検査からわかったこと

- 直接ビリルビン優位の高ビリルビン血症のために尿中ビリルビン（+）であり，尿は褐色を呈している。

3. 血球計数検査はどう読む？

白血球数は3,500/μLと基準範囲の下限値を示しています。末梢血液像では，異常細胞は出現していませんし，白血球分類（好中球，好酸球，好塩基球，単球，リンパ球の比率）にも問題はなさそうです。赤血球数285×10^4/μL，Hb 9.8g/dL，Ht 31.8%と，赤血球に関わる数値はすべて減少しています。血小板数も6.2×10^4/μLと明らかに減少しています。白血球，赤血球，血小板という，末梢血中の3つの細胞成分がそろって減少している病態を**汎血球減少症**といいます。

汎血球減少症を呈する代表的な疾患・病態を表2に示しました（汎血球減少症についてはLesson 4，p.59も参照）。血球計数検査の結果からだけで本症例の汎血球減少の原因を決めるのは困難ですが，異常細胞は出現していませんので，白血病ということはなさそうです。

赤血球指数をみると，MCVは高値，MCHCは低値です（赤血球指数についてはLesson 1，p.17）。これは，大きいけれどやや薄い赤血球ということを示しており，重症肝障害のときなどにみられることが知られています。大球性（大きい＝MCV高値）赤血球がみられる疾患の代表は巨赤芽球性貧血ですが，この場合は大きくてぼてっとした（MCV高値，MCHC基準範囲）赤血球になり，MCHCは低下しません。

表2　汎血球減少症を来す代表的な疾患・病態

産生の問題＝造血能の低下や無効造血など	産生以降の問題＝消費・破壊や分布異常など
再生不良性貧血 骨髄異形成症候群 巨赤芽球性貧血 発作性夜間血色素尿症（PNH） 白血病 骨髄線維症 悪性腫瘍の骨髄転移 抗がん薬使用に伴う骨髄抑制	肝硬変に伴う脾機能亢進症 重症感染症（敗血症など） 全身性エリテマトーデス（SLE） 血球貪食症候群 薬剤性

血球計数検査からわかったこと

- 汎血球減少症がみられる。
- MCVとMCHCから，赤血球は大球性だがやや薄い “thin macrocyte” に相当すると考えられる。
- 異常細胞は出現していない。

4. 凝固・線溶系検査はどう読む？

PTは13.7秒と延長し，PT-INR 1.60は高値を示しています。APTTも47.5秒と延長しています。PTとAPTTがそろって延長しているのですから，複数の凝固因子が減少していることになります。凝固第Ⅰ因子であるフィブリノゲン量も162mg/dLと減少しています。

凝固因子が減少しているときには，産生量が少ないのか，産生しているのだけれど消費してしまい少なくなったのかを鑑別しなければなりません。本症例ではD-ダイマーが増加していませんので（<1.0μg/mL），凝固系や線溶系の亢進はない，すなわち消費はないと考えられます。

凝固因子は肝臓で産生される蛋白質であり，半減期は，最も短い第Ⅶ因子が4～6時間，最も長い第Ⅷ因子が6～10日と短いため，肝臓の蛋白合成能を鋭敏に反映する指標として用いられています（凝固因子についてはLesson 4で詳しく解説します）。

凝固・線溶系検査からわかったこと

- 凝固因子は減少しており，肝臓の蛋白合成能低下が考えられる。

5. 免疫血清検査はどう読む？

CRP 0.2mg/dLは基準範囲よりやや高いですが，感染症や組織の崩壊などの炎症が存在する可能性は低いと考えてよさそうです。

HCV抗体が陽性です。これは大変重要な情報です。HCV抗体は，C型肝炎ウイルス（hepatitis C virus；HCV）に対する抗体です。HCV抗体が陽性を示した場合には，①現在HCVに感染している状態，②過去に感染したがすでにウイルスが排除されてしまった状態，の2つの可能性が考えられます。

HCVの感染経路としては，輸血や血漿分画製剤の投与，消毒が不適切な器具を用いた医療行為，針刺し事故，経静脈薬物乱用，刺青，ピアス，針治療など，何らかの形でHCVを含む血液を介した経路があげられます。また，出産や性交渉なども可能性として考えられています。しかし，HCVに感染しても多くは明らかな臨床症状を呈しない不顕性感染で，しかも60～80%の症例が慢性化するといわれています。ですから，まったく自覚症状がないまま，健診などでたまたま指摘を受けることも少なくありません。いつ，どのように感染したのか，感染源不明な例が半数以上を占めています。

このようなHCVキャリア（感染源になる）と，感染既往者（感染源にならない）とを鑑別するために，血液中のHCV RNAを調べます。本症例では，リアルタイムPCR法（TaqMan法）でHCV RNAが陽性であることが確認されました。つまり，現在も血液中にHCVが存在しているということです。

CEA，AFP，PIVKA-Ⅱと3種類の腫瘍マーカーがチェックされ，そのうちCEAとAFPが高値でした。CEAはさまざまながんで高値を示しますが，AFPとPIVKA-Ⅱは原発性肝がんに非常に特異性が高い腫瘍マーカーです。しかし，慢性肝炎や肝硬変でも高値を示しますので，“腫瘍マーカー高値＝悪性腫瘍”と短絡的に判断しないようにしてください。また本症例では，AFPは高値ですがPIVKA-Ⅱは基準範囲にとどまっています。どちらも肝臓がんの腫瘍マーカーですが，いつでもパラレルに動くわけではないということも認識してください。

免疫血清検査からわかったこと

- HCVに感染し，現在も血液中にHCVが存在している。
- 血液生化学検査で逸脱酵素はそれほど高値ではなかったことから，急性肝炎は否定的である。慢性肝炎，肝硬変（がんの有無にかかわらず）の可能性が強いのではないか。
- AFPが高値を示していることも，慢性肝炎～肝硬変～肝臓がんを考える根拠になる。

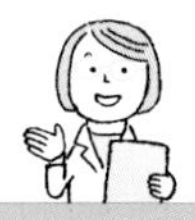

この症例の疾患・病態

HCVに感染し，まったく自覚症状がないまま30余年を経過した後，低蛋白血症による浮腫および腹水の貯留が出現して初めて，自分がHCVに感染しており肝硬変にまで病勢が進んでいることを知った患者のデータです。

肝硬変は，肝小葉におけるびまん性の線維増生と肝細胞の壊死によって肝小葉の改築と再生結節の形成が進み，非可逆的な変化を来す慢性肝疾患の終末像です。肝実質細胞が線維成分に置き換わってしまうため，蛋白合成能，脂質合成能，糖質代謝などの機能は著しく低下します。特に肝臓で産生される蛋白質は軒並み減少し，相対的に免疫グロブリンが増加した状態になります。これを血清蛋白電気泳動でみると，γ分画が増加してβ分画を飲み込んだような波形になります。このβ-γ bridgingとよばれる特徴ある波形には，実は肝硬変パターンという名前がついています。

肝臓が線維化し硬くなると血液が流入しにくくなり，門脈圧が亢進します。門脈は，上腸間膜静脈と脾静脈が合流した血流量の多い血管ですから，門脈圧が亢進すると，脾臓からの血液が肝臓に流入しにくくなり，結果的に脾臓に血液が溜まって脾腫を生じます。

脾臓は血液を貯蔵する機能をもっていますが，特に白血球と血小板をたくさんプールしています。例えば血小板であれば，体内の血小板の約1/3を貯蔵しています。脾臓が大きくなると貯蔵量も増えるために血球が減少します。また，脾臓は網内系の臓器ですから，血球を壊す働きもあります。そのため，脾臓が大きくなるに従って，血球破壊が増えることも血球減少の原因になります。

血小板数は肝臓の線維化の進行と相関し，10万/μL以下になると，慢性肝炎から肝硬変に移行したと判断する根拠の1つになります（図2）。

肝硬変の重症度は，「どのくらい肝臓の機能が残っているか」をみる検査所見と臨床所見で判定します（表3）。本症例はスコア11点ですので，グレードC（最高危険度）に入っているということになります。

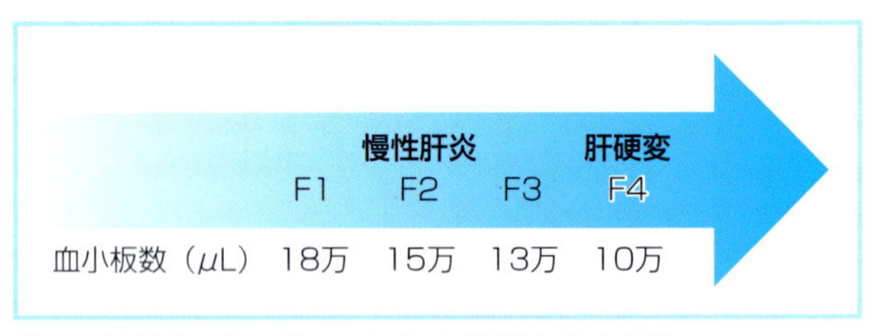

図2　線維化（F：fibrosis）の進行と血小板数

表3　Child-Turcotte-Pughスコアリングシステム：肝硬変の重症度

	1点	2点	3点
血清ビリルビン（mg/dL）	1～2	2～3	3以上
血清アルブミン（g/dL）	3.5以上	2.8～3.5	2.8未満
プロトロンビン時間（延長秒） プロトロンビン時間（PT-INR）	<4 <1.7	4～6 1.7～2.3	6＜ 2.3<
脳症*	なし	1～2	3～4
腹水	なし	軽度	中等度

スコア：
　グレードA（最低危険度）：5～6点
　グレードB　　　　　　　：7～9点
　グレードC（最高危険度）：10～15点（本症例のスコア11点）
＊ 脳症：
　1度：睡眠障害，集中力低下，抑うつ・不安または興奮性
　2度：嗜眠，見当識障害，短期記憶障害，脱抑制行動
　3度：傾眠，錯乱，健忘，怒り・パラノイアまたはその他奇異な行動
　4度：昏睡

6．プラスαの解説

臨床経過――これまでとこれから

HCVに感染しても，多くは急性肝炎を発症しない不顕性感染です。その後，60～80％の症例が慢性肝炎に進展していきますが，ほとんどの症例が無症状に経過し，自覚症状を訴える症例はわずかです。そのため，健診などで血液検査を受けて初めて肝機能異常やHCV抗体を指摘されるケースも少なくありません。

慢性肝炎の約30～40％の症例は，やがて約20年の経過で肝硬変に移行していきます（図3に肝臓のエコー所見，図4に肉眼所見を示します）。肝硬変に進行すると，クモ状血管腫，手掌紅斑，女性化乳房などが出現します。さらに

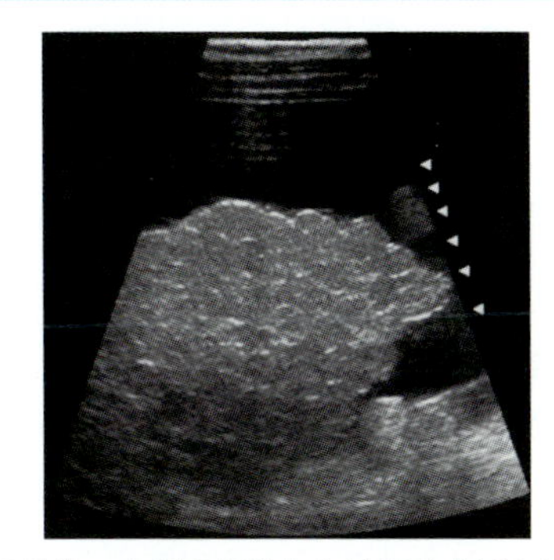

辺縁の鈍化，実質の粗造化と結節形成がみられる。

図3　肝硬変（肝臓のエコー所見）

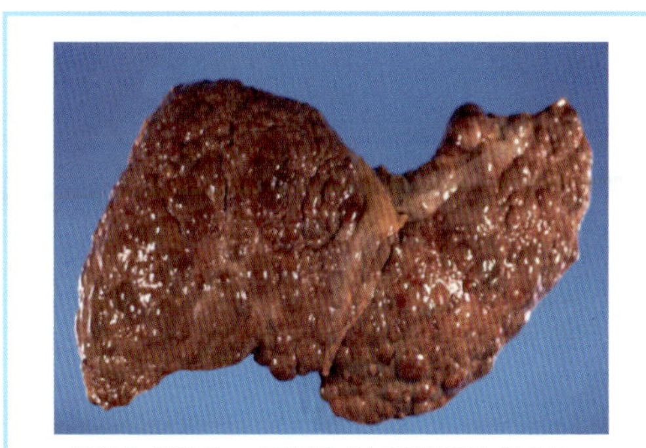

線維化が進み，結節形成が多数認められる。
右葉の萎縮と左葉の腫大がみられる。

図4　肝硬変（肉眼所見）

進行し非代償期に至ると，黄疸，浮腫や腹水，羽ばたき振戦や意識障害（肝性脳症の症状）など，肝不全症状が出現します。また，肝硬変では食道胃静脈瘤を合併することが多く，いったん破裂すれば大出血を生じ致死的なこともあります。

その後，肝硬変は年率約7％で肝細胞がんを合併することがわかっています。つまり，HCV抗体陽性，HCV RNA陽性は，肝細胞がんのハイリスクグループだということが明らかですので，腫瘍マーカー（AFP，PIVKA-Ⅱ）や腹部エコー，CT，MRIなどの画像検査で，定期的にがんの発生がないかどうかチェックしていきます。

HCVに感染した原因――薬害肝炎の可能性について

本症例の患者には手術歴や輸血歴がありません。いつ，何でHCVに感染したのか，思い当たることはありませんでした。しかし，詳細な聞き取りを行った結果，「長男を出産したときに大出血してしまい，血が止まる注射を打った」ということに行き当たりました。おそらく，フィブリノゲン製剤が使われたものと思われます。

フィブリノゲン製剤は，ヒトの血漿を原料として作られる医薬品で，1964年から止血剤として使われてきました。そして，HCVの不活化処理が十分に行われるようになった1994年までに，この医薬品が原因でHCVに感染した薬害肝炎患者を1万人以上（製薬企業の試算による）生み出してしまったのです。

特に，出産のときの大量出血事例（1967年）において，輸血が間に合わず母胎が死亡したことの責任が争われた民事裁判で，「線溶阻止剤や線維素原（フィブリノゲン）を投与するなど，適切な止血措置をとらなかった」として産婦人科医の過失を認めた判決（1975年）が出されて以降，フィブリノゲン製剤は広く止血剤として用いられるようになりました。当時，最も積極的にフィブリノゲン製剤を使用したのは産科の医師だったといわれています。

本症例の女性が長男を出産したのは1970年代の後半で，まさに分娩時の出血に対してフィブリノゲン製剤の使用が推奨されていた時期にあたっていましたので，“薬害肝炎”である可能性が高いと考えられました。

“肝臓のこの機能”を評価するためには“どの肝機能検査”をみればよいか？

肝臓の機能と，それに対応する検査を表4にまとめて示します。肝硬変では，蛋白合成能を反映する検査（アルブミン，PT，フィブリノゲン量，ChEなど），線維化の程度を反映する検査（血小板数，日常的に行われる検査ではありませんがⅣ型コラーゲン，ヒアルロン酸など）には異常がみられますが，逸脱酵素（AST，ALT，LDなど）はそれほど異常にはなりません。壊れる肝実質細胞がもう残っていないからです。

肝臓にはさまざまな機能があります。そして肝臓の働きや障害を反映する検査も実にいろいろあります。肝疾患患者の病態を把握するためには，“目的＝評価したい機能”に合致した検査項目を選択したうえで，的確な判断をしなけ

表4　肝臓の機能とその検査

機　能		臨床検査
1. 物質代謝	1）蛋白代謝	①血清蛋白 ②アルブミン ③PT，フィブリノゲン量 ④血中アンモニア
	2）脂質代謝	①血清コレステロール
	3）糖 代 謝	
	4）色素代謝	①血清ビリルビン
	5）関連酵素	①逸脱酵素：AST，ALT，LD ②胆道系酵素：ALP，γ-GT ③合成酵素：ChE
2. 胆汁の生成		①胆道系酵素：ALP，γ-GT ②血清総コレステロール ③血清ビリルビン ④排泄試験：ICG試験
3. 解　毒		①色素排泄試験：ICG試験
4. 血液凝固		①PT ②フィブリノゲン量
5. 生体防御作用		
6. 造血・血液量の調節		

〔高木　康：わかりやすい臨床検査 第2版．じほう，p10，2013より〕

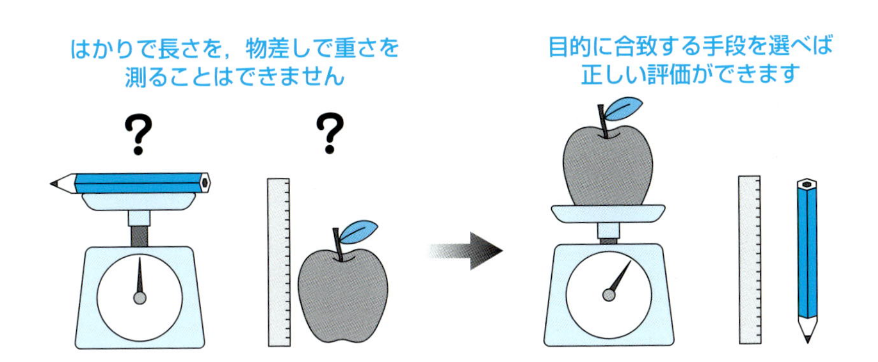

ればなりません。

まとめ

- 肝疾患患者の病態を把握するには，目的（評価したい機能）に合致した検査を選択する。
- 蛋白分画のβ-γ bridgingは肝硬変パターン。
- 尿中ビリルビン高値は血清の直接ビリルビン高値を意味する。ビリルビン高値の尿は泡立ちやすい。
- 凝固因子の減少をみた際は，産生量が少ないのか消費が亢進しているのかを鑑別する。
- AFPとPIVKA-Ⅱは原発性肝がんに特異性が高い（ただし慢性肝炎や肝硬変でも高値を示す）。

Memo

Lesson

4 メカニズムから考える凝固・線溶系

■この検査所見からどういう病態が読み取れるでしょうか？

58歳男性　主訴：歯肉出血，紫斑，発熱

1. 尿検査

色調・外観	黄色・清
pH	6.0
比重	1.015
蛋白	(1+)
糖	(−)
潜血	(2+)
ケトン体	(−)
尿沈渣	
赤血球 (/HPF)	5〜9
白血球 (/LPF)	0〜1
扁平上皮 (/LPF)	1〜4
円柱	認めず

2. 血球計数検査

白血球数 (/μL)	2,800
赤血球数 ($\times 10^4$/μL)	250
Hb (g/dL)	7.9
Ht (%)	24.8
MCV (fL)	99.2
MCH (pg)	31.6
MCHC〔g/dL (%)〕	31.9
血小板数 ($\times 10^4$/μL)	1.2

3. 凝固・線溶系検査

PT (秒)	16.7
PT-INR	1.51
APTT (秒)	56.9
フィブリノゲン (mg/dL)	75
FDP (μg/mL)	257.5
D-ダイマー (μg/mL)	8.6

4. 血液生化学検査

総蛋白 (g/dL)	5.8
アルブミン (%)	55.6
α_1 (%)	5.7
α_2 (%)	10.8
β (%)	8.8
γ (%)	19.1
T-Bil (mg/dL)	1.04
AST (U/L)	93
ALT (U/L)	56
LD (U/L)	561
ALP (U/L)	209
γ-GT (U/L)	100
尿素窒素 (mg/dL)	36.1
CRE (mg/dL)	1.2
尿酸 (mg/dL)	10.7
Na (mEq/L)	138
K (mEq/L)	3.9
Cl (mEq/L)	104

5. 炎症マーカー

CRP (mg/dL)	14.7
赤沈 (mm/1 hr)	2

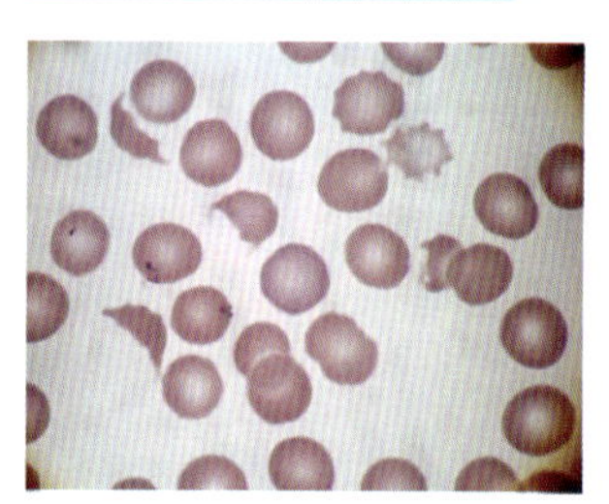

末梢血塗抹標本にみられた赤血球

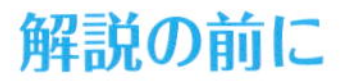

解説の前に——パニック値から考えましょう

本症例の検査データには異常値が多数みられますが，医師は常に——ほとんど無意識に——「よりヤバいのはどれか」という眼で，異常値にランク付けをしながらデータを見ています。Lesson 2（p.27）で，「パニック値 panic valueとは，生命が危ぶまれるほど危険な状態にあることを示唆する“超”異常値」と述べました。これはLundbergによる定義（1972年）なのですが，今回の症例には主治医であれば天を仰ぎたくなるような，緊急性の高いパニック値が含まれています。

Lundbergは，「直ちに治療を開始すれば救命しうる」とも述べていますので，まず，この“パニック値”の問題から始めましょう。

さーっと検査データを見た段階で，「この58歳男性患者の生命に関わる，最も重篤な病態を示唆する検査項目を指摘しなさい」ということであれば，血小板数の低下，フィブリノゲン量の低下，血清FDPおよびD-ダイマーの上昇をあげたいと思います。

今回は，どのような順番で検査が行われ診断に至ったのか，“臨床現場の流れ（時間軸）”のようなものを感じ取っていただけるように，解析を進めていきます。

1. 血球計数検査はどう読む？

白血球，赤血球，血小板の3系統の血球が減少する**汎血球減少症**を呈しています。汎血球減少を呈する疾患を病態から分類すると，以下のように分けられます。疾患によっては，①～⑤のうち2つ以上の機序が関与している場合もあります。

①3系統に分化する前の多能性幹細胞レベルに問題がある場合
➡再生不良性貧血，骨髄異形成症候群（MDS），発作性夜間血色素尿症（PNH）など
②骨髄が異常細胞に占拠されてしまい正常細胞の増殖が抑制されている場合
➡骨髄線維症，急性白血病，がんの骨髄転移など。ただし，これらの疾患では白血球数が正常あるいは増加を示すこともあるので，必ず汎血球減少を呈するとは限らない。
③3系統の成熟に必要な物質が不足している場合
➡ビタミンB_{12}や葉酸の不足による巨赤芽球性貧血など
④腫大した脾臓にプールされている（同時に破壊も生じる）場合
➡門脈圧亢進症（肝硬変など）
⑤血球を破壊あるいは消費する病態が起こっている場合
➡播種性血管内凝固症候群（DIC），全身性エリテマトーデス（SLE），血球貪食症候群（HPS）など

臨床の現場で遭遇する機会が最も多い汎血球減少症は，抗がん薬による化学療法や放射線治療後にみられる“作られた汎血球減少症”で，その機序は主に①と③が絡んだようなものと考えてよいと思います。

汎血球減少症の患者は，白血球が少ないので病原微生物への抵抗力が低下しており，いったん感染症にかかると重篤化しやすい“易感染性”と称される状態にあります。赤血球が少ないので“貧血症状”を生じます。血小板が少ないので外力なしで容易に出血し，出血するとなかなか止血しない“出血傾向”を示します。つまり，汎血球減少症の患者は常に，感染症や出血のために，急速に全身状態が悪化する可能性を有しているということです。

もちろん汎血球減少症の原疾患によって治療は異なりますから，凝固・線溶系の検査，血液生化学検査などの検査データとあわせて総合的に病態を把握しなければなりません。特に本症例では，血小板数が1.2万と著しい低値を示していますので，この原因をなるべく早く突き止め，臨床サイドに迅速かつ適確な情報を提供することが求められます。

実際この症例では，血球計数検査（現場では“血算”といいます。血球数算定という意味です）の結果は，「先生，内科外来患者さんの血算でパニック値です！」と血液検査担当技師から検査医である私に，電話で一報が入りました。血球計数検査は，抗凝固剤EDTA（ethylene-diamine-tetra-acetic acid）-2Kと混和した全血をそのまま自動血球計数器で測定しますので，急げば採血後2〜3分で結果が出ます。

この段階では，抗凝固剤クエン酸ナトリウムと混和した血液を遠心して得た血漿を用いる「凝固・線溶系の検査」や，抗凝固剤なしの全血入り採血管を室温に静置し，凝固させてから遠心して得た血清を用いる「血液生化学検査」の結果はまだ出ていません。

検査医は，臨床検査技師に伝えます。「凝固と生化の結果が出次第飛ばして（＝結果が出たら電子カルテに入れてください）。あと，末血引いて染めておいて！（＝末梢血塗抹標本を作成して染色しておいてください）」

これから電子カルテで患者の臨床情報を収集し，残りのデータを確認してから検査室に行けば，ちょうど末梢血塗抹標本が染め上がっているタイミングです。冒頭で，汎血球減少症を生じる疾患を①〜⑤の病態に分けてあげましたが，そのなかのいくつかは，末梢血塗抹標本で赤血球，白血球，血小板の形態を見れば診断がつく可能性があります。

血球計数検査からわかったこと

- 汎血球減少症を呈しており，特に血小板数はパニック値で出血傾向の存在が推定される（確かに，患者は歯肉出血と紫斑を訴えている）。

2. 凝固・線溶系検査はどう読む？

凝固・線溶系の検査データが判明しました。フィブリノゲン量の著明な低下と，FDPおよびD-ダイマー値の上昇が同時にみられます。

フィブリノゲンは，止血の最初の段階で血小板同士をくっつける「糊」の役目をし，最終段階では目に見える線維成分（フィブリン）に変化して，赤血球を巻き込んだ血小板の塊を頑丈な血栓（図1）に作り上げる働きを担っている凝固第Ⅰ因子です。ですので，フィブリノゲンが100mg/dL以下にまで減少

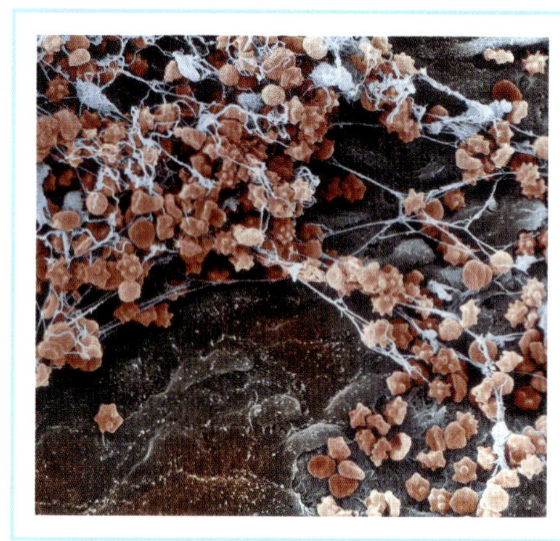

赤血球を巻き込んだ血小板塊に絡みついたフィブリン網が見える。

図1　血栓の一部

すると本当に血が止まりにくくなってしまいます。

フィブリノゲン，フィブリン，FDP，D-ダイマーの関係を理解するために，図2をみてください。「凝固・線溶系は嫌い！」という医師が多いのは，たぶんこの図のせいだと思いますが，ここでは凝固系と線溶系が出合うところ（四角で囲った部分）に注目します。

凝固系の最終段階で，フィブリノゲン（凝固第Ⅰ因子）は凝固第Ⅱ因子プロトロンビンの活性型であるトロンビン（F.Ⅱa）の作用によってフィブリンになります。図1にみられるようなしっかりした線維状のフィブリンを安定化フィブリンといいます。フィブリノゲンがそうなるにはF.XⅢa（凝固第XⅢ因子の活性型）の作用を受ける必要があります。また，線溶系はでき上がった血栓を溶解して処理するというミッションを遂行するのですが，これを担うプラスミンはフィブリンもフィブリノゲンも分解します。

この部分をさらに詳細に示したのが図3です。

①フィブリノゲンは，Eドメインを2つのDドメインが挟む形をしています。各ドメインから出ているヒゲのようなものはフィブリノペプチドと称されるペプチド鎖です。

②フィブリノゲンにトロンビンが作用すると，フィブリノペプチドが外れ，「フィブリンモノマー」になります。

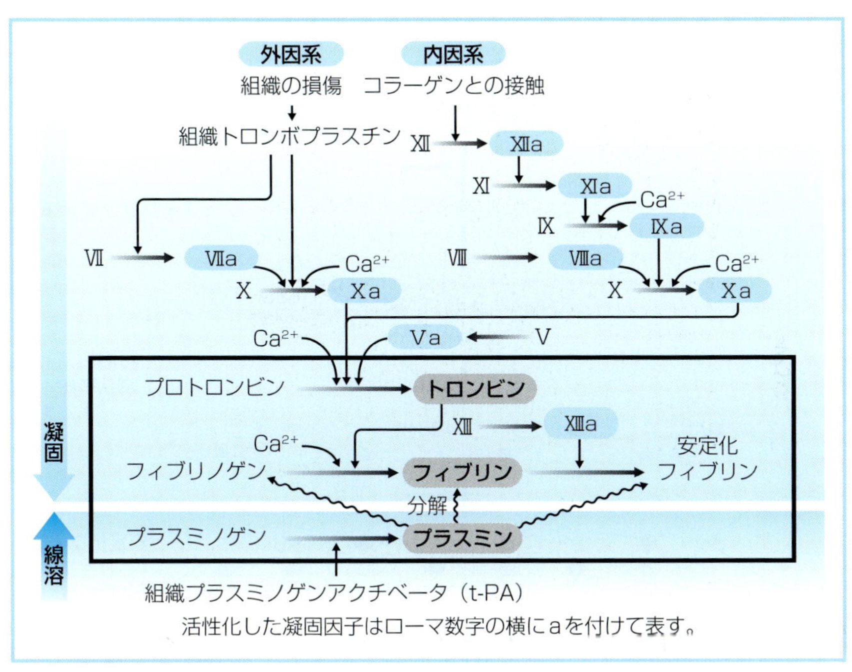

図2　凝固系と線溶系

③フィブリンモノマーは，どんどんくっついていきます。しかし，この段階のフィブリンはまだぐにゃぐにゃで，「可溶性フィブリンポリマー」と称されます。

④凝固系の最後の最後でF.XIIIaが作用すると，Dドメイン間にしっかりした架橋（◆）が形成されます。こうしてできたのが安定化フィブリン（または不溶性フィブリンポリマー）です。

⑤線溶因子プラスミンは，DドメインとEドメインの間を切ることができますので，フィブリノゲン，フィブリンモノマー，可溶性フィブリンポリマー，安定化フィブリンのいずれも分解し，かけらにすることができます。これらのかけらをあわせたものが**FDP（fibrinogen and fibrin degradation products：フィブリノゲン/フィブリン分解産物）**です。

ただし，プラスミンはF.XIIIaが作った架橋を切ることはできません。そのため，凝固系が最終段階まで行きましたよ（＝F.XIIIaが作用しましたよ）――そし

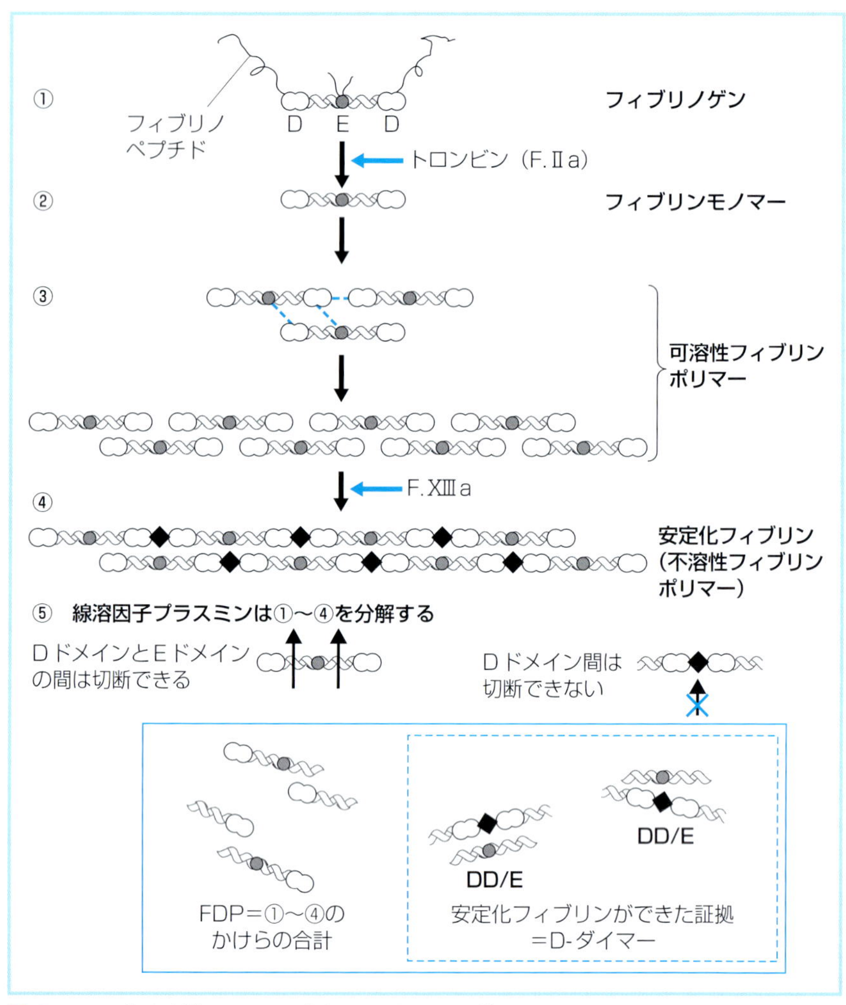

図3　フィブリノゲン─フィブリン─FDP/D-ダイマー

て線溶系も作動していますよ――という証拠として，もとのフィブリノゲンにはなかったD=Dという結合部分を含むかけら**D-ダイマー**ができてくるのです。D-ダイマーはFDPの一部ということです。

このように，線溶にはフィブリノゲン分解（一次線溶）とフィブリン分解（二次線溶）があります。そして，FDPは一次線溶＋二次線溶を総合的に測定しており，D-ダイマーは二次線溶を測定していることになります。本症例では，D-ダイマーも8.6 μg/mL（基準値＜1.0 μg/mL）と増加していますが，FDP（基準値＜5.0 μg/mL）が257.5 μg/mLと著増しており，一次線溶が非常に亢進していることがわかります。

本症例では，血小板の減少と同時にフィブリノゲンの減少，FDPとD-ダイマーの増加が存在しています。これは，本来血液の凝固や線溶が起こってはならないはずの血管内で，凝固系が亢進して多数の微小血栓を形成し，血小板とフィブリノゲンを消費し，凝固反応に引き続いて生じた線溶系の働きで微小血栓の溶解が起こっている証拠です。

本症例のデータは，旧厚生省DIC診断基準，日本血栓止血学会DIC診断基準2017年版[1]のいずれを適用しても播種性血管内凝固症候群（disseminated intravascular coagulation；DIC）にあてはまることがわかります（表1）。

凝固・線溶系検査からわかったこと

- フィブリノゲンが著しい低値であることから，PT延長（PT-INR高値），APTT延長は凝固因子の減少が原因と考えられる。
- FDPとD-ダイマーの増加は，血管内で凝固系が亢進して多数の血栓を形成し，次いで生じた線溶系の亢進によって血栓の溶解が起こっていることを示している。血小板の減少ともあわせ，DICと判断した。
- フィブリノゲンの減少は，DICによって消費性に生じた（血栓を作るのに使ってしまった）ものである。

3. 血液生化学検査と尿検査はどう読む？

この段階で，検査医（私）は，末梢血塗抹標本ができ上がり次第，頭のなかに浮かんでいる“ある疾患”を確認するつもりになっています。が，その前に，血液生化学検査の結果が出ましたので，尿検査とあわせてさっと目を通しました。

DICのときには，血管内に多数の微小血栓が形成されます。この小さな血栓は細い血管を詰まらせ，その先の灌流領域に酸素と栄養が届かないという状況を招きます。つまり，細い血管が集まっているような臓器（例えば，肺，肝

表1　旧厚生省DIC診断基準と日本血栓止血学会DIC診断基準2017年版に本症例のデータをあてはめてみると……

<table>
<tr><th colspan="2" rowspan="2"></th><th colspan="2">旧厚生省DIC診断基準</th><th>日本血栓止血学会
DIC診断基準2017年版</th></tr>
<tr><th>造血器腫瘍（＋）</th><th>造血器腫瘍（－）</th><th>造血障害型</th></tr>
<tr><td colspan="2">基礎疾患
臨床症状</td><td>あり　1点
臓器症状　1点</td><td>あり　1点
臓器症状　1点
出血症状　1点</td><td></td></tr>
<tr><td rowspan="4">一般止血検査</td><td>血小板数
（×10⁴/μL）</td><td></td><td>8～12　1点
5～8　2点
<5　3点</td><td></td></tr>
<tr><td>FDP
（μg/mL）</td><td colspan="2">10～20　1点
20～40　2点
40<　3点</td><td><10　0点
10≦　<20　1点
20≦　<40　2点
40≦　3点</td></tr>
<tr><td>フィブリノゲン
（mg/dL）</td><td colspan="2">100～150 mg/dL　1点
<100 mg/dL　2点</td><td>150<　0点
100<　≦150　1点
≦100　2点</td></tr>
<tr><td>PT</td><td colspan="2">PT比：　1.25～1.67　1点
1.67<　2点</td><td>PT-INR：　<1.25　0点
1.25≦　<1.67　1点
1.67≦　2点</td></tr>
<tr><td rowspan="2">分子マーカー</td><td>アンチトロンビン
（%）</td><td colspan="2"></td><td>70<　0点
≦70　1点</td></tr>
<tr><td>TAT，SF
または
F1+2</td><td colspan="2"></td><td>基準範囲上限の
2倍未満　0点
2倍以上　1点</td></tr>
<tr><td colspan="2">DIC診断</td><td>4点以上</td><td>7点以上</td><td>4点以上</td></tr>
<tr><td colspan="2">本症例</td><td>少なくとも6点</td><td>少なくとも9点</td><td>少なくとも6点</td></tr>
</table>

TAT：トロンビン・アンチトロンビン複合体，SF：可溶性フィブリン，F1+2：プロトロンビンフラグメント1+2

臓，腎臓が代表）ほど，強い臓器障害が起こるのです。細胞の壊死や組織の傷害が生じれば，逸脱酵素であるAST，ALT，LDが高値を示すようになります。

組織・臓器が強く傷害され，細胞の破壊が亢進する病態では，蛋白質代謝（異化）が亢進し，尿素窒素が高値になります。同時に細胞の核の破壊も亢進しますから，核酸中に含まれるプリン体の最終産物である尿酸も増産されて高値を示すようになります。

尿では，蛋白（1+），潜血反応（2+）で，沈渣中の赤血球もやや多いようです。血清クレアチニン値は1.2mg/dLとわずかですが基準範囲を超えています。そうひどくはありませんが，腎臓にも何らかのダメージはありそうですね。

血液生化学検査と尿検査からわかったこと

- 腎臓，肝臓ともに，DICによってダメージを受けていると思われるが，その程度はいまのところ，それほど強いものではないと思われる。
- 尿素窒素や尿酸が高値なので，体蛋白の破壊が亢進しているのではないだろうか。

4. 炎症マーカーはどう読む？

患者は発熱しており，同時に炎症マーカーであるCRPが高値なので，感染や組織・臓器の破壊などの“炎症”状態にあると考えられます。赤沈も炎症マーカーなのですが，まったく動いていません。

炎症が起こると，マクロファージは活性化されてさまざまなサイトカイン（IL-1，IL-6，TNF-αなど）を放出します。これらのサイトカインの刺激を受けた肝臓がCRPを合成します。CRPは炎症が起こりはじめてから2～3時間で増加しはじめ，5～6時間くらいから急速に増加し，48～72時間で最高値に達します。また，炎症が治まれば速やかに減少します。

一方，炎症に際して血漿中のグロブリンやフィブリノゲンが増加したり，アルブミンが減ったりすると，赤血球同士が凝集しやすくなって赤沈は促進されます。このように，赤沈は炎症時に反応性に生じる血漿蛋白組成の変化を反映する検査ですから，CRPに比べると動きはゆっくりです。

本症例では，DICのために血漿中のフィブリノゲンが消費されて著減していますので，炎症があるにもかかわらず赤沈が遅延しているのです。

炎症マーカーからわかったこと

- CRPと赤沈の結果が乖離している。これは，DICによって血漿中のフィブリノゲンが減少し，赤沈が遅延しているためで，炎症は存在していると思われる。

さて，末梢血塗抹標本が染め上がりました！

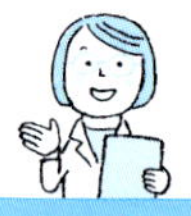

この症例の疾患・病態

末梢血塗抹標本には，私の予想どおり，異常細胞（図4）と，典型的な破砕赤血球（断片化赤血球）（図5）がみられました。

異常細胞は，前骨髄球レベルの未成熟な細胞で，顆粒やアウエル小体がぎっしり詰まった急性前骨髄球性白血病（acute promyelocytic leukemia；APL）の細胞です。APLでは，前骨髄球レベルの分化成熟度を示す白血病細胞が増殖します。この白血病細胞は細胞内に粗大な顆粒が充満し，針状の構造物“アウエル小体”が束状になった“faggot”をもっています。

破砕赤血球（断片化赤血球）は，血栓のフィブリン網に突っ込んだ赤血球が，うまく網目を通り抜けることができず，結果的に引きちぎられてしまった，まさに「赤血球の破片」です。血管内に多数の血栓が形成されていることを示す証拠の1つです。

末梢血塗抹標本にみられた細胞形態は，ここまでの検査データの解析と矛盾なく合致するものでした。

血液検査担当技師から，「先生，内科外来患者さんの血算でパニック値です！」という電話がかかってきてから，診断までおおむね40分間というところでしょうか。今後は骨髄穿刺を実施し，白血病細胞の増殖を確認すると同時に，APLに特徴的な染色体転座〔t（15; 17）（q22; q22)〕ならびに遺伝子（*PML/RARα*）を確認して急性白血病の病型診断を確定します。

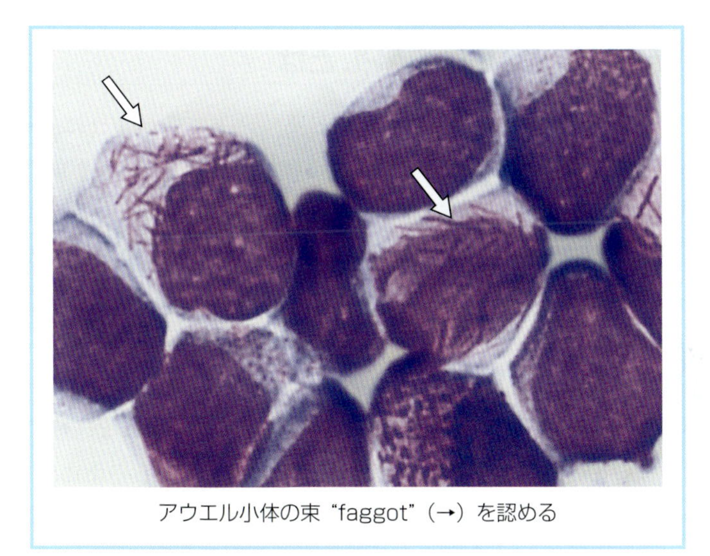

アウエル小体の束 "faggot"（→）を認める

図4　急性前骨髄球性白血病の細胞

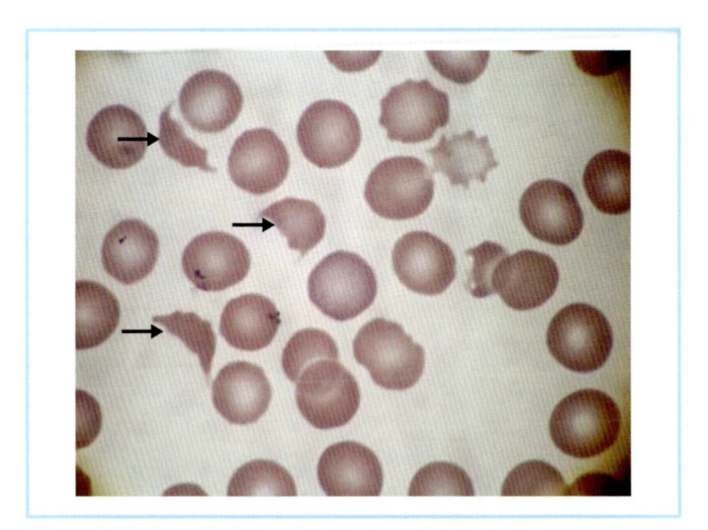

図5　末梢血塗抹標本で観察された破砕赤血球（→）

5. プラスαの解説——APLとは

APLでは腫瘍性の前骨髄球が増殖します。本症例のように，粗大なアズール顆粒が細胞質内に充満し，FAB分類のM3に相当する典型的なAPLと，光学顕微鏡では明瞭に見えない微細な顆粒を有するM3 variantが存在します。典型的なAPL細胞ではアウエル小体も目立ち，アウエル小体が集簇した束"faggot"を認めます。

APLの特徴の1つが，発症時すでにDICによる出血症状を伴うことです。これは細胞内顆粒が組織トロンボプラスチン様活性を有していて，凝固系および線溶系の亢進を促すからです。この58歳の患者も，ここ2～3週間，ぶつけた覚えもないのにあざ（紫斑）ができていたり，歯肉からの出血がなかなか止まらなかったりというような出血症状がみられていました。さらに，5日前から38℃を超える熱が続いたため内科を受診したそうです。

APL発症の本質は，染色体の相互転座t（15; 17）（q22; q12）の結果，15q22上に存在するPML遺伝子が17q12上のレチノイン酸受容体α（RARα）と融合し，*PML/RARα*融合遺伝子を形成することにあります（図6）。PMLは細胞老化やアポトーシスを誘導する分子であり，RARαは好中球の分化に関わる分子の発現を誘導しますが，*PML/RARα*融合遺伝子は，主にRARαの機能を抑制することで白血病を発症させると考えられています。

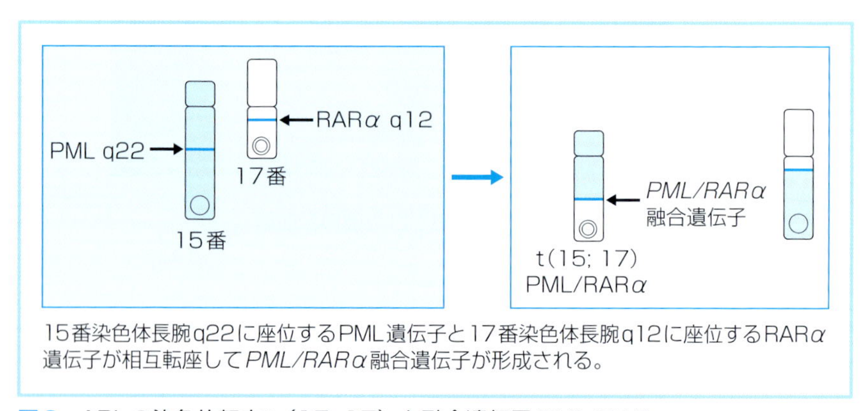

図6　APLの染色体転座t（15; 17）と融合遺伝子*PML/RARα*

APLの治療には，ビタミンAの誘導体であるall-trans retinoic acid（ATRA）が用いられます。ATRAは，転写抑制複合体と結合していた*PML/RARα*を転写活性化複合体と結合させ，白血病の原因であった転写抑制を解除することによってAPL細胞を分化させる作用を発揮します。

まとめ

- 汎血球減少症の患者は急速に全身状態が悪化する可能性をもっている。
- FDPとD-ダイマーの増加は，血管内で凝固・線溶系が亢進し微小血栓が溶解していることを意味する。
- FDPは一次線溶（フィブリノゲン分解）＋二次線溶（フィブリン分解）を測定，D-ダイマーは二次線溶を測定している。D-ダイマーの変動よりFDPの変動が大きい場合は一次線溶に変化が起こっていることを示唆する。

●引用文献

1）Taylor FB Jr, et al : Towards definition, clinical and laboratory criteria, and a scoring system for disseminated intravascular coagulation -On behalf of the Scientific Subcommittee on disseminated intravascular coagulation（DIC）of the International Society on Thrombosis and Haemostasis（ISTH）. Thromb Haemost, 86 : 1327-1330, 2001

Lesson

5 “腎臓からの手紙”尿検査に強くなる

■この検査所見からどういう病態が読み取れるでしょうか？

35歳女性　主訴：浮腫，体重増加

1．尿検査

色調・外観	黄色・清
pH	6.0
比重	1.020
蛋白	(3+)
糖	(−)
潜血	(1+)
ウロビリノゲン	(±)
ビリルビン	(−)
ケトン体	(−)
尿沈渣	
赤血球（/HPF）	5～9
白血球（/HPF）	1～4
扁平上皮（/LPF）	5～9
尿細管上皮（/HPF）	1～4
硝子円柱（/HPF）	1～4
顆粒円柱（/LPF）	1～4
卵円形脂肪体	(+)
尿CRE（mg/dL）	236.2
尿蛋白定量（mg/dL）	1,156

2．血球計数検査

白血球数（/μL）	5,500
赤血球数（$\times 10^4$/μL）	492
Hb（g/dL）	14.8
Ht（%）	43.6
MCV（fL）	88.6
MCH（pg）	30.1
MCHC〔g/dL（%）〕	33.9
血小板数（$\times 10^4$/μL）	18.5
末梢血液像	
好中球（%）	54.4
好酸球（%）	3.5
好塩基球（%）	1.0
単球（%）	5.7
リンパ球（%）	35.4

3．血液生化学検査

総蛋白（g/dL）	4.6
アルブミン（%）	41.3
α_1（%）	4.6
α_2（%）	24.6
β（%）	13.9
γ（%）	15.6
T-Cho（mg/dL）	359
LDL-Cho（mg/dL）	218
TG（mg/dL）	121
T-Bil（mg/dL）	0.5
AST（U/L）	21
ALT（U/L）	14
LD（U/L）	175
ALP（U/L）	180
γ-GT（U/L）	18
ChE（U/L）	481
尿素窒素（mg/dL）	15.1
CRE（mg/dL）	0.48
尿酸（mg/dL）	4.3
Na（mEq/L）	143
K（mEq/L）	4.4
Cl（mEq/L）	110
Ca（mg/dL）	7.8
CRP（mg/dL）	0.06

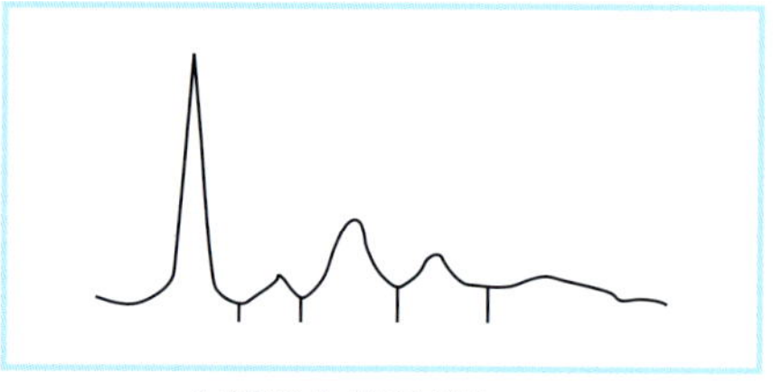

血清蛋白分画パターン

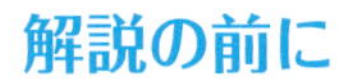

尿は苦痛を伴うことなしに採取できる検体です。しかも，まるで“腎臓からの手紙”のように多くの重要な情報を教えてくれることがあります。今回の症例がまさにそうです。本症例では，尿検査にさまざまな異常所見がみられますので，しっかりと読み取っていきましょう。

1．尿検査はどう読む？

色調，pH，比重は特に大きな問題はないようです。

試験紙法（色調からケトン体まで）では，蛋白（3+）が目を引きます。その他には，潜血反応が（1+）を示しています。ウロビリノゲンは（±）が正常です。

尿蛋白

尿中の蛋白量を測定したところ，1,156 mg/dLにも及ぶ多量の蛋白が出ていることが確認されており，確かに尿蛋白（3+）以上なのですが，では尿にどのくらいの量の蛋白が存在すると（3+）になるのでしょうか？

尿試験紙法では尿蛋白として主に尿中アルブミンを検出します。pH測定用のブロムフェノールブルー（bromophenol blue；BPB）系の指示薬は，溶液中に蛋白質が存在すると，蛋白質との複合物を形成して黄色から青色に傾き，溶液の真のpHよりも高い値を指示します。このBPBの“蛋白誤差”という原理を利用して，試験紙の青色が強くなるほど尿中の蛋白量が多いと判定するのです。

最低検出濃度はどのメーカーのものでもだいたい15 mg/dLくらいで，これを（±）と表します。30 mg/dLから（1+），100 mg/dLから（2+），高濃度になるとメーカーによって差がありますがおおむね300～500 mg/dLから（3+），1,000 mg/dLから（4+）と示されます。境界域では判定が多少前後することがあります。本症例でも1,156 mg/dLと，1,000 mg/dLを超えていますが（3+）と判定されています。

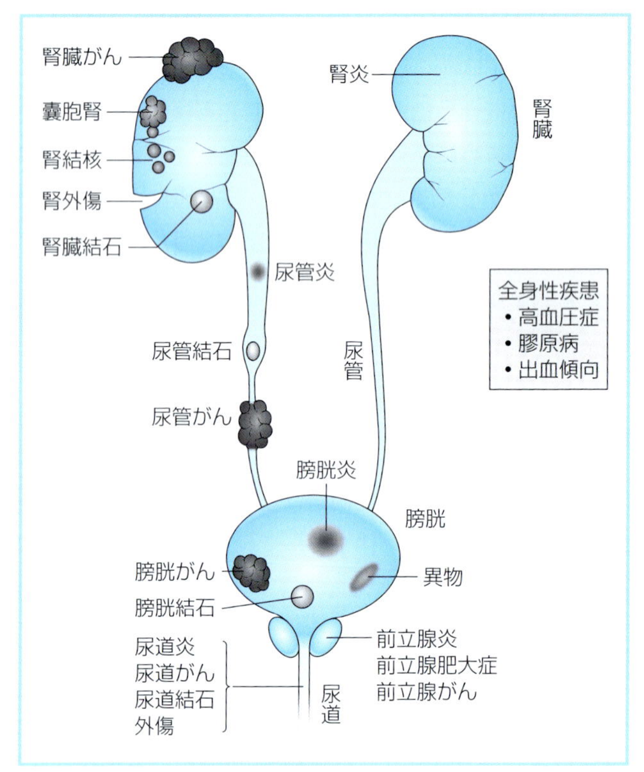

図1　血尿を来す疾患・病態

血尿の考え方

潜血反応についてはLesson 2（p.27）でも述べましたが，尿中に赤血球が5個/μL以上，またはHbが15μg/dL以上含まれていると，その量に応じて（1+）以上を示します。尿沈渣（尿を1,500 rpm，5分間遠心した後に得られた沈殿層を顕微鏡で観察した所見）でも，赤血球が5〜9個/HPFみられていますので，尿の見た目は“黄色・清”ですが，顕微鏡的血尿があると判定してよいことになります（血尿についてはLesson 9，p.147でも解説）。

血尿がみられるということは，腎臓→尿管→膀胱→尿道に至るどこかで，血液が尿に混ざり込んでいるということに他なりません。血尿の原因になる疾患・病態を図1に示します。腎炎のような糸球体病変に由来する血尿は，たいてい顕微鏡的血尿で，赤血球はコブ状，ドーナツ状，ゴースト状，小型化など

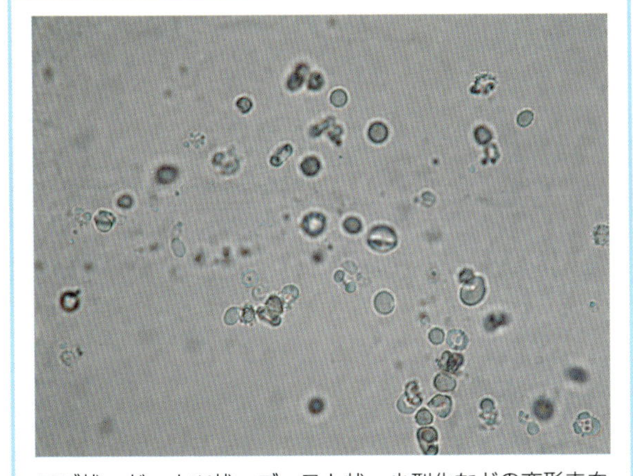

コブ状，ドーナツ状，ゴースト状，小型化などの変形赤血球がみられ，この赤血球が糸球体由来であることを示唆している。

図2　尿中の変形赤血球

の変形赤血球（図2）が多くみられます。これは，糸球体に炎症を生じたために目が粗くなってしまったメッシュのようなところを，押し出されるように通過してきた赤血球であることを意味します。一方，糸球体以降の部位に生じた疾患・病態では，見た目に赤い肉眼的血尿を呈することも多く，赤血球は正常の円形のものが大勢を占めています。本症例では変形赤血球が認められました。

細胞成分・円柱

細胞成分は，扁平上皮と尿細管上皮がみられます。**扁平上皮**は尿道や腟の表層に由来する場合が多く，沈渣中にみられても異常ではありません。特に女性では腟由来の扁平上皮が多数みられることがあります。一方，**尿細管上皮**は健常人の尿中には認められません。尿細管障害やネフローゼ症候群などのときに尿中に増加します。そしてこの尿細管上皮が脂肪変性に陥ると，細胞内が脂肪顆粒で満たされた**卵円形脂肪体**（図3）と称されるものになります。卵円形脂肪体はネフローゼ症候群の診断を支持する所見です。

次に円柱について説明します。糸球体-尿細管を図4に示します。尿細管はTamm-Horsfallムコ蛋白を分泌していますが，通常は糸球体で濾過された尿

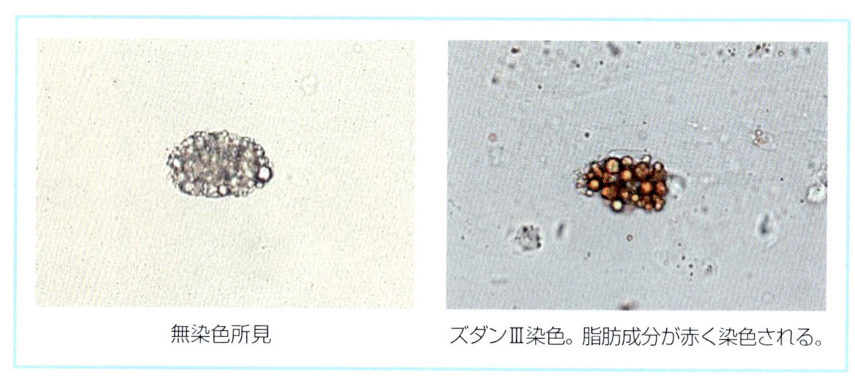

図3　尿中の卵円形脂肪体

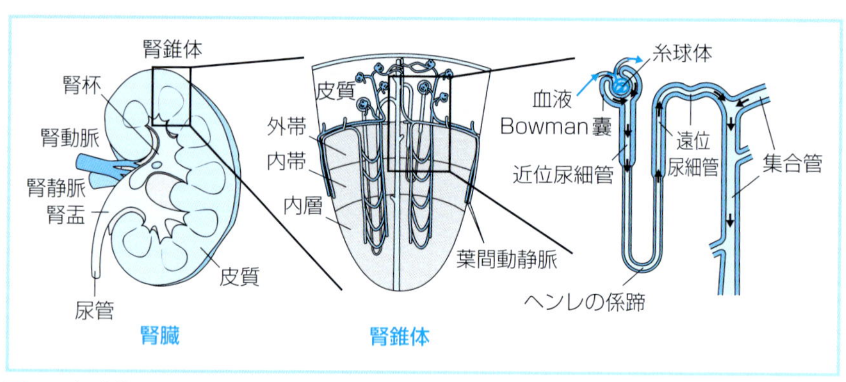

図4　糸球体―Bowman囊―尿細管

が絶えず流れてきますので，一緒に流れてしまいます。ところが，糸球体濾過量（GFR）が著しく低下するとTamm-Horsfallムコ蛋白はゲル化し，尿細管を鋳型（cast）にしてまさに“円柱”の固まりを作ります。この均一無構造の円柱を**硝子円柱**（ガラス）（図5左）と称します。硝子円柱の出現はGFRが低下する病態の存在を意味します。しかし，健常人でも激しい運動後や脱水状態でみられることがありますので，出現イコール病気というわけではありません。

硝子円柱をベースに，赤血球が含まれているものを赤血球円柱（図5右）といいます。Bowman囊内の出血を示しており，糸球体腎炎を支持する所見です。

尿細管に異常があって剥離した尿細管上皮が含まれた円柱を上皮円柱と称します。この上皮円柱が尿路を下降する間に変性し，大小不同の黄褐色顆粒に

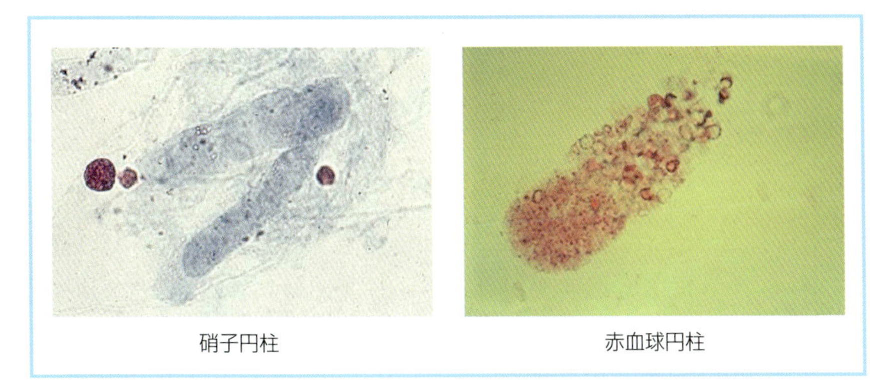

図5　尿中の円柱

なったものを**顆粒円柱**といいます。慢性腎炎，ネフローゼ症候群に多くみられます。

尿中クレアチニンの意義については後述します。

尿検査からわかったこと

- 尿蛋白（3＋）あるいは1,156mg/dLと多量の尿蛋白が出ている。
- 顕微鏡的血尿がみられる。尿沈渣中には変形赤血球がみられ，糸球体性の血尿と考えられる。
- 円柱がみられることから，GFRが低下する病態の存在が考えられる。
- 尿細管上皮，顆粒円柱がみられることから，尿細管の強いダメージが存在するものと考えられる。
- 顆粒円柱および卵円形脂肪体がみられることから，ネフローゼ症候群の可能性が示唆される。

2. 血液生化学検査はどう読む？

血清蛋白と分画パターン

血清総蛋白が4.6g/dLと著しい低値です。また，基準範囲では血清総蛋白の60～70%を占め4.0～5.0g/dL程度あるはずのアルブミンが$4.6 \times 0.413 = 1.90$g/dLと，これまた著しい低値を示しています。

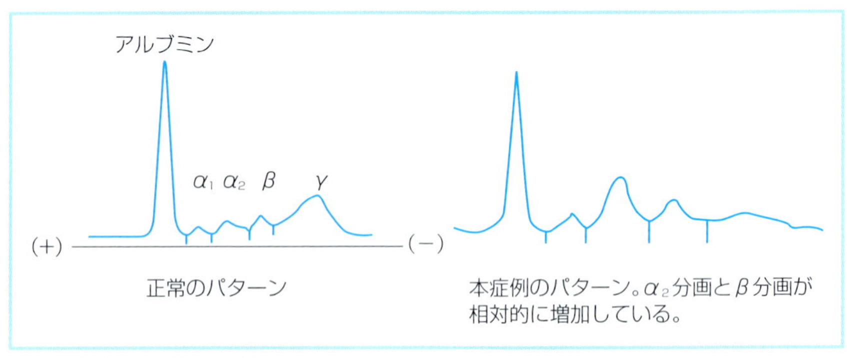

図6　血清蛋白分画のパターン

アルブミンは膠質浸透圧を保つのに重要な役割を担っています。膠質浸透圧というのは，わかりやすく言うと，血管の中に水分を引き止めておく力のことです。ですから，血清アルブミン濃度が低下すると，水分が血管内から組織中へ出て行ってしまい，浮腫（＝組織間液が増加した状態）をもたらすことになります。この患者さんの浮腫は低アルブミン血症によるものと思われます。そして，身体に余分な水分が貯留したために体重増加を生じているのでしょう。

低蛋白血症の原因を考える際には，主にInputの減少によるのかOutputが増加したためなのかを見極めることが重要です。Inputが減少する病態には，①摂取不足（低栄養），②腸管の吸収不良，③肝臓の蛋白合成能低下などがあります。Outputが増加する病態には，④消化管への漏出，⑤尿への漏出（ネフローゼ症候群），⑥皮膚からの滲出，⑦異化亢進（甲状腺機能亢進症など），⑧胸水・腹水への漏出などがあります（詳細はLesson 1，p.20）。

これらの原因を推定するのに，血清蛋白分画パターンが役立ちます（蛋白分画の基本についてはLesson 3，p.44）。図6のグラフの縦軸は相対的な量ですので，カーブの高さから絶対量を測ることはできませんが，本症例では正常のパターンに比して，α_2分画とβ分画が相対的に増加しているように見えます。

このパターンは，アルブミン（分子量66.5 kDa），α_1分画に含まれるα_1-酸性糖蛋白（40 kDa），α_1-抗トリプシン（54 kDa）のように分子量が小さい粒子が失われ，α_2-マクログロブリン（725 kDa），βリポ蛋白（2～3×10^6 kDa），IgM（971 kDa）といった分子量が大きい粒子は失われずに残存していることを意味します。このようにOutputが増加する蛋白質に，粒子の大きさによる

表1　脂質異常症の診断基準（空腹時採血）

LDL-Cho	140 mg/dL以上	高LDLコレステロール血症
	120〜139 mg/dL	境界域高LDLコレステロール血症
HDL-Cho	40 mg/dL未満	低HDLコレステロール血症
TG	150 mg/dL以上	高トリグリセリド血症
non-HDL-Cho	170 mg/dL以上	高non-HDLコレステロール血症
	150〜169 mg/dL	境界域高non-HDLコレステロール血症

〔日本動脈硬化学会：動脈硬化性疾患予防ガイドライン2017年版．杏林舎，p14，2017より〕

選択性が働いているパターンを「ネフローゼ型」といいます。同じようにOutputが増加する病態でも，上記⑤以外のメカニズムの場合は蛋白粒子の大きさによる選択性はありません。

その他，総コレステロール359 mg/dLおよびLDLコレステロール218 mg/dLが高値を呈しています。これらの値は明らかに脂質異常症の基準に当てはまります（表1）。

コリンエステラーゼ（ChE）が481 U/Lとやや高値ですが，脂質代謝が亢進するような状況では高値を示しますので，脂質異常症で説明がつくと思います。

腎機能

腎機能を高い精度で評価するにはGFRあるいはGFRをほぼ正確に反映するクレアチニンクリアランス（Ccr）が適していますが，きちんと蓄尿するのはなかなか面倒ですし困難な場合も少なくありません。そこで，性別，年齢，血清クレアチニン（Cr）値から計算で求められる推算GFR（eGFR）が汎用されています。eGFRは以下の式で求められます。

eGFR（mL/分/1.73 m^2）＝194×血清 $Cr^{-1.094}$×年齢（歳）$^{-0.287}$（女性は×0.739）

ただしeGFRは，浮腫，胸水・腹水など，身体に水分が貯留している場合には，真のGFRと乖離した誤差の大きい数値になる可能性が高いので注意が必要です。本症例では体重が増加するほどの浮腫がありますので，eGFRではなく，正確に蓄尿してCcrを測定したほうがよいと思います。

本症例の場合，尿蛋白はたくさん出ていますが，腎機能を示す尿素窒素値15.1 mg/dL，Cr値0.48 mg/dLに異常はみられません。尿蛋白が陽性だということと，腎機能が低下するということは，必ずしも同時に起こるわけではありません。本症例のように尿蛋白（3+）でも腎機能には問題ない場合もよくありますので，注意してください。

電解質

血清Caが7.8 mg/dLと低値です。血液中のCaの約40％はアルブミンと結合しており，約10％は無機リン酸やクエン酸と結合しています。あとの50％がフリーのCaイオン（Ca^{2+}）として存在しており，生理的な機能を担っているのはCa^{2+}です。

低アルブミン血症では，アルブミンと結合しているCaが減りますので，血清Ca濃度も低下します。そこで，アルブミンが4.0 g/dL以下の場合は，以下の式で補正した数値で血清Ca値を評価します。

補正Ca値（mg/dL）

＝実測Ca値（mg/dL）＋{4－血清アルブミン値（g/dL）}

本症例では，7.8＋(4－1.90)×0.8＝7.8＋1.68＝9.9（mg/dL）ということになりますので，血清Caは基準範囲にあると判定されます。

血液生化学検査からわかったこと

- 著明な低蛋白血症および低アルブミン血症である。
- 血清蛋白分画パターンは，分子量が大きい蛋白質を含むα_2分画とβ分画が相対的に増加したネフローゼ型を示している。
- 総コレステロールおよびLDLコレステロールが著明な高値を示す脂質異常症である。
- 腎機能には大きな問題はないようである。
- 低アルブミン血症のため，見かけ上の低Ca血症を呈しているが，補正Ca濃度は基準範囲にとどまる。

3. 血球計数検査はどう読む？

血球計数検査は白血球分画も含め，特に異常はみられません。ただ，Hb値が14.8 g/dLと，若い女性としては高めです。これは，血清アルブミンが減少した結果，膠質浸透圧が低下し水が血管内から組織間へ移動したために，組織には浮腫を生じる一方で，血管内は逆に脱水傾向になっている可能性を示唆する数値です。

4. 本症例はネフローゼ症候群と判断できる？

本症例は，ネフローゼ症候群の診断基準（表2）を満たすでしょうか？　尿の蛋白濃度と総尿量から1日尿蛋白量を算出するには，24時間正確に蓄尿しなければなりませんが，これは実際にはなかなか大変な作業です。そこで，随時尿を用いた尿蛋白/尿中Cr（尿P/C）比の算出を行います。この尿P/C比は，尿中Cr 1gあたりの蛋白量に相当します。同時に，健常人の尿中Cr排泄量は約1g/日であることから，"推定1日尿蛋白量"に相当することになります。

推定1日尿蛋白量（g/日）

＝尿蛋白濃度（mg/dL）/尿Cr濃度（mg/dL）

本症例では1,156/236.2＝4.89で，約4.9g/日と推定されますので，診断基準の①を満たしそうです。②の低アルブミン，③の浮腫，④の脂質異常症もみられますので，ネフローゼ症候群と判定してよいと考えられます。

表2　ネフローゼ症候群の診断基準

①蛋白尿：3.5g/日以上が持続する
　（随時尿において尿蛋白/尿Cr比が3.5g/gCrの場合もこれに準ずる）
②低アルブミン血症
　血清アルブミン値3.0g/dL以下，血清総蛋白量6.0g/dL以下も参考になる
③浮腫
④脂質異常症（高LDLコレステロール血症）

- 上記の尿蛋白量，低アルブミン血症（低蛋白血症）の両所見を認めることが，本症候群の診断の必須条件である。
- 浮腫は本症候群の必須条件ではないが，重要な所見である。
- 脂質異常症は本症候群の必須条件ではない。
- 卵円形脂肪体は本症候群の診断の参考となる。

〔松尾清一・監：エビデンスに基づくネフローゼ症候群診療ガイドライン2014．東京医学社，p1，2014より〕

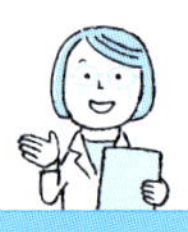

この症例の疾患・病態

本症例の検査データは，ネフローゼ症候群の診断基準を満たします。ネフローゼ症候群というのは，高度の蛋白尿に起因する低蛋白血症を特徴とする疾患群の総称ですので，原因疾患は多岐にわたっています（表3）。腎生検で得た組織所見による分類（図7）と，原因疾患を重視した分類が混ざっていて理解するのが難しいですね。

この35歳の女性患者は，生来健康で，妊娠・出産の際にも特に異常はみられませんでしたが，2週間くらい前から浮腫を生じるようになり，精査目的に内科を受診されました。今回提示したのは初診時のデータです。このデータと症状からネフローゼ症候群と診断されました。ただちに入院したうえで諸検査を実施した結果，原発性（一次性）ネフローゼ症候群と診断されました。

表3　ネフローゼ症候群を来す疾患

1．原発性（一次性）ネフローゼ症候群
①微小変化型
②巣状糸球体硬化症
③膜性腎症
④増殖性糸球体腎炎
⑤膜性増殖性糸球体腎炎
⑥分類不能型

2．続発性（二次性）ネフローゼ症候群
①代謝性疾患：糖尿病性腎症，アミロイドーシス
②全身性疾患：膠原病，紫斑病性腎炎
③循環器疾患：拘縮性心膜炎，心不全
④薬　　　物：ペニシラミン，金製剤，NSAIDs
⑤過　敏　症：ハチ毒，ヘビ毒
⑥感　染　症：B型肝炎，C型肝炎，梅毒，マラリア
⑦腫　　　瘍：多発性骨髄腫，がん，悪性リンパ腫
⑧そ　の　他：妊娠高血圧腎症，腎移植

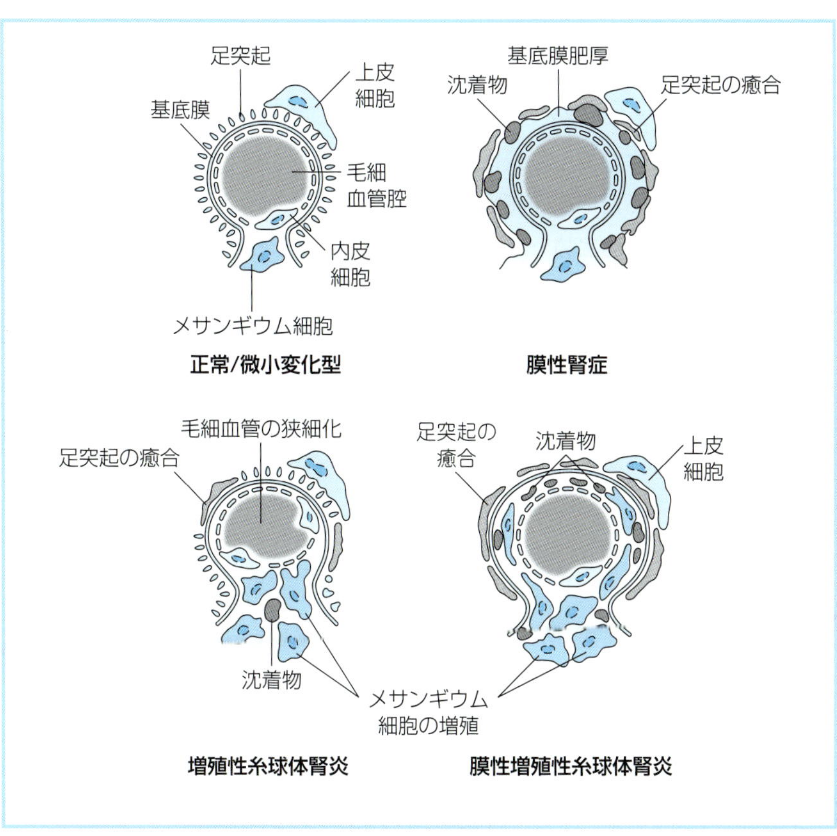

図7　原発性（一次性）ネフローゼ症候群の組織型

5. プラスαの解説――ネフローゼ症候群の原因疾患の検索

表3にネフローゼ症候群の原因疾患を示しました。大別すると，腎糸球体疾患による原発性（一次性）ネフローゼ症候群と，さまざまな全身性疾患の部分症状として発症する続発性（二次性）ネフローゼ症候群の2群に分けられます。

検索の手順としては，まず，続発性ネフローゼ症候群を来す原疾患の有無を確認することから始めます。特に血糖値，HbA1cで糖尿病を，抗核抗体，補体，抗好中球細胞質抗体（ANCA）などで膠原病・血管炎をチェックします。超音波検査，CT検査などの画像所見を確認することも重要です。

続発性ネフローゼ症候群が否定的で，原発性ネフローゼ症候群の可能性が高い場合には，腎生検を考慮します。原発性ネフローゼ症候群は病理学的な組織所見で分類されますが，これは組織像によって治療方針や予後が大きく異なるためです。ですので，原発性ネフローゼ症候群が疑われる際には，患者にとって負担が大きく侵襲度が高い検査ですが，十分なインフォームド・コンセントのもとに腎生検を実施します。

治療について詳しく知りたいときは，厚生労働省研究班がまとめた『ネフローゼ症候群診療指針 Guidelines for the treatment of nephrotic syndrome』〔日本腎臓学会誌，53（2）：78-122, 2011〕を参照してください（http://www.jsn.or.jp/jsn_new/iryou/free/kousei/pdf/53_2_078-122.pdf）。病型ごとに詳細に解説されています。

まとめ

- 腎炎など糸球体病変に由来する血尿はたいてい顕微鏡的血尿で，変形赤血球がみられる。
- 卵円形脂肪体，顆粒円柱はネフローゼ症候群を示唆する。
- 硝子円柱はGFRが低下する病態の存在を示唆する（激しい運動や脱水でもみられる）。
- Output増加型の低蛋白血症で，蛋白分画の粒子の大きさによる選択性が働くパターンを「ネフローゼ型」という。
- eGFRは，浮腫，胸水・腹水など身体に水分が貯留している場合は誤差が大きくなりがち。
- 尿蛋白陽性イコール腎機能が低下ではない。

Memo

Lesson 6

一歩踏み込んで考える血糖とHbA1c

■この検査所見からどういう病態が読み取れるでしょうか？

63歳男性　主訴：口渇，体重減少

内科外来初診時

1. 尿検査

色調・外観	淡黄色・清
pH	5.0
比重	1.022
蛋白	(2+)
糖	(3+)
潜血	(±)
ケトン体	(−)

2. 血球計数検査

白血球数 (/μL)	7,500
赤血球数 (×10^4/μL)	320
Hb (g/dL)	9.8
Ht (%)	27.9
MCV (fL)	87.2
MCH (pg)	30.6
MCHC〔g/dL (%)〕	35.1
血小板数 (×10^4/μL)	21.5
末梢血液像	
好中球 (%)	60.5
好酸球 (%)	1.0
好塩基球	(+)
単球 (%)	2.0
リンパ球 (%)	36.5
網赤血球 (%)	0.8

3. 血液生化学検査

総蛋白 (g/dL)	6.2
アルブミン (g/dL)	3.1
T-Cho (mg/dL)	379
HDL-Cho (mg/dL)	72
LDL-Cho (mg/dL)	229
TG (mg/dL)	370
T-Bil (mg/dL)	1.1
AST (U/L)	12
ALT (U/L)	8
LD (U/L)	210
ALP (U/L)	120
γ-GT (U/L)	18
ChE (U/L)	520
尿素窒素 (mg/dL)	27.1
CRE (mg/dL)	1.3
尿酸 (mg/dL)	7.3
Na (mEq/L)	139
K (mEq/L)	4.2
Cl (mEq/L)	98
血糖 (mg/dL)	298
HbA1c (%)	13.7

救急外来搬入時

ある晩，この患者が38.6℃の発熱と意識障害で救急搬入されました。同行した妻の話では，ここ数日，風邪をひいたようで，咳がひどかったのだそうです。動脈血ガス分析で搬入後ただちに知りえた検査データを示します。

pH	7.29
PaO_2（mmHg）	91
$PaCO_2$（mmHg）	25
HCO_3^-（mEq/L）	12
Na（mEq/L）	136
K（mEq/L）	4.2
Cl（mEq/L）	100
血糖（mg/dL）	785

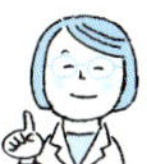

解説の前に

ここまで本書を順を追って読んできた方は，検査結果を読んで解釈する，すなわち"病態を読み解く"というのはどういう作業なのか，何となくコツがつかめてきたのではないでしょうか。

今回の症例はこれまでに獲得した知識をもってすれば，尿検査，血球計数検査，血液生化学検査の解釈は難しくありません。大きなヤマは最後の動脈血ガス分析結果の読み方です。が，血ガス分析は苦手な人も少なくないため，基本から解説したほうがよいなと思い，p.100に補講を設けました。本症例も例題5として解析していますので，そちらをお読みください。

1．尿検査はどう読む？

尿検査のうち尿糖以外の項目についてはLesson 5（p.73）で詳しく説明しましたので，復習のつもりで読んでみましょう。

色調，pH，比重は特に大きな問題はないようです。蛋白（2+），糖（3+）は明らかに異常です。その他に潜血反応は（±）ですから，尿中に含まれているHb（あるいは赤血球）はごく少量です。ケトン体は（－）ですので問題ありません。

尿蛋白（2+）は，尿中アルブミンが100mg/dL（2+）よりは多いけれど300（～500mg）/dL（3+）まではいかない量であることを意味します。尿量が1,500mL/日とすると，1日尿蛋白は1.5g以上だということになります。

尿糖が検出されるメカニズム

試験紙法では，ブドウ糖酸化酵素を用いた方法で尿糖を検出します。試験紙には，ブドウ糖酸化酵素（glucose oxidase；GOD），ペルオキシダーゼ（peroxidase；POD），酸化されると発色する色素体（*O*-トリジンやテトラメチルベンチジンなど）が浸み込ませてあります。尿中のブドウ糖はGODにより酸化され，グルコン酸とH_2O_2を生成します。このH_2O_2がPODの触媒作用で色素体を酸化して発色するのです。ですから，試験紙法で検出される糖はブドウ糖に限られます。

また，この呈色反応は酸化還元反応ですので，同時に還元性物質が存在すると，反応が抑制され偽陰性を呈することがあります。例えば，サプリメントにビタミンCをたっぷり摂っていると，尿糖が出ていても検出されない可能性があるということです。

最低検出濃度はどのメーカーのものでもだいたい50mg/dLくらいで，これを（±）と表します。100mg/dLから（1+），250mg/dLから（2+），500mg/dLから（3+），2,000mg/dLから（4+）と示されます（メーカーによって多少前後します）。本症例では（3+）ですので，尿量が1,500mL/日とすると，1日に尿に出るブドウ糖は7.5g以上ということになります。

血糖値の調節メカニズム

図1に血糖値を調節するメカニズムを示します。正常では空腹時血糖は70〜110mg/dLの範囲に保たれています。私たちの脳は，ほぼブドウ糖のみをエネルギー源にしており，血糖値が30mg/dLにまで低下してしまうと昏睡に陥り，この低血糖状態が遷延すれば死に至ります。われわれ人類の歴史は「飢餓の歴史」でしたから，たとえ食餌が摂れなくても血糖値が一定以下に下がることがないよう，「血糖値を上げるメカニズム」をたくさんもっています。血糖上昇作用をもつ代表的なホルモンとして，グルカゴン，グルココルチコイド，成長ホルモン，アドレナリンなどがあげられます。

一方で，「血糖値を下げるメカニズム」はほぼインスリンに頼るしかありません。現代の日本のように“食べ過ぎること”を心配しなくてはいけない日が

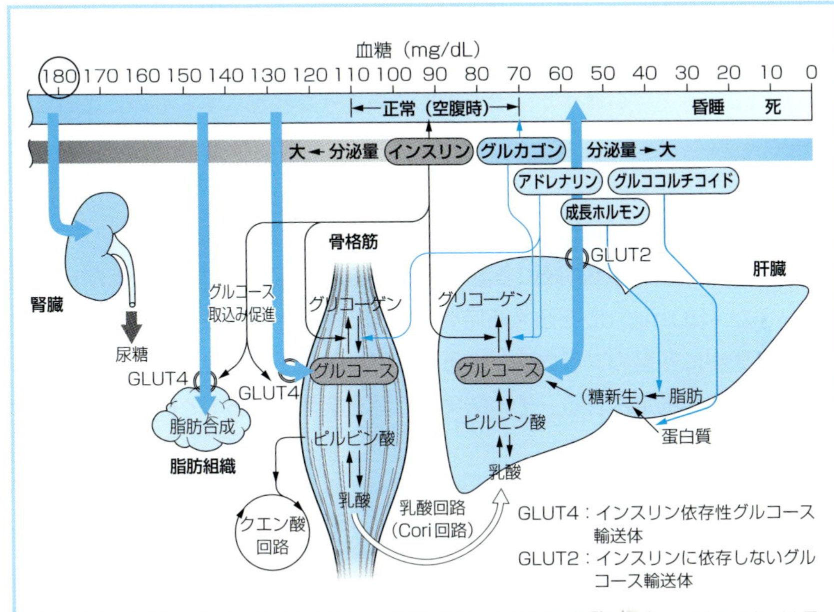

血糖値を下げるホルモンはインスリンだけである。血糖値が高い場合，インスリンは骨格筋と脂肪組織においてGLUT4を介したグルコース（ブドウ糖）の取り込みを促進し，解糖系に作用して糖代謝を促進する。また，肝臓ではGLUT2を介してグルコースが取り込まれた後，インスリンによりグリコーゲンとして貯蔵される。

図1　血糖値の調節メカニズム

来るなどということは，長い人類の歴史上，まさに想定外だったのです。

図1からもわかるように，血糖の調節メカニズムが正常に働いていれば，食べなくても血糖は50mg/dLより下がりませんし，食後であっても140～150mg/dLを上回ることはありません。しかし，血糖の上昇にインスリンの作用が追いつかず，血糖が180mg/dLを超えるようになると，尿糖が出現します。逆にみると，尿糖が陽性だというのは，血糖が180mg/dLを超えて上昇している時間帯があることを意味するのです*1。

尿に糖がたくさん出ると，糖の濃度を薄めるために体内の水分が引っぱられ

＊1　血糖が180mg/dLより明らかに低値であるにもかかわらず，尿糖が陽性になる場合があります。このような場合を腎性糖尿と称します。尿細管におけるブドウ糖最大輸送量（再吸収されうる最大量）の減少によると考えられています。

て尿量が増えます。浸透圧利尿による多尿状態です。多尿になると体内の水分が不足し，血液が濃くなるので，のどが渇きます。これが口渇です。本症例でも口渇を訴えていますが，おそらくこのような状況にあるものと思われます。

尿検査からわかったこと

- 尿蛋白（2+）と，尿に多量のアルブミンが出ている。
- 尿糖（3+）と，尿に多量のブドウ糖が出ている。このことから，血糖値が180 mg/dLを超える時間帯があるものと推定される。
- 尿中に多量のブドウ糖が出ることで，浸透圧利尿を生じ多尿になっているものと推定される。その結果，口渇を訴えているのではないか。

2. 血球計数検査はどう読む？

白血球数7,500/μLは基準範囲にあり，その分画（末梢血液像の白血球分類）にも特に問題はありません。

赤血球数320×10^4/μL，Hb 9.8 g/dL，Ht 27.9%はいずれも基準範囲以下であり，貧血です。その赤血球指数をみると，MCV 87.2 fL，MCH 30.6 pg，MCHC 35.1 g/dL（%）ですから，正球性正色素性貧血です。

骨髄における赤血球の造血状態を反映する指標である網赤血球（Lesson 2，p.31を参照）は0.8%と，一見基準範囲に入っているように思われます。しかし，実数を計算すると$320\ (\times 10^4) \times 0.008 = 2.6 \times 10^4$/μLしかありません。赤血球造血に問題がなければ，何とか貧血を改善しようとして骨髄の赤血球産生能力は通常の5倍以上にも亢進するといわれています。つまり，貧血なのに網赤血球数が増えていないのは“造るに造れない理由”があることを示唆しており，本症例の貧血が「赤血球産生の低下」によるものなのだと考える根拠になります。

血小板数21.5×10^4/μLは基準範囲にあり，特に問題ありません。

以上をまとめると，白血球系と血小板系には何ら異常がないにもかかわらず，赤血球系にだけ産生低下がみられ正球性正色素性貧血を呈しているということになります。表1はすでに何回も出ていますが，どれが本症例に最も当てはまりそうでしょうか？

表1　MCVによる貧血の分類

小球性貧血	正球性貧血 (80<MCV<100)	大球性貧血
鉄欠乏性貧血	再生不良性貧血	巨赤芽球性貧血
	腎性貧血	肝障害に伴う貧血
	急性出血	
(慢性疾患に伴う貧血)	(慢性疾患に伴う貧血)	
	(溶血性貧血)	(溶血性貧血)
		骨髄異形成症候群

血球計数検査からわかったこと

- 白血球数と血小板数は基準範囲内である。
- 白血球分画にも異常はみられない。
- 正球性正色素性貧血で，網赤血球数減少がみられることから，赤血球系単独の産生低下を来していると考えられる。
- 以上の検査結果に矛盾しない病態としては，腎性貧血（＝腎臓からのエリスロポエチン分泌低下による赤血球造血能低下）が当てはまるのではないか。

3．血液生化学検査はどう読む？

総蛋白が6.2 g/dL，アルブミンが3.1 g/dLと，いずれも減少しています。多量の尿蛋白が出ていることと関係があるかもしれません。ただし，ネフローゼ症候群の診断基準『低アルブミン血症：血清アルブミン値3.0 g/dL以下，血清総蛋白量6.0 g/dL以下も参考になる』（詳細はLesson 5，p.81）には合致しません。

総コレステロール379 mg/dL，LDLコレステロール229 mg/dL，トリグリセリド（中性脂肪）370 mg/dLと著明な高値を示しています。トリグリセリドは食餌の影響を受けますので，空腹時採血のデータかどうかを確認する必要がありますが，少なくともLDLコレステロール229 mg/dLは脂質異常症の診断基準（Lesson 5，p.79）を満たします。

総ビリルビンからコリンエステラーゼ（ChE）までのいわゆる“肝機能検査”は，ChEが520 U/Lとやや高値なほかはすべて基準範囲内です。脂質代謝が亢進している状態では，ChEは高値を示しますので，とりたてて問題はないと思います。

尿素窒素とクレアチニンの排泄メカニズム

尿素窒素，クレアチニン，尿酸といった“低分子窒素化合物”が，それぞれ27.1 mg/dL，1.3 mg/dL，7.3 mg/dLと高値です。特に，“腎機能検査”である尿素窒素とクレアチニンは有意に上昇していますので，腎機能の低下があると言えそうです。

尿素窒素は，通常は血清中に存在する尿素中の窒素量を測定しており，正確にはserum urea-N（SUN）と称されるべきものです。慣用的にblood urea-N（BUN）とよんでいますが，正しくありません。救急では血清ではなく血漿を用いることもありますので，urea-N（UN）と記すのがよいと思います。

蛋白代謝の最終産物であるアンモニア（NH_3）は中枢神経系に強い毒性を示しますが，肝臓の尿素サイクルではるかに毒性が低い尿素に変換され，血中に入り，腎糸球体で濾過されて尿中に排泄されます（図2a）。

クレアチニンは，筋肉収縮のエネルギー源であるクレアチンリン酸中のクレアチンの“燃えかす”のような物質です。やはり腎糸球体で濾過され尿中に排泄されます（図2b）。尿細管での再吸収や分泌がほとんどありませんので，尿へのクレアチニン排泄量は糸球体濾過量（GFR）を示します。血清クレアチニンとGFRの関係を図3に示します。GFRの基準範囲は70～130 mL/分ですが，この図3から，GFRが相当低下しない限り血清クレアチニンは上昇してこ

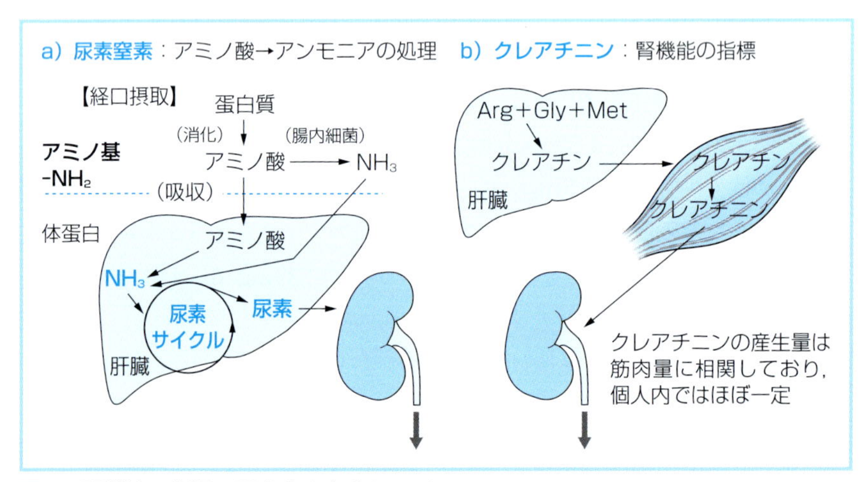

図2　腎機能の指標：尿素窒素とクレアチニン

ないことがわかります。本症例ではクレアチニンが1.3mg/dLですのでGFRがかなり低下していることがわかります。

血糖高値の時間が長いほどHbA1cは高値に

最後に血糖298mg/dLとHbA1c 13.7%ですが，どちらも著しい高値を示しています。血糖値による判定区分を表2に示します。採血と食餌とのタイミングは不明ですが，随時血糖>200mg/dLですので「糖尿病型」に該当すると考えられます。

HbA1cは，糖尿病のコントロール指標として汎用されている検査です。血液中の蛋白質は，ブドウ糖とSchiff塩基結合をした後，ゆっくりと共有結合し

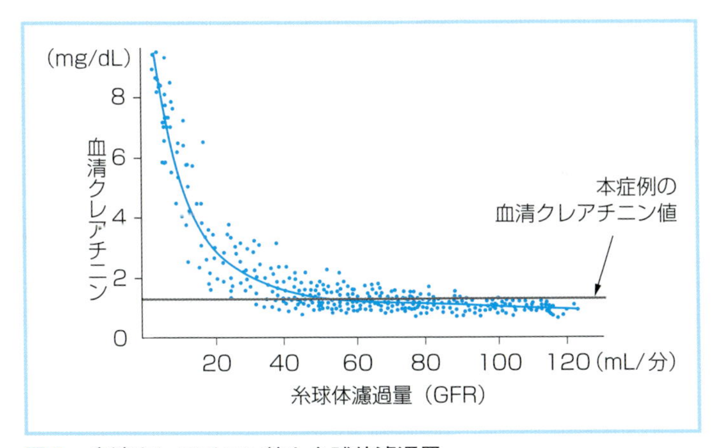

図3　血清クレアチニン値と糸球体濾過量

表2　空腹時血糖値および75g経口糖負荷試験（OGTT）2時間値の判定基準（静脈血漿値mg/dL）

	正常域	糖尿病域
空腹時値 75gOGTT2時間値	<110 <140	≧126 ≧200
判定	両者を満たすものを正常型とする。	いずれかを満たすものを糖尿病型*とする。
	正常型にも糖尿病型にも属さないものを境界型とする。	

*：随時血糖値≧200mg/dLおよびHbA1c≧6.5%の場合も糖尿病型とみなす。
〔日本糖尿病学会 糖尿病診断基準に関する調査検討委員会：糖尿病，55：492, 2012より〕

て糖化蛋白になります。したがって，血糖値が高いほど，また高い時間帯が長いほど，糖化蛋白の比率は高くなります。Hbは寿命120日の赤血球内に存在しますから，120日間「ブドウ糖」という入浴剤が入ったお風呂につかっています（図4）。血液中の蛋白としては群を抜いて“長風呂”です。その結果，HbA1c値は最近1～2カ月の平均血糖値を反映しているということになるのです。ま，入浴剤が多いほど，長く入っているほど，お風呂を出てからも匂いますよね……みたいな感じでしょうか。

表3に糖尿病の診断基準を示します。随時血糖が200 mg/dLを超えており，同時にHbA1cが6.5％をはるかに超えていますので，本症例は1回の検査で糖

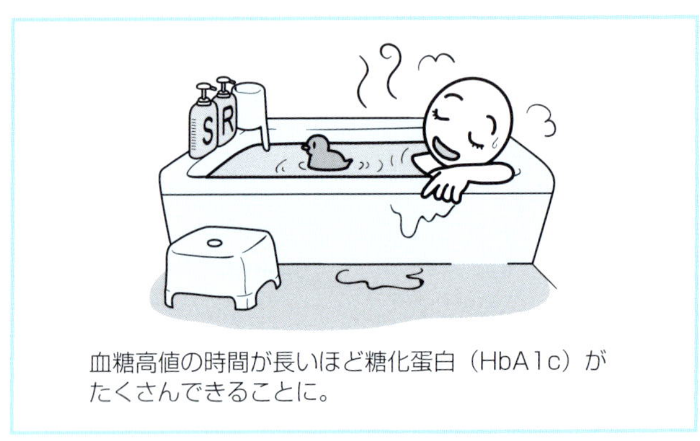

血糖高値の時間が長いほど糖化蛋白（HbA1c）がたくさんできることに。

図4　赤血球，砂糖（ブドウ糖）湯に入浴中

表3　糖尿病の診断基準

【糖尿病型】 ①～④のいずれかを満たす場合

①**随時血糖**	**200 mg/dL以上**
②空腹時血糖	126 mg/dL以上
③75g経口ブドウ糖負荷試験2時間値	200 mg/dL以上
④**HbA1c**	**6.5％以上**

【糖尿病】
上記の糖尿病型に相当する結果を，別々の日に行った血糖値検査で**2回以上**確認できた場合，または**HbA1cと血糖値を同時測定し，両方が糖尿病型**の場合。
ただし……
糖尿病の典型的な症状である口渇，多飲，多尿，体重減少などがある場合，または確実な糖尿病性網膜症がある場合は，**1回の血糖値検査でも**診断できる。

〔日本糖尿病学会・編著：診断．糖尿病治療ガイド2016-2017，文光堂，p21，2016より〕

尿病と診断されます。コントロール状態は不良です。また，口渇を訴えていることも糖尿病であることの根拠になります。

血液生化学検査からわかったこと

- 低蛋白，低アルブミン血症である。多量の尿蛋白がみられることと結びつくのではないか。
- 脂質異常症に該当する。コントロール不良の糖尿病で説明できると思われる。
- 腎機能が低下している。GFRは正常の半分以下の可能性が高いので，貧血の原因が腎性貧血（＝腎臓からのエリスロポエチン分泌低下による赤血球造血能低下）とすることと矛盾しない。
- 血糖値，HbA1cから，コントロール不良の糖尿病と診断される。

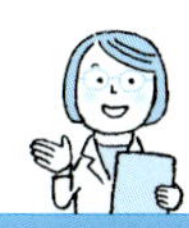

この症例の疾患・病態

本症例は長年にわたりコントロールを怠り，合併症が進行した２型糖尿病の患者です*2。長距離トラックのドライバーで，もう10年以上も前から健康診断のたびに「血糖が高めなので気をつけるように」→「糖尿病に該当するのできちんと内科を受診するように」→「糖尿病がどんどん進んでいるので必ず受診するように」，「このままだと，糖尿病の合併症で目が見えなくなりますよ」，「脳梗塞や心筋梗塞の危険が大きいですよ」等々の“警告”を受けていたのだそうです。しかし，これといった自覚症状がなかったために，食事制限もせず，運動習慣をもつ努力もせず，医療機関を受診することもなく今日に至っていました。

ところが，この約半年，口渇，多尿，多飲といった典型的な糖尿病の症状がひどくなり，約8kgの体重減少があったため，「これはまずい！」と感じ，当院内科を受診されました。ただちに糖尿病内科でインスリンによる血糖コントロールが開始されています。

しかしながら数日前に風邪をひき，高い熱が続いていたために食餌が十分摂れず，「低血糖を起こすと怖い」と考え，自己判断でインスリン注射を中断していました。そして，せめて水分だけでも十分に摂ろうと考え，いわゆる“スポーツ飲料”を大量に飲み続けていたそうです。極度のインスリン不足と糖分の大量摂取，まさにケトアシドーシスを発症する要因が揃ってしまったことになります。

糖尿病患者が発熱，下痢や嘔吐を来したり，体調が悪くて食餌が摂れなくなったような状態を“シックデイ”と称します。シックデイの際は，低血糖どころか，むしろ高血糖や糖尿病性ケトアシドーシスのほうが心配なのです。

食べていないからと，自己判断で経口血糖降下薬やインスリンを中断したり減量することは厳に慎まなくてはなりません。いつもと違う体調で薬の量に悩んだ際には，必ずかかりつけ医あるいはかかりつけ薬剤師に相談するよう，日頃から指導しておく必要があります。

ケトアシドーシスについてはこの後解説するとして，補液，インスリン投与，電解質の管理など，的確かつ迅速な対処が必須です。治療が後手に回れば生命が危ぶまれることになる非常に重篤な病態です。

4. プラスαの解説

3大合併症の進展

糖尿病の3大合併症として，神経障害，網膜症，腎症が知られていますが，これらの合併症は，糖尿病発症からどのくらいで発症するのでしょうか？

図5を見てください。糖尿病の罹患期間と3大合併症の関連を示したもので

＊2　糖尿病は，1型糖尿病と2型糖尿病に大別されます。

- 1型糖尿病：膵臓のランゲルハンス島β細胞が壊されてしまった結果，インスリン分泌がない（ごくわずかしかない）タイプです。体外からのインスリン補給（インスリン注射）が絶対的に必要です。
- 2型糖尿病：膵臓からのインスリン分泌量が必要量より少ない場合，インスリンは分泌されているにもかかわらず働きが悪い場合（インスリン抵抗性），両方の機序が混ざって発症するタイプです。日本人の成人の糖尿病の約95%がこの2型糖尿病です。

す。本症例では糖尿病性腎症と診断できそうです。また，進行した腎機能障害による貧血，すなわち腎性貧血もみられます。これらのことから，少なくとも発症して10〜15年を経過した状態であることが推定されます。

糖尿病は，いったん発症すると完全に治癒することが困難な疾患です。しかし，コントロールをしっかり行うことで，合併症の進行を抑制することが可能です。血糖を可能な限り厳密にコントロールして，合併症の進行を抑える——これが糖尿病の治療目的です。

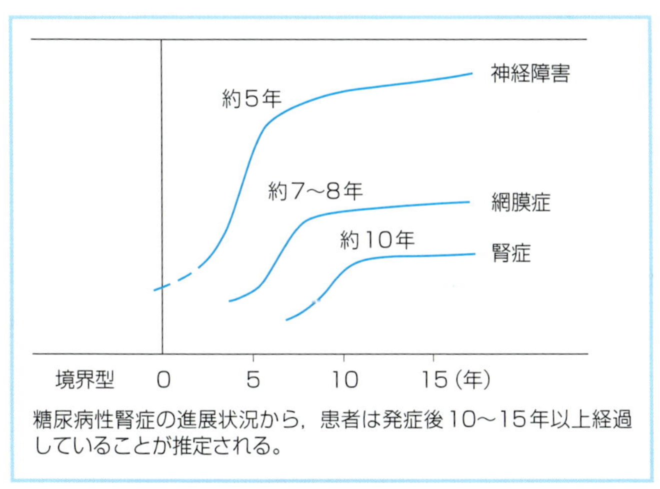

糖尿病性腎症の進展状況から，患者は発症後10〜15年以上経過していることが推定される。

図5　糖尿病罹患期間と3大合併症の進展

糖尿病性ケトアシドーシス

インスリンが極端に不足した状態では，ブドウ糖の代わりに脂肪の代謝が亢進し，ケトン体（アセトン，アセト酢酸，β-ヒドロキシ酪酸）が作られます。特にアセト酢酸，β-ヒドロキシ酪酸は比較的強い酸であるためpHは著しく酸性に傾くので，ケトアシドーシスと称されます。

ケトアシドーシスは，主に1型糖尿病患者が感染症にかかったときや，強いストレス下にあるときなどに急激に発症するといわれています。

ケトアシドーシスでは細胞が損傷を受け，さらに脱水が加わると意識障害（ケトアシドーシス昏睡）を起こします。2型糖尿病患者でも，清涼飲料水をたくさん飲むうちに糖尿病性ケトアシドーシスに陥るという深刻な問題が知られています。大容量のペットボトルで清涼飲料水を飲んでいたことから，ペットボトル症候群と名づけられています。

まとめ

- 尿糖陽性は，血糖180mg/dLを超える時間帯があることを示唆する（ただし例外は腎性糖尿）。
- 貧血の状態で網赤血球が少ない場合，貧血の原因として赤血球産生の低下を考える。
- GFRが相当低下しないと血清クレアチニンは上昇しない。裏を返すと血清クレアチニンが上昇している例では相当GFRが低下している。
- 糖化ヘモグロビンであるHbA1cは最近1～2カ月の平均血糖値を反映する。

Memo

補講

これだけは知っておきたい 血ガスの読み方

解説の前に

Lesson 6では動脈血ガスのデータを提示しました。本来は動脈血ガス分析（以下，血ガス）だけで本が1冊書けるくらいですので，やや無謀な気もしますが，ここでは臨床現場ですぐに役立つ「血ガスminimum」を理解していただくことを目標に，何とかがんばって解説してみたいと思います。

1．血ガス…の前に

私たちの身体を構成する60兆個もの細胞は，活動に必要なエネルギーを酸化作用によって得ています。そして細胞内での代謝やエネルギー産生に伴って常に「酸」が作られています。この「酸」は大別すると，呼吸により肺から排泄（ガス交換）される**揮発性酸**と，腎臓から尿中に排泄される**不揮発性酸**に分けられます。

揮発性酸の大部分は，糖質および脂質の燃焼に伴って生じる二酸化炭素（CO_2）です。一方の不揮発性酸は，蛋白質の代謝過程で生じる硫酸H_2SO_4（$2H^+ + SO_4^{2-}$），リン酸$H_3PO_4^{2-}$（$2H^+ + HPO_4^{2-}$）といった強酸（H^+）です。ただし，これらの強酸がそのまま多量に血液中に出ていくことはありません。腎臓が重炭酸イオン（HCO_3^-）を産生するとともに，H^+を緩衝します。

$$H^+ + HCO_3^- \rightleftarrows H_2CO_3 \rightleftarrows H_2O + CO_2$$

（水素イオン）（重炭酸イオン）（炭酸）（水）（二酸化炭素）

2．血ガスで何がわかるの？

血ガスは，「ガス交換＝呼吸器と循環器の機能」と「酸塩基平衡」を評価するために行う検査です。

血ガスに関する記載をみると必ず，「血ガスのデータを読めるようになるためには，最低限，pH，PaO_2，$PaCO_2$，HCO_3^-，SaO_2，BE（base excess）の6項目を理解することが必要である」と書かれています。6項目のうち，実際にガス分析器で測定しているのはpH，PaO_2，$PaCO_2$の3項目で，HCO_3^-，SaO_2，BEは計算値です。

「ガス交換＝呼吸器と循環器の機能」を評価する指標にはPaO_2，SaO_2，$PaCO_2$が，「酸塩基平衡」の評価にはpH，$PaCO_2$，HCO_3^-，BEが用いられます。$PaCO_2$は両方の評価指標になる非常に重要な項目であることがわかります。

細胞が円滑に代謝を行うためには，何をおいても酸素（O_2）が必要です。空気中のO_2が細胞に十分に運ばれるためには，呼吸器（主に肺）と循環器（主に心臓）の両方が機能しなくてはなりません。つまり，動脈血中のO_2とCO_2がともに基準値であるなら，呼吸器と循環器は正しく機能しているということになり，O_2 and/or CO_2が基準値を外れているなら，呼吸器 and/or 循環器は正しく機能していないということになります。

前述したように，体内では常に「酸」が作られているわけですが，生命維持に必要な細胞の活動は，非常に狭いpHの範囲でしか行いえません。

pHはHenderson-Hasselbalchの式で求められます。

$$pH = 6.1 + \log \frac{HCO_3^-}{0.03 \times PaCO_2} \quad \begin{array}{l} \leftarrow \text{代謝性因子（主に腎臓）} \\ \leftarrow \text{呼吸性因子（主に肺）} \end{array}$$

HCO_3^-の調節は主に腎臓で，CO_2の調節は主に肺で行われていますので，酸塩基平衡が保たれているなら，代謝性因子（主に腎臓）と呼吸性因子（主に肺）は正しく機能しているということになりますし，酸塩基平衡が酸性あるいは塩基性に傾いているのであれば，代謝性因子 and/or 呼吸性因子に問題があるということになります。

3．血ガスのデータが意味すること

pH，PaO_2，$PaCO_2$，HCO_3^-，SaO_2，BEの6項目について簡単に説明します。また，6項目の基準値を表1に示します。

表1　血ガスデータ6項目の基準値

項目	基準値
pH	7.40±0.05
PaO_2	80～100mmHg（Torr）
$PaCO_2$	40±5mmHg（Torr）
HCO_3^-	24±2mEq/L
SaO_2	96±2%
BE	0±2mEq/L

pH　水素イオン指数（power of hydrogen）

水溶液中のH^+濃度です。酸性あるいはアルカリ性の強さを示す数値です。基準値は7.40±0.05と非常に厳密にコントロールされています。

PaO_2　動脈血酸素分圧

肺における血液の酸素化能力を表します。酸素化とは，CO_2を多量に含む血液からCO_2を取り去りO_2に置き換えることです。動脈血中のO_2の量を示すデータと捉えてください。基準値は80～100mmHg*1です。生命を維持するには60mmHg以上のPaO_2が必要です。これを下回る場合は「呼吸不全」と判定されます。

$PaCO_2$　動脈血二酸化炭素分圧

動脈血中のCO_2の量を示すデータです。「ガス交換＝呼吸器と循環器の機能」と「酸塩基平衡」の両方の評価指標になる項目です。基準値は40±5mmHgと厳密にコントロールされている重要なデータです。CO_2はO_2に比べると水（血液）によく溶けます（常温で1mLの水に溶けるO_2は0.03cm^3，CO_2は0.88cm^3）ので，肺胞換気が保たれていれば体内に蓄積することはありません。

＊1　国際単位系（SI）では圧力の単位にPa（パスカル）を用いますが，日本の計量法体系では非SI単位として，生体内の圧力にTorr，血圧にmmHgが認められています。したがってPaO_2や$PaCO_2$の単位はTorrを用いるべきですが，臨床の現場ではmmHgがいまだに汎用されています。

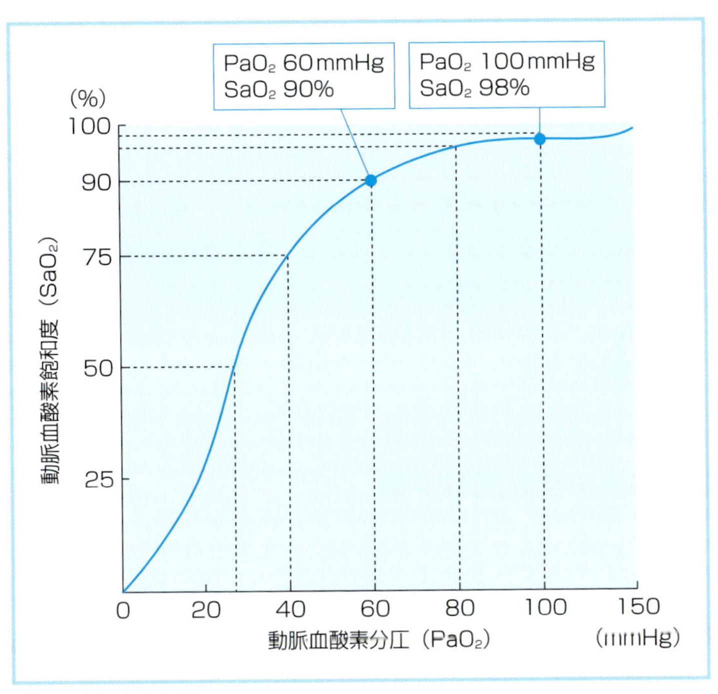

図1　酸素解離曲線

HCO_3^-　重炭酸イオン

体内で産生された強酸（H^+）を受け取り，血液が酸性に傾くのを緩衝する塩基で，酸塩基平衡の指標です。腎臓で調節されています。基準値は24±2mEq/Lと厳密にコントロールされています。

SaO_2　動脈血酸素飽和度

動脈血の酸化ヘモグロビンの比率，つまり血液中のヘモグロビンの何%が酸素と結合しているかを表しています。基準値はおおむね96±2%です。PaO_2とSaO_2の関係は図1に示すとおりです。SaO_2 90%が，呼吸不全判定ラインのPaO_2 60mmHgに相当します。SaO_2は計算値であり，血ガスデータを読むのに必要なものではありません。

BE　ベースエクセス（Base Excess）

BEは，37℃，$PaCO_2$ 40mmHgの標準状態にある血液のpHを7.40に戻すために必要な酸の量を示しています。BEがプラスであれば，pHを7.40にするのに酸が必要ということですから，塩基が過剰な状態，すなわちアルカレミア（代謝性アルカローシス）になっていると考えます。逆にBEがマイナスであれば，酸が蓄積しているということですから，酸が過剰な状態，すなわちアシデミア（代謝性アシドーシス）になっていると考えます＊2。実際には呼吸性と代謝性の混合障害，腎性代償などもあるのでもうちょっと複雑になりますが，割り切っておきましょう。

4. 血ガスデータを読む手順

前述したように，血ガスだけで本1冊になるところですが，本書ではできるだけ割り切ってわかりやすく説明したいと思います。ですので，基本的にpH，$PaCO_2$，HCO_3^-の3項目で考えていきます。血ガスデータは，図2に従って①⇒②⇒③の手順で解析します。

①まずpHの数値から，アシデミア（pH<7.35）なのか，アルカレミア（7.45<pH）なのかを判定します。

②**アシデミアの場合**：アシデミアにしている“主犯”を探します。Henderson-Hasselbalchの式から，アシデミアになるのは，呼吸性因子である「酸＝$PaCO_2$」が多い，あるいは代謝性因子である「アルカリ＝HCO_3^-」が少ない，のどちらかです。前者は呼吸性アシドーシス，後者は代謝性アシドーシスに相当します。

アルカレミアの場合：アルカレミアにしている“主犯”を探します。Henderson-Hasselbalchの式から，アルカレミアになるのは，代謝性因子である「アルカリ＝HCO_3^-」が多い，あるいは呼吸性因子である「酸＝$PaCO_2$」

＊2　ここで用語の定義をしておきます。動脈血のpHが<7.35の場合をアシデミア（acidemia：酸血症），7.45<の場合をアルカレミア（alkalemia：アルカリ血症）と称します。アシデミア，アルカレミアというのは“血液の状態”を示す言葉です。これに対し，アシドーシス（acidosis），アルカローシス（alkalosis）は“血液が酸性あるいはアルカリ性になるような病態”を意味します。通常は，アシデミアならアシドーシス，アルカレミアならアルカローシスとして問題ないのですが，複雑な混合性の病態では必ずしも一致しないことがあります。

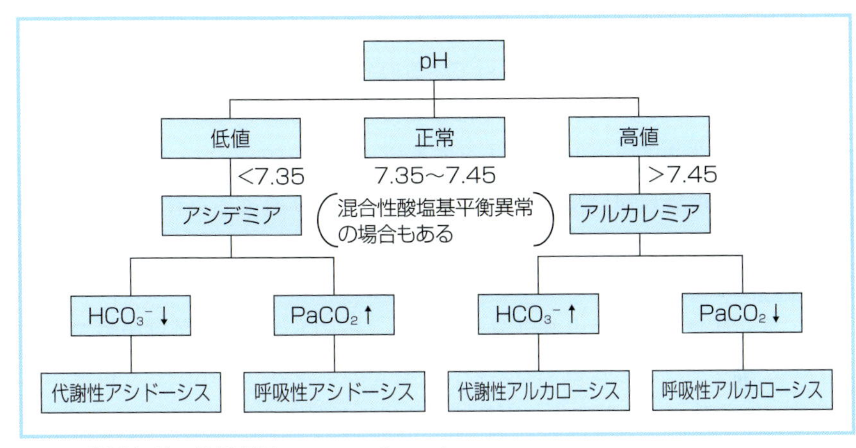

図2 動脈血ガス分析判読のフローチャート

が少ない，のどちらかです。前者は代謝性アルカローシス，後者は呼吸性アルカローシスに相当します。

③“主犯”だった因子ではないほうの因子に代償を生じているかどうか確認します。代償とは，傾いたpHの変化を緩和しようとする作用です。代謝性アシドーシス/アルカローシスに対する呼吸性の代償，すなわち$PaCO_2$の増減はすぐに起こりますが，呼吸性アシドーシス/アルカローシスに対する代謝性の代償，すなわちHCO_3^-の増減が生じるのには2〜3日かかります。

5. 解いてみよう，血ガスデータ例題集

1 35歳の男性。重症筋無力症と診断されている。
$PaCO_2$ 69 mmHg，HCO_3^- 34 mEq/L，pH 7.32
どう解釈すればよいでしょうか？

①pH＝7.32はpH<7.35ですから，酸性に傾いています。アシデミアです。

②アシデミアになっている“主犯”を決めます。呼吸性因子である「酸＝$PaCO_2$」が多いせいなのか，あるいは代謝性因子である「アルカリ＝HCO_3^-」が少ないせいなのか，どっちだ？ というのをはっきりさせます。$PaCO_2$＝69 mmHgと基準値（40±5 mmHg）よりかなり高値です。これが酸性に傾か

せている主犯です。ということは，呼吸性因子である$PaCO_2$が増加する病態によってアシデミアになっているのですから「呼吸性アシドーシス」です。

③“主犯”と決まった呼吸性ではないほうの因子，すなわち代謝性因子であるHCO_3^-をみると，34 mEq/Lと基準値（24±2 mEq/L）よりかなり高値です。これは酸性に傾いたpHをアルカリで緩和しようとする腎性代償が働いていることを示すものです。

解釈 呼吸性アシドーシス＋腎性代償

重症筋無力症により換気量が低下し，$PaCO_2$が蓄積して呼吸性アシドーシスとなり，これを代償するために，腎でのアルカリ（HCO_3^-）排泄が減少している病態です。肺胞換気が低下する慢性呼吸不全でよくみられるパターンです。$PaCO_2$が高値でも腎性代償は十分みられ，pHも安定してそれほど変化していないと思われます。

2 38歳の女性。喘息の重症発作で救急外来を受診した。
$PaCO_2$ 57 mmHg，HCO_3^- 25 mEq/L，pH 7.26
どう解釈すればよいでしょうか？

①pH＝7.28はpH＜7.35ですから，酸性に傾いています。アシデミアです。

②アシデミアになっている“主犯”を決めます。$PaCO_2$＝57 mmHgと基準値（40±5 mmHg）よりかなり高値です。呼吸性因子である$PaCO_2$が増加する病態によってアシデミアになっているのですから「呼吸性アシドーシス」です。

③“主犯”と決まった呼吸性ではないほうの因子，すなわち代謝性因子であるHCO_3^-をみると，25 mEq/Lと基準値（24±2 mEq/L）です。酸性に傾いたpHをアルカリで緩和しようとする腎性代償は働いていません。

解釈 呼吸性アシドーシス，腎性代償なし

この症例の呼吸性アシドーシスは喘息発作に伴って急性に生じたものであり，腎性代償は作動していません。このような状況は窒息，喘息の重積発作，睡眠薬中毒などでみられ，たとえ$PaCO_2$の値がそれほど高くなくても急性の経過で呼吸状態が悪化しているのです。ただちに適切な対策が講じられないと危険な状態に陥る可能性が高いと考えられます。

3	24歳の女性。上肢の痺れと胸部絞扼感を訴えている。胸部聴診所見は正常，呼吸数35回/分，脈拍数88回/分・整，血圧118/68mmHg。PaO_2 120mmHg，$PaCO_2$ 27mmHg，HCO_3^- 23mEq/L，pH 7.55 どう解釈すればよいでしょうか？

①pH＝7.55は7.45＜pHですから，アルカリ性に傾いています。アルカレミアです。

②アルカレミアになっている“主犯”を決めます。$PaCO_2$＝27mmHgと基準値（40±5mmHg）よりかなり低値です。呼吸性因子である$PaCO_2$（酸）が減少する病態によってアルカレミアになっているのですから「呼吸性アルカローシス」です。

③“主犯”と決まった呼吸性ではないほうの因子，すなわち代謝性因子であるHCO_3^-をみると，23mEq/Lと基準値（24±2mEq/L）です。アルカリ性に傾いたpHを，腎臓からのアルカリ排泄を増やし血液中のアルカリを減らして緩和しようとする腎性代償は働いていません。

解釈 呼吸性アルカローシス，腎性代償なし

典型的な過換気症候群のデータです。35回/分という頻呼吸によって肺胞換気量が増加し，$PaCO_2$が低下して呼吸性アルカローシスになったものと考えられます。発作は何日も続いているわけではないので，腎性代償は働いていません。

呼吸性アルカローシスを呈する病態で非常に重要なものがあります。**肺血栓塞栓症**です。特に術後患者さんの呼吸状態を評価する際には，単に「SaO_2，OK！」にとどまらず，呼吸数，換気状態を注意深く観察してください。

4	25歳の男性。 動脈血：$PaCO_2$ 22mmHg，HCO_3^- 9mEq/L，pH 7.23 静脈血：Na 138mEq/L，K 2.2mEq/L，Cl 118mEq/L どう解釈すればよいでしょうか？

①pH＝7.23はpH＜7.35ですから，酸性に傾いています。アシデミアです。

②アシデミアになっている“主犯”を決めます。$PaCO_2$＝22mmHgと基準値

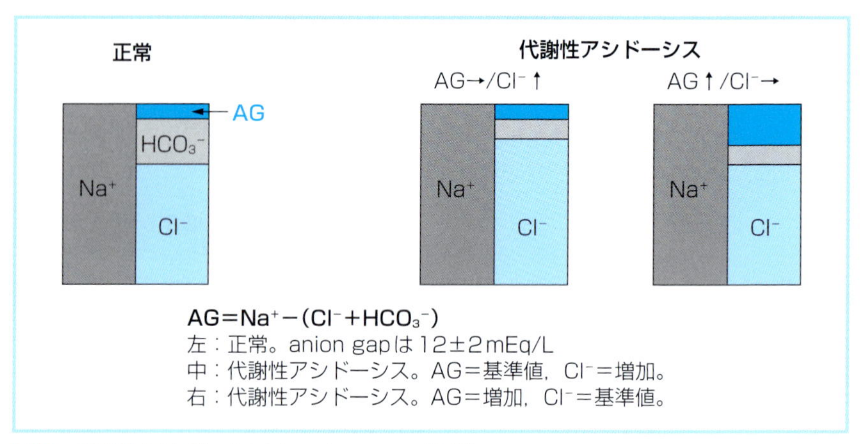

図3　代謝性アシドーシスとanion gap（AG）

（40±5mmHg）よりかなり低値です。酸である$PaCO_2$が減少しているのですから，アシデミアの主犯にはなりえません。次に，代謝性因子である「アルカリ＝HCO_3^-」に注目すると，9mEq/Lと基準値（24±2mEq/L）よりかなり低値です。代謝性因子であるHCO_3^-が著減する病態によってアシデミアになっているのですから「代謝性アシドーシス」です。

③“主犯”と決まった代謝性ではないほうの因子，すなわち呼吸性因子である$PaCO_2$は22mmHgと低下していました。これは代謝性に酸性に傾いたpHを，$PaCO_2$（酸）を減らすことで緩和しようとする呼吸性代償が働いていることを示すものです。

解釈　代謝性アシドーシス＋呼吸性代償

代謝性アシドーシスと決まったら，anion gapを計算します。“anion”とは「陰イオン」のことで，anion gapとは「測定されていない陰イオン」という意味です。

図3を見てください。血液中には陽イオンと陰イオンが存在しており平衡状態にあるはずです。しかし，検査で測定される血液中の陽イオン数＝Na^+（K^+もありますが，Na^+に比べると誤差範囲のような数値なので見ないことにしましょう）と，陰イオン数＝Cl^-＋HCO_3^-には必ず“開き”があります。この“開き”がanion gap（測定されていない陰イオン）で，乳酸，β-ヒドロキシ酪酸，脂肪酸などの有機酸です。anion gapの基準値は12±2mEq/Lです。

本症例では，anion gap＝138－(118＋9)＝11 mEq/Lと基準値（12±2 mEq/L）です。つまり，有機酸の増加はみられない「高Cl性代謝性アシドーシス」だと考えられます。患者は1週間前に東南アジアを旅行して帰ってきたばかりで，3日間ひどい水様下痢が続いており，脱力感や倦怠感などを訴えていましたが，下痢によってK，HCO_3^-が多い腸管液を大量に喪失したために生じた代謝性アシドーシスであることが判明しました。なお，このような症例は，水と電解質の補充さえできれば深刻な状態に陥ることはまずありません。

5 63歳の男性。

動脈血：PaO_2 91 mmHg，$PaCO_2$ 25 mmHg，HCO_3^- 12 mEq/L，pH 7.29

静脈血：Na 136 mEq/L，K 4.2 mEq/L，Cl 100 mEq/L，血糖 785 mg/dL

どう解釈すればよいでしょうか？

①pH＝7.29はpH＜7.35ですから，酸性に傾いています。アシデミアです。

②アシデミアになっている“主犯”を決めます。HCO_3^-＝12 mEq/Lと基準値（24±2 mEq/L）の半分に減少しています。代謝性因子であるHCO_3^-（アルカリ）が減少する病態によってアシデミアになっているのですから「代謝性アシドーシス」です。

③“主犯”と決まった代謝性ではないほうの因子，すなわち呼吸性因子である$PaCO_2$は25 mmHgと低下していました。これは代謝性に酸性に傾いたpHを，$PaCO_2$（酸）を減らすことで緩和しようとする呼吸性代償が働いていることを示すものです。

解釈 **代謝性アシドーシス＋呼吸性代償**

代謝性アシドーシスと決まったら，anion gapを計算します。本症例では，anion gap＝136－(100＋12)＝24 mEq/Lと，基準値（12±2 mEq/L）の2倍にまで増加していることがわかります。本症例は血液中の有機酸が増加した代謝性アシドーシスだということが判明しました。血糖は785 mg/dLにも及ぶパニック値です。糖尿病性ケトアシドーシスが強く疑われます（この症例はLesson 6と同じ症例です）。

anion gapの増加を伴う代謝性アシドーシスには，乳酸アシドーシス，ケトアシドーシス，尿毒症性アシドーシス，中毒などがあり，いずれも至急対処しなければ命に関わる重篤な病態です。

ここまで，臨床でよく遭遇する血ガスのパターン5症例について解説しました。実際には複数の要素が混在する場合も多く，血ガスはデータを読みこなすのが難しい，奥が深い検査です。それでも，pH，$PaCO_2$，HCO_3^-の数値をみて，上述した程度に解釈できれば，臨床現場でそうそう困ることはないと思います。

Memo

Lesson 7

検査値の推移をみるシリーズ

白血球・CRPの陥りがちなピットフォール

■この検査所見からどういう病態が読み取れるでしょうか？

58歳男性　主訴：腹痛，意識障害

妻が2泊3日の旅行から帰宅したところ，意識が朦朧とした状態で居間に倒れていた。

1. 血球計数検査

	救急搬入時	3時間後	翌日
白血球数（/μL）	33,860	7,320	16,100
赤血球数（×10⁴/μL）	496	419	453
Hb（g/dL）	11.0	9.2	9.9
Ht（%）	41.1	32.0	33.5
血小板数（×10⁴/μL）	23.6	9.7	3.4
末梢血液像			
骨髄球（%）	1.0	3.0	0.5
後骨髄球（%）	0.0	6.0	8.0
桿状核球（%）	38.5	46.5	52.5
分葉核球（%）	48.5	32.5	22.5
好酸球（%）	0.0	0.0	0.5
好塩基球（%）	0.0	0.0	0.0
単球（%）	6.5	8.0	9.5
リンパ球（%）	5.5	4.0	6.5

2. 凝固・線溶系検査

	救急搬入時	3時間後	翌日
PT-INR	1.41		2.18
APTT（秒）	49.5		
フィブリノゲン（mg/dL）	322		204
FDP（μg/mL）	20.2		33.4
D-ダイマー（μg/mL）	8.17		14.35

血液培養で検出されたグラム陰性桿菌

3. 血液生化学検査

	救急搬入時	3時間後	翌日
総蛋白（g/dL）	6.2		4.3
アルブミン（g/dL）	3.5		2.2
T-Bil（mg/dL）	1.0	1.2	1.1
D-Bil（mg/dL）	0.7	0.9	0.8
AST（U/L）	189	135	142
ALT（U/L）	84	57	57
LD（U/L）	402	330	343
ALP（U/L）	396	331	400
γ-GT（U/L）	170	129	137
CK（U/L）	1,569	2,155	3,300
尿素窒素（mg/dL）	21.2	19.2	25.2
CRE（mg/dL）	2.30	1.85	2.54
Na（mEq/L）	130	132	128
K（mEq/L）	5.0	4.1	4.6
Cl（mEq/L）	92	98	101
血糖（mg/dL）	260	263	171

4. 免疫血清検査

	救急搬入時	3時間後	翌日
CRP（mg/dL）	0.90	3.23	15.24

5. 尿検査

色調	黄色
混濁	（－）
pH	5.0
比重	1.022
蛋白	（2＋）
糖	（＋）
ウロビリノゲン	（±）
潜血	（2＋）
ケトン体	（2＋）
尿沈渣 白血球（/HPF）	1～4
赤血球（/HPF）	1～4
硝子円柱	（2＋）

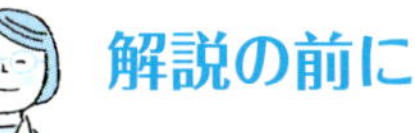

解説の前に

皆さん，白血球が増加しているのをみたら，どのように考えますか？何らかの炎症があるのではないかと思いますよね。では，増加していた白血球が減少してきたら，どのように判断しますか？　たぶん，「炎症は良くなってきた」と考えるのではないでしょうか。

今回は，炎症の際に，“白血球数↑＝悪くなった”，“白血球数↓＝良くなった”と単純に思い込んだら大間違い，世の中そんなに甘くない！……という話をしたいと思います。

データの推移を迅速かつ的確に把握することが非常に重要な症例ですので，救急搬入時，その3時間後，そして翌日（これは搬入から約15時間後に相当します）と，3回分のデータをお示ししました。まず「救急搬入時」のデータからみてみましょう。

1．血球計数検査はどう読む？（救急搬入時のデータ）

白血球数が33,860/μLと著増しています。白血球の中味，すなわち末梢血液像（白血球分類）をみると，好中球の桿状核球（図1a）が38.5％（基準範囲：0～7％），分葉核球（図1b）が48.5％（基準範囲：35～75％）を占めており，桿状核球の割合が高くなっていることがわかります。また，通常は末梢血には出現しない骨髄球（図1c）も出現しています。このように，より幼若な好中球がたくさん末梢血に出現している場合を「左方移動がある」と言います。

骨髄芽球から成熟好中球，すなわち分葉核球までの成熟過程を図2に示します。幼若なものほど図の左のほうに位置していますね。そのため，何らかの疾患・病態によって桿状核球以前の幼若好中球の比率が大きくなっている状態を“左方移動”（正確には“核の左方移動”）と言うのです。「桿状核球が白血球の15％以上を占めている」というのが左方移動の目安です。

では，白血球数が好中球主体に増加し，かつ核の左方移動があるというのは何を意味するのでしょうか？

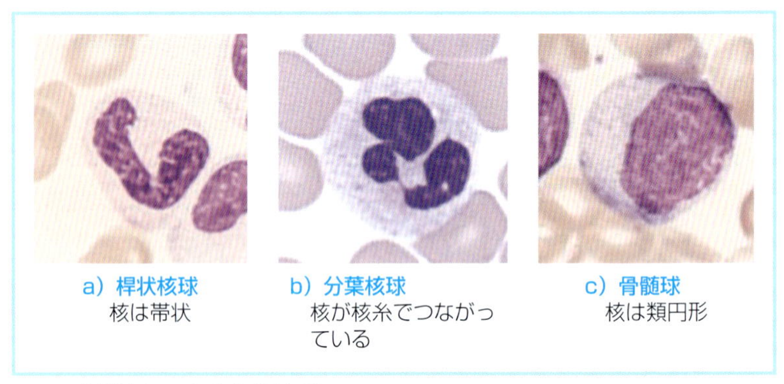

図1　末梢血にみられた好中球

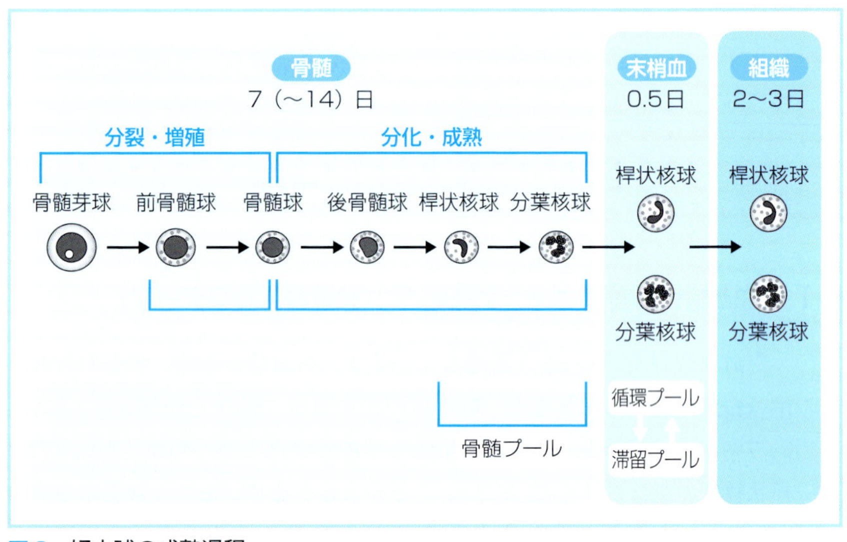

図2　好中球の成熟過程

好中球の重要なミッションは食作用，つまり身体に不利益なものを食べて処理するというものです。好中球は骨髄で造られますが，通常は骨髄芽球から約7日間かけて成熟し末梢血に出ます。そしてほんの数時間〜半日ほど血管内を循環した後，毛細血管壁をすり抜けて組織に出ていきます（図3）。細菌感染巣などがあれば，その局所に向かって遊走し，細菌を貪食します。図4は，細菌の塊（⇒）に向かって好中球がワラワラと集まっているところです。この好

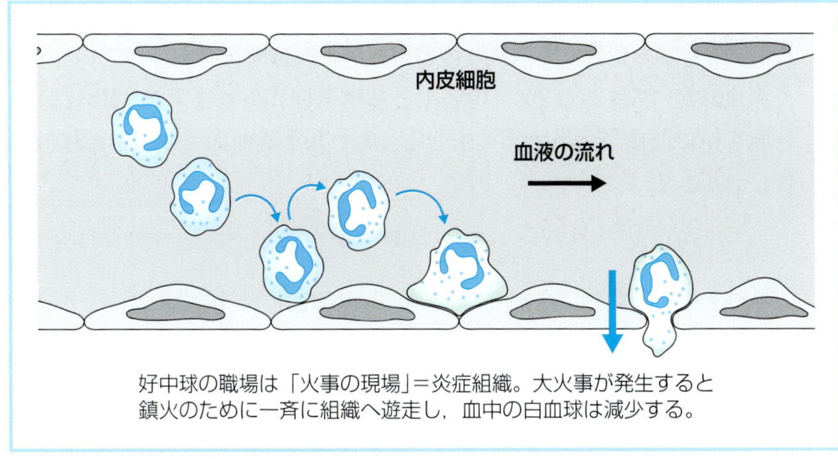

図３　好中球は代表的な炎症細胞の１つ

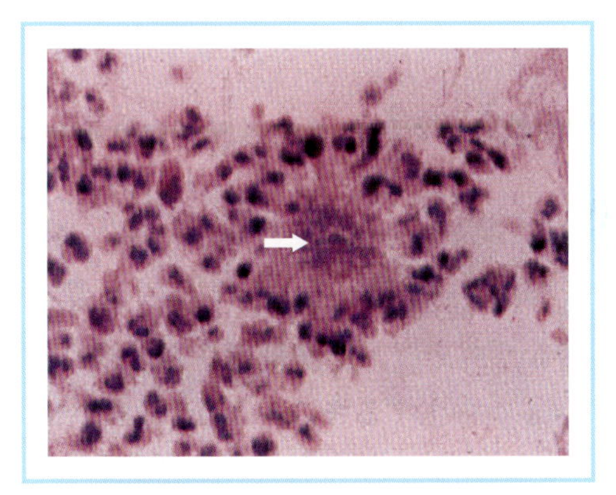

図４　細菌の集落（⇨）に好中球が集まっている様子

中球たちが細菌を貪食した戦闘の痕跡が“膿”になります。組織中での好中球の寿命はわずか2～3日と短く，1日に消費される好中球は17.2×10^8/kgに及ぶといわれています。

要するに，好中球の“職場”は組織・臓器であって，普段私たちが静脈から採血して調べる白血球は“出勤中”＝これから仕事をする白血球だということです。本症例では，出勤中の好中球が著増し幼若なものの比率が高くなっているのですから，組織において好中球の消費が亢進するような出来事が起こっており，骨髄は好中球を供給すべく増産に励んでいると考えてよいと思います。この“好中球を消費する病巣”の典型例が細菌感染症です。

赤血球数（RBC）は$496 \times 10^4/\mu L$と基準範囲にありますが，Hbは11.0 g/dLと明らかに低値で貧血です。Htは41.1%で基準範囲内です。赤血球指数を計算してみると，

平均赤血球容積(MCV)＝Ht(%)/RBC($\times 10^4/\mu L$)×1,000
＝41.1/496×1,000＝82.9 fL…基準範囲下限
平均赤血球血色素量(MCH)＝Hb(g/dL)/RBC($\times 10^4/\mu L$)×1,000
＝11.0/496×1,000＝22.2 pg…明らかな低値
平均赤血球血色素濃度(MCHC)＝Hb(g/dL)/Ht(%)×100
＝11.0/41.1×100＝26.8 g/dL…明らかな低値

となり，含んでいるHb量が少なく，やや小さめな赤血球が数だけはそれなりにあるということがわかります。鉄欠乏性貧血の際にみられる小球性低色素性の赤血球とほぼ同等のものと考えてよいと思います。鉄欠乏性貧血の早期には，Hbが低下しているにもかかわらず，赤血球数は減少していないことがよくあります。ときにはむしろ増加していることもあります。58歳の男性に鉄欠乏性貧血があるとなると，慢性的持続的に消化管出血を来すような疾患，例えば胃がんや大腸がんのような消化管の悪性疾患を疑ってみる必要があると思います。

血小板数は基準範囲にあり問題ありません。

血球計数検査からわかったこと

- 白血球数は好中球主体に著増し，核の左方移動を伴っている。細菌感染症のように組織における好中球消費が亢進するような病態が存在するものと考えられる。
- Hb低値，すなわち貧血があるので，赤血球指数を計算したところ小球性低色素性貧血に相当した。鉄欠乏性貧血の可能性が高いと考えられる。消化管にがんが存在するかもしれない。
- 血小板数は減少も増加もしていない。

2. 凝固・線溶系検査はどう読む？（救急搬入時のデータ）

PT-INR（基準範囲：0.80〜1.15）は1.41と高値を示し，APTT（基準範囲：25〜40秒）は49.5秒と延長しています。血液が凝固しにくい状態に傾いていることを意味しています。フィブリノゲンは322mg/dLと基準範囲にありますが，細菌感染のような炎症がある際には反応性に増加するはずですので，そのわりには増加していないな……という印象を受けます。ちょっと心に留めておきましょう。

FDPとD-ダイマーは，正常では血液中にほとんど存在しないものですので，測定されている＝増加しているということになり，本来あってはならない“血管内”の凝固および線溶が亢進していることを示すデータです（FDPとD-ダイマーの詳細はLesson 4，p.63）。

血小板数もフィブリノゲンも基準範囲ですので播種性血管内凝固症候群（disseminated intravascular coagulation；DIC）とまではいきませんが，凝固系と線溶系を作動させる血管内炎症があるのは間違いないようです。もし，先行する細菌感染症があり，これに血管内炎症を伴うということであれば，敗血症を疑う必要があります。

凝固・線溶系検査からわかったこと

- PT-INR高値，APTT延長，FDPおよびD-ダイマー増加がみられる。これは，血管内での凝固と線溶の亢進があるために，DICとまではいかないものの，軽度の凝固障害を生じている可能性を示唆している。
- 凝固と線溶の亢進は，同時に血管内炎症の存在を意味しているので，敗血症の可能性を考える。

3. 血液生化学検査と免疫血清検査はどう読む？（救急搬入時のデータ）

まず目につくのは，AST，ALT，LD，CKといった逸脱酵素が高値を示していることです。特にCK 1,569U/Lは群を抜いて高い数値です。

AST，ALT，LD，CKは**逸脱酵素**と称されます。これらの酵素を含有する細胞からなる臓器・組織が，何らかの障害を受けて細胞が壊死に陥ると，細胞内に含まれていた酵素が血液中へ出ていく（細胞内から血液中へ逸脱する）からです。ですので，血液中のある逸脱酵素が高値を示しているときには，その酵素を含む細胞がたくさん壊れたのだな…と考えます。

臓器によって有している酵素に特徴がありますので，血中逸脱酵素の種類と量をみれば，だいたい障害を受けた臓器と，障害の程度を推定することができます。

ASTとLDは，全身の多くの細胞に含まれているので，障害臓器の特定にはあまり役立ちません。ですが，ALTは肝細胞に多く含まれる酵素ですので，AST，ALT，LDがそろって高値を示す場合は，「肝臓が障害され，肝細胞がたくさん壊されたのだな」と推定することができます。この患者さんはALTが84 U/Lと，基準範囲は超えているもののそれほど高い値ではありませんので，逆に「肝臓の障害は高度ではない」と言えそうです。

クレアチンキナーゼ（CK）をみるときの注意点

CKは筋肉に多く含まれている酵素です。ですので，AST，LD，CKがそろって高値を示しているこの患者さんの場合は，「筋肉が障害され，筋細胞がたくさん壊されたのだな」と推定することができます。ただ，“筋肉”には骨格筋だけでなく心筋も含まれますので，判断に際しては格段の注意が必要です。なぜなら心筋の壊死＝心筋梗塞だからです。

ただし，小柄な女性でも10 kg以上ある骨格筋と，せいぜい300 gくらいの心筋とでは，あまりにも「量」が違い過ぎて，CKの数値だけでは臨床症状の深刻さを判断することができません（図5）。運動をすると骨格筋由来のCKが高値を示しますが，それでCK 1,000 U/Lになっているのと，心筋が壊死に陥って，つまり心筋梗塞でCK 500 U/Lになっているのとでは，生命に関わる危険性に天と地ほども差があるからです。CKは数値だけで事態の深刻さを語ることはできない酵素であるということを覚えておきましょう。心筋梗塞でCKがいきなり本症例のような1,569 U/Lを示すことはまずありません。

尿素窒素/クレアチニン比をみよう

尿素窒素が21.2 mg/dL，クレアチニンが2.30 mg/dLとそろって高値ですので，腎機能の低下があると考えられます。最初，「妻が2泊3日の旅行から帰宅

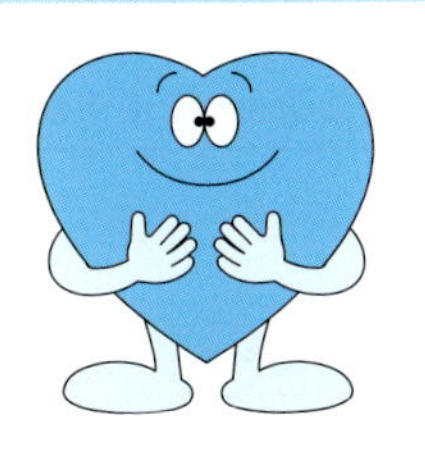

VS

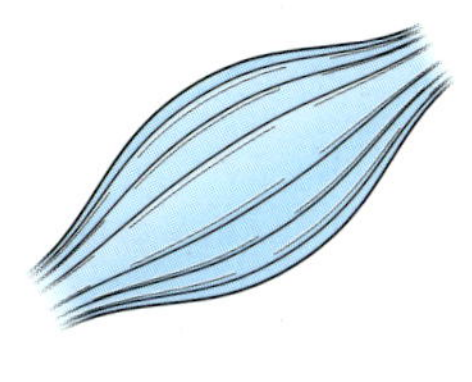

心筋	骨格筋
• 大きさは握りこぶし大で250〜300g • CKの量は960活性/g湿重量 • 心筋梗塞でも2,000U/Lを超えることはまずない。	• 普通の体格のヒトでも20〜25kg以上 • CKの量は5,200活性/g湿重量 • 運動しただけで4桁になることがよくある。

図5　CKは数値だけでは病態の軽重を判断できない

したところ……」というエピソードを聞いたときには，長時間にわたって水分補給ができずにいた結果，かなりの脱水状態に陥っているのではないかと思いました。尿素窒素は，腎機能以外のさまざまな因子に影響され，必ずしも腎機能だけを反映するわけではありません。蛋白質の摂取量が多いとき，消化管出血，利尿薬を服用したりひどい下痢や嘔吐で循環血液量が減少したりする（脱水状態）と，高値を示します。

尿素窒素が高値を示したときには，腎機能以外の外的因子の影響を受けないクレアチニンと尿素窒素を組み合わせ，**尿素窒素/クレアチニンの比**をとってみます。尿素窒素/クレアチニン比は通常，10前後です。10を超えるときは，表1に示すように腎機能以外の因子の影響を受けて，尿素窒素がより高値を呈する状況にあると考えてください。

本症例では尿素窒素/クレアチニン比＝21.2/2.30＝9.2ですから，ひどい脱水があるというわけではないと判断してよいと思います。他の検査項目をみても，脱水のときに高値を示す血清総蛋白とアルブミン，NaとClはむしろ低下しており，脱水は否定的です。

血糖は260mg/dLと高値で，「糖尿病型」に該当します（糖尿病の診断基準についてはLesson 6，p.94）。本症例が年余に及ぶ糖尿病罹患歴を有していたのであれば，腎機能低下と関係があるかもしれません。

表1　尿素窒素/クレアチニン比＞10を示す病態

蛋白質過量摂取	アミノ酸製剤の輸液も影響する
異化の亢進	発熱 熱傷 甲状腺機能亢進症 副腎ステロイド投与
循環血液量低下	脱水 心不全 ショック
消化管出血	
急性腎不全	

CRPが上がっていない＝炎症はない？

炎症マーカーであるCRP値は0.90mg/dLとやや上昇しています。CRPは，炎症の有無や推移を判断する根拠になる検査として日常診療で汎用されています。実際，カルテをみると，「CRPが上がっていない＝炎症はない」，「CRPは軽度の上昇＝炎症はあっても大したことはない」という記載によく遭遇します。が！……この判断は時にとんでもない誤診につながりますので，よくよく注意しなければなりません。

CRPは感染症，組織の壊死，悪性腫瘍などの侵襲によって活性化されたマクロファージなどが産生した炎症性サイトカイン，IL-1，IL-6，TNF-αが血液を介して運ばれ，肝細胞に働きかけることにより肝臓で合成される急性期蛋白の代表です。急性炎症が起こると6～8時間以内に急速に増加し始め，48～72時間でピークに達します。また，炎症の消褪に伴って速やかに減少します。炎症の消長を判断するのには，CRPはたいへん役に立つ検査です。

ですが，炎症の初期のある1点で実施された検査結果だけで，「炎症はない」とか「炎症は軽度である」といった判断をするのは危険です。CRPが急速に増加し始めるほんのちょっと前なのかもしれませんよね。炎症の初期で，CRP値が上昇していないときは，安易に「大丈夫」と思い込むことなく，注意深くその後の経過を追うようにしましょう。

血液生化学検査と免疫血清検査からわかったこと

- 逸脱酵素が軒並み上昇している。肝臓の障害と筋肉（おそらく骨格筋）の障害があるものと思われる。
- 腎機能の低下がある。
- ひどい脱水はなさそうである。
- 糖尿病の可能性が考えられる。
- 血球計数検査および凝固・線溶系検査の解析で細菌感染症，特に敗血症の可能性が示唆されているが，CRPはそれほど増加していない。おそらく，この病態はここ半日以内に生じたものと思われる。

4. 尿検査はどう読む？（救急搬入時のデータ）

試験紙法で，蛋白（2+），糖（+），潜血（2+），ケトン体（2+）と明らかな異常を呈しています。

蛋白（2+）ですが，沈渣で白血球の増加はありませんので，尿路感染症は否定的です。本症例が糖尿病に罹患しており，すでに腎症発症に至っているとすれば腎機能低下と尿蛋白の説明がつくので，可能性としてあげておきたいと思います。糖（+）は血糖値と見合った所見だと思います。

潜血（2+）であるにもかかわらず，沈渣中に赤血球は出ていません（潜血，尿沈渣の基本はLesson 2，p.27）。ということは，尿中に**ヘモグロビン**または**ミオグロビン**が存在しているという可能性が強くなります。潜血反応はヘモグロビンのペルオキシダーゼ様活性を利用して赤血球を検出していますが，赤血球そのものが存在しなくてもヘモグロビンやミオグロビンが尿に含まれていれば陽性反応を示すからです。血管内で凝固系が亢進し，血管内溶血を来しているのであればヘモグロビンが，筋肉の障害が強いのであればミオグロビンが尿中に認められることになるのですが，救急搬入時のデータではどちらもそれほどではなさそうですので，判断を保留しておきたいと思います（ヘモグロビンとミオグロビンについてはLesson 9で詳しく解説します）。

ケトン体（2+）は，飲食ができず飢餓状態にあるために，ブドウ糖の代わりに脂肪の代謝が亢進し，ケトン体（アセトン，アセト酢酸，β-ヒドロキシ酪酸）が作られたためと考えます。

沈渣の硝子円柱（2+）は，糸球体濾過量の減少を示しています（硝子円柱についてはLesson 5，p.76）。もともとの腎機能低下に水分摂取不足が加わったためと思われます。

尿検査からわかったこと

- 糸球体濾過量の低下，脂肪の代謝亢進（異化亢進）があるようだ。
- 尿中にヘモグロビンかミオグロビンが存在すると考えられる。
- 糖尿病性腎症の可能性が考えられる。

5. ここまでのまとめ

救急搬入時のデータから推定された疾患・病態

重症の細菌感染症があり敗血症を生じている可能性があります。腹痛の訴えがありますので，感染症は腹腔内にフォーカスがあるのかもしれません。

意識障害があり妻の留守中に倒れたようです。重篤な脱水には至っていませんが，飲食ができずにいたので，異化が亢進し，ケトン体が産生されています。また糸球体濾過量が低下しています。

今回のエピソードとは別に，糖尿病に罹患し，合併症（特に糖尿病性腎症）を生じていた可能性があります。消化管の悪性腫瘍も考えておく必要があります。

搬入直後に実施された検査および治療

- 「意識が朦朧としている」のが脳血管障害によるものか否かを確認する目的で頭部CT検査を行いました。明らかな出血や梗塞の所見はみられませんでした。
- 血液培養2セットを実施しました。
- 検査結果が判明する前に，輸液開始液[1]で点滴を始めました。血管確保の意味もあります。
- 意識ははっきりしておらず，質問に対して返答ができる状態ではなかったのですが，腹部の触診を行った際に痛がるような様子があったことから，腹腔内感染由来の敗血症を想定し，抗菌薬[2]の点滴静注を開始しました。
- 検査結果が判明し，FDP，D-ダイマーの増加が確認されましたので，DIC

に準じた抗凝固療法[3]を開始しました。

上記(1)～(3)については後述の「プラスαの解説」で説明しています。

上記の対応と同時進行で腹部エコー検査を実施し，気になる所見があったので腹部・骨盤CT検査を……と手配をしている最中に新たな事態が生じました。そのときのデータが「3時間後」として示したものです。

6. 救急搬入から3時間後のデータ，何が重要か？

3時間で大きく動いたのが白血球数と血小板数です。

白血球数は33,860/μLから一気に7,320/μLに激減しています。たった3時間で抗菌薬が投与され感染症が良くなったとは到底考えられません。救急搬入時には好中球主体の白血球増加がみられたわけですが，前述したように，好中球は骨髄で造られて末梢血中を移動するものの，貪食機能を果たす場所は組織であり，骨髄での産生が追いつかないほどにまで組織での消費が亢進すると白血球は……そう，減少してしまうのです。

表2に全身性炎症反応症候群（systemic inflammatory response syndrome；SIRS）の診断基準を示します。SIRSは，感染症，外傷や手術，出血性ショック，熱傷，膵炎など種々の侵襲に対応して免疫細胞が放出した大量の炎症性サイトカインによって誘発された全身性の急性炎症反応で，多臓器不全（multiple organ failure）に発展しうる重篤な病態です。4項目中2項目を満たせばSIRSと診断されます。体温，脈拍，呼吸といったバイタルサインの他に白血球数が診断項目に入っていますが，12,000/μL以上と増加する場合だけでなく，その

表2　全身性炎症反応症候群（SIRS）の診断基準

侵襲（感染症，外科的侵襲，外傷，熱傷など）に対する全身性炎症反応で，4項目中2項目陽性＝SIRS

体　温	38℃< または <36℃
脈　拍	90回/分<
呼吸数	20回/分<（または$PaCO_2$<32 mmHg）
白血球数	12,000/μL< または <4,000/μL（あるいは10%<の未熟好中球出現）

ように重篤な状況にあるにもかかわらず4,000/μL以下ととても少ないのは“非常によろしくない”徴候であるとされています。あるいは好中球分葉核球より未熟なものが10%以上みられるのも良くないサインです。

本症例は，救急搬入後3時間の時点で，腹腔内に遊離ガス像が認められたため，腸管の穿孔を生じたと判断されました。腸管に穴が開けば，細菌の塊のような汚い腸内容物が腹腔内にばらまかれますので，好中球は一気に消費されてしまい，骨髄からの供給が間に合わずに白血球数は激減したのです。その証拠の1つとして，桿状核球の比率が分葉核球より高くなり，より未熟な後骨髄球や骨髄球も増加しています。

Hbが9.2g/dLに減少しています。これは，消化管穿孔に伴う出血が関与しているものと思われます。同時に，点滴によって水分が補給されて血液が薄まったということも加味する必要があります。

敗血症＋腸管の穿孔・細菌性腹膜炎という最重症感染症によって，DICが進行したのでしょう。血小板数が9.7×10^4/μLと著減しています。凝固・線溶系検査は実施されていませんが，おそらくFDPおよびD-ダイマーが増加しているものと推察されます。

炎症マーカーであるCRP値は，0.90mg/dLから3.23mg/dLに上昇し始めました。炎症は治まるどころか重症化していますので，今後，数値は上昇し続けるものと予想されます。

血液生化学検査では，CKが2,155U/Lさらに高値を示していますが，全体的には救急搬入時と大差ないようです。

7. 翌日のデータが示すものは？

朝一番に，細菌検査室から「昨日の血液培養ボトル2セット4本すべてからグラム陰性桿菌（図6・冒頭画像の再掲）が検出されました。おそらく大腸菌と推定されます」との報告が入りました。これは，血液を注入し培養していたボトルに細菌が生えたこと，そのボトルの内容をスライドガラスに塗抹してグラム染色を実施したところグラム陰性桿菌が確認されたこと，検査技師が菌を鏡検して得た所見から大腸菌の可能性が高いと推定したことを伝える非常に重要な情報です。今後，菌種の同定や薬剤感受性検査が実施されます。

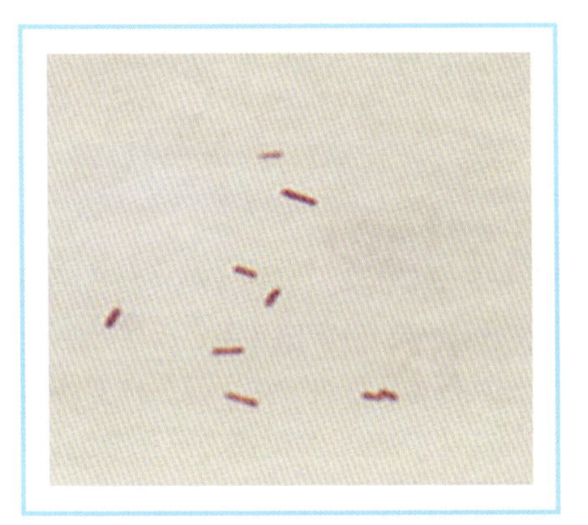

図6　血液培養で検出されたグラム陰性桿菌

白血球数は再び16,100/μL増加しています。組織での消費に骨髄の増産が追いついてきたのですが，しかし状況はかなり厳しいようです。成熟好中球である分葉核球は22.5%とさらに比率が低下し，桿状核球，後骨髄球，骨髄球といった未熟好中球が優位を占めています。CRP値は15.24mg/dLと上昇しており，感染症は重症化している可能性が高そうです。

血小板数は$3.4\times10^4/\mu$Lにまで低下しました。フィブリノゲンの減少，FDPとD-ダイマーの増加もあり，DICがコントロールしきれない状態であることを示しています。腎機能の悪化（尿素窒素とクレアチニンの増加）にDICが関与している可能性があります。

意識レベルの低下，腸管の穿孔などで，経口摂取はできません。血清総蛋白およびアルブミンが低下し，浮腫，胸水や腹水の貯留が憂慮される数値になっています。栄養状態が悪化し，免疫力の低下，抵抗力の低下を来せば，感染症の制御はより困難さを増すことになるでしょう。

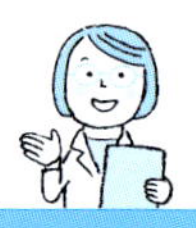

この症例の疾患・病態

全身状態が非常に悪いため，消化管の検索は十分に行われていませんが，上部消化管内視鏡検査は実施することができました。食道，胃，十二指腸球部には，出血部位，悪性腫瘍はみられませんでした。腹腔内に遊離ガス像がみられましたので，消化管の穿孔を生じていると判断しましたが，いまのところ穿孔部位の特定には至っていません。造影剤を使用して腹部・骨盤CTを撮影できるとよいのですが，腎機能が低下しているので造影剤を用いることができないのです。下部消化管に小球性低色素性貧血の原因となる悪性腫瘍があるかどうかという点も不明です。

しかしながら，腸内細菌（推定大腸菌）による腹膜炎と敗血症が存在し，DICを生じているのは確実ですので，まずは原疾患である感染症を制御し，DICをコントロールすることを目指して治療を行います。もちろん腸管に穿孔がある以上，内科治療では限界がありますので，外科医に手術適応の可否を判断してもらわなくてはなりません。消化管穿孔，即，緊急手術と運べばよいのですが，本症例では重症感染症やDICの存在が外科的な対応を困難にしています。

経過中，CKが上昇し続けています。はっきりと原因が特定できたわけではありませんが，主治医は横紋筋融解症のような病態が存在するのではないかと考えたようです。「尿潜血反応（2+）は筋肉由来のミオグロビンによるのではないか」という記載がカルテにありました。

糖尿病については，患者の妻の認識では以前から健診で指摘を受けていたものの，特に医療機関を受診してはいなかったそうで，どの程度のコントロール状態だったのかは不明でした。健診で腎機能障害を指摘されていたかどうかも尋ねてみましたが，はっきりしませんでした。

8. プラスαの解説

治療に関連して

(1) 輸液開始液

カリウムを含まないため，血清電解質の値が不明で高カリウム血症が否定できない場合にまず用いられる輸液製剤です。ソリタ®-T1号など，メーカーが異なっても開始液は1号に統一されています。

(2) 抗菌薬

感染巣は確定していませんが，少なくとも腸内細菌科細菌による腹腔内の感染症（腹膜炎あり）と敗血症をカバーする抗菌薬を選択しなければなりません。Sanford Guide，いわゆる「熱病」には“Life-threatening”＝生命が危ぶまれる状況であり，“Survival greater with quicker, effective empiric antibiotic Rx”＝迅速かつ的確な抗菌薬投与が生命予後を改善しうると記載されています。具体的には，[イミペネム・シラスタチン（IPM/CS）またはメロペネム（MEPM）]＋バンコマイシン（VCM），あるいはピペラシリン・タゾバクタム（PIPC/TAZ）＋VCMが推奨されています。本症例はMEPMで治療を開始しました。

(3) 抗凝固療法

DICに対する抗凝固療法には，未分画ヘパリン，低分子ヘパリン，ヘパリノイドが用いられます。プロテアーゼ阻害薬（ガベキサートメシル酸塩，ナファモスタットメシル酸塩など）をDICの治療薬として汎用するのは日本だけなので，有効性の評価はいまひとつ不明確です。ただ，出血傾向を助長することがないので使いやすいのだと思います。さらに，トロンビン生成に抑制的に作用するトロンボモデュリンが新しいDIC治療薬として急速に普及し始めています。本症例では，ナファモスタットメシル酸塩（フサン®）を用いました。

バイタルサイン，特に呼吸数が重要です

SIRSの診断には，体温，脈拍，呼吸数というような“バイタルサイン”が重要視されています。なぜなら，バイタルサインは「今」を表す所見だからです。臨床で汎用されているCRPは，感染症の初期には増加していないことがありますし，白血球数は重症感染症ではかえって減少することがあるという“実例”を本症例で学習しました。絶対的な炎症マーカーではないわけです。

目の前の患者さんの状態が良いほうへ向かっているのか悪化しているのかをリアルタイムに反映し最も当てになるバイタルサインは「呼吸数を含む呼吸状態」です。頻呼吸だったのが落ち着いてきた，前よりも楽そうに呼吸していて顔色が良くなってきた，酸素の必要量が減ってきた……ということであれば，間違いなくSIRSは改善傾向にあります。

こんなに重要な情報をもたらしてくれる“呼吸数”なのですが，測定に時間がかかる（といっても，せいぜい1分間ですが）せいでしょうか，測定されていない症例をしばしば見かけます。読者の皆さんは，ご自分の病院で患者さんの呼吸数がどの程度記録されているか確認してみてください。患者さんの日々の呼吸数がきちんと記録されている病院は，間違いなく診療レベルが高い病院だと思います。

敗血症の診断基準が変わりました

敗血症はこれまで「感染症が原因のSIRS」とされ，その診断にはSIRSの基準（表2）を満たす必要がありましたが，2016年に米国集中治療医学会が新たな診断基準を発表しました。2001年以来，実に15年ぶりの改訂です。その背景には，敗血症の病態の解明が進んで，SIRSのような炎症反応は病態の一つの側面に過ぎないことがわかってきたことや，従来の診断基準では軽度の侵襲患者でも敗血症に含んでしまうことなどがあります。

新たな診断基準では敗血症を「感染症によって重篤な臓器障害が引き起こされる状態」と定義しています（表3）。そして新たなスコアリングシステムとして，ICUではSOFAスコアを，ICU以外（院外，ER，一般病棟）ではquick SOFA（qSOFA）を用いることが提唱されました。qSOFAでは，①意識変容（Glasgow Coma Scale＜15），②呼吸数≧22回/分，③収縮期血圧≦100 mmHgのうち2項目以上を満たす場合に敗血症を疑います。

今後の敗血症診療では臓器障害により重点を置いて，SIRSの基準を満たさない感染症でも臓器障害を疑う患者を敗血症として素早く拾い上げていくことが大切です（図7）。

このLesson 7では，重症感染症の場合，白血球数がかえって減少することがある，つまり白血球数だけで感染症の重症度や経過の評価はできないという点を強調する目的で，SIRS基準をお示ししました。

表3　新たな敗血症の定義と診断基準

	敗血症（sepsis）	敗血症性ショック（septic shock）
定義	感染症によって重篤な臓器障害が引き起こされる状態	急性循環不全により細胞障害および代謝異常が重度となり，死亡率を増加させる可能性のある状態
診断基準	• ICU：感染症が疑われ，SOFAスコア2点以上の急上昇があれば診断 • 非ICU：qSOFA 2点以上で敗血症を疑う。最終診断はICU患者に準じる	適切な輸液負荷にもかかわらず，平均血圧≧65mmHgを維持するために循環作動薬を必要とし，かつ血清乳酸値>2mmol/L（18mg/dL）を認める

〔日本版敗血症診療ガイドライン2016作成特別委員会：日本版敗血症診療ガイドライン2016. pp26-30, 2016より〕

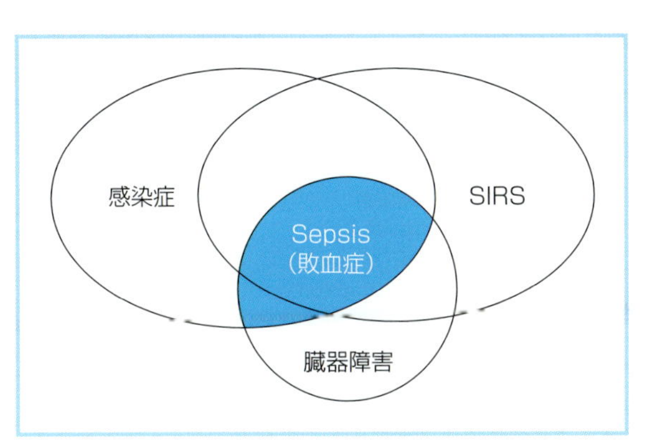

図7　感染症とSIRSと臓器障害の関連性
〔日本版敗血症診療ガイドライン2016作成特別委員会：日本版敗血症診療ガイドライン2016. p24, 2016より〕

まとめ

- 好中球の左方移動は組織中で好中球の消費が亢進している状態を表す。典型的な原因は感染症。
- CKは数値だけで病態の軽重を判断することはできない。
- 尿素窒素が高値の際は尿素窒素/クレアチニン比によって腎外性因子の影響を評価する。
- 急性炎症でCRPが急速に上昇し始めるのに6～8時間程度かかる。炎症の初期でCRPが上昇していない可能性も考え，安易に判断しない。
- 尿潜血が陽性であるにもかかわらず尿沈渣で赤血球が出ていない（赤血球≦4個/HPF）場合はヘモグロビン尿かミオグロビン尿である。

Lesson 8

検査値の推移をみるシリーズ

カンファレンス実況中継①

若年女性の異常値をどう捉えるか

■この検査所見からどういう病態が読み取れるでしょうか？

28歳女性　主訴：発熱，下痢，意識障害

1. 血球計数検査

	救急搬入時 第1病日	第8病日	第21病日
白血球数（/μL）	22,430	12,520	2,840
赤血球数（$\times 10^4$/μL）	485	523	445
Hb（g/dL）	12.3	13.3	11.8
Ht（%）	37.8	40.4	35.2
MCV（fL）	77.9	77.2	79.1
MCH（pg）	25.4	25.4	26.5
MCHC（g/dL）	32.5	32.9	33.5
血小板数（$\times 10^4$/μL）	25.2	23.8	22.3
末梢血液像			
桿状核球（%）	6.0	3.5	4.0
分葉核球（%）	86.0	51.5	23.5
好酸球（%）	0.5	2.0	4.0
好塩基球（%）	0.0	0.5	0.5
単球（%）	1.0	4.0	2.5
リンパ球（%）	6.5	38.5	65.5

2. 凝固・線溶系検査

	救急搬入時 第1病日
PT-INR	0.98
APTT（秒）	31.5
フィブリノゲン（mg/dL）	422

3. 血液生化学検査

	救急搬入時 第1病日	第8病日	第21病日
総蛋白（g/dL）	4.1	5.8	6.1
アルブミン（g/dL）	1.8	3.1	3.6
T-Bil（mg/dL）	1.11	0.92	1.09
D-Bil（mg/dL）	0.44	0.45	0.39
AST（U/L）	29	20	14
ALT（U/L）	54	35	12
LD（U/L）	247	232	177
ALP（U/L）	414	364	251
γ-GT（U/L）	9	18	23
ChE（U/L）	218	231	
尿素窒素（mg/dL）	19.7	13.6	13.0
CRE（mg/dL）	0.5	0.5	0.4
尿酸（mg/dL）	8.9	5.7	6.2
Na（mEq/L）	138	141	139
K（mEq/L）	3.4	3.9	4.7
Cl（mEq/L）	112	105	102
血糖（mg/dL）	86	102	

4. 免疫血清検査

	救急搬入時 第1病日	第8病日	第21病日
CRP（mg/dL）	0.90	0.10	
HBs抗原	（－）		
HCV抗体	（－）		

5. 尿検査

	救急搬入時 第1病日
色調	黄色
混濁	軽濁
pH	6.0
比重	1.021
蛋白	（2＋）
糖	（－）
ウロビリノゲン	（±）
潜血	（2＋）
尿沈渣	
白血球（/HPF）	5～9
赤血球（/HPF）	5～9
扁平上皮（/HPF）	1～4
円柱	認めない

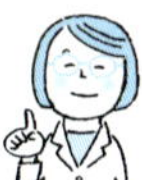

解説の前に

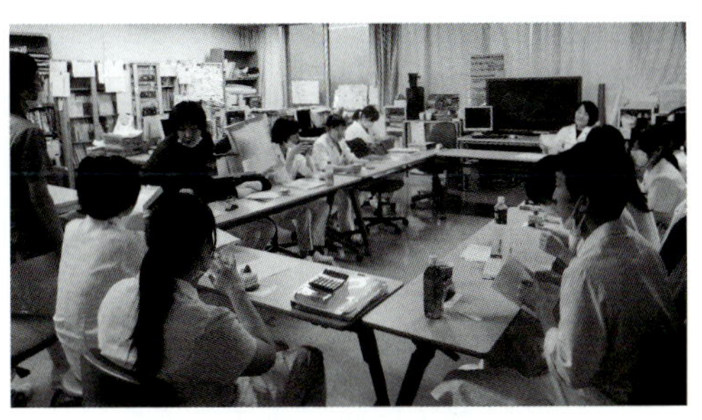

検査科・薬剤科合同RCPCの様子

私は，病院では「臨床検査医」という立場にいます。臨床検査医の主たる業務は，検査科の管理・運営，検査の精度管理，機器・試薬の検討と評価，臨床検査の適正使用推進とされています。加えて，検査医学を含む内科領域の教育に寄与し，医師およびメディカルスタッフのコンサルタントとして機能することが求められています。

私たちの病院では，「検査データが読める臨床検査技師を目指そう！」という目標を掲げ，若手の検査技師（入職５年目以下のリアル若手は参加必須，自称若手は自主参加）を対象にRCPC（Reversed clinicopathological conference）を行ってきました。数年前から，若手の薬剤師にも声をかけ，不定期開催ではありますが，検査科・薬剤科合同のRCPCを実施しています。

今回は，この「検査科・薬剤科合同RCPC」の様子をお伝えしようと思います。読者の皆様が理解しやすいよう，多少，実際の発言に加筆や訂正を加えてありますが，若手スタッフの自由闊達な雰囲気を感じていただければ幸いです。

村上（純子）検査科部長〈司会〉 それでは本日のRCPCを始めましょう。症例は28歳の女性です。主訴は，発熱，下痢，意識障害です。データの解析を始める前に，情報を少し追加しておきます。患者は自宅近くの産婦人科医院で男児を出産しましたが，2日後に容体が悪くなって救急搬送されてきました。そのときのデータが「救急搬入時（第1病日）」として示したものです。

では，救急搬入時（第1病日）の血球計数検査の解析から始めますが，どなたが読みますか？

1．血球計数検査と凝固・線溶系検査はどう読む？ （救急搬入時のデータ）

検査技師A〈3年目〉　はい，僕が担当します。白血球数は22,430/μLと著増しています。血液像から，桿状核球6.0％＋分葉核球86.0％で好中球が90％以上を占めていることがわかります。また，好酸球0.5％，単球1.0％，リンパ球6.5％は，割合からみると少ない感じを受けますが，白血球数が基準値の4倍くらいに増加していることを考慮すると，特に減少しているわけではないように思います。リンパ球数を計算してみると，22,430×0.065＝1,458/μLで，問題ありません。

Hbは12.3 g/dLなので貧血はありませんが，MCVが77.9 fLとやや小球性です。血小板数は問題ありません。

検査技師B〈自称若手〉　質問していいですか。Hb値からは貧血ではありませんが，小球性ですよね。どう考えますか？

技師A　調べてみると，小球性になる疾患はいろいろあるのですが，妊娠すると鉄欠乏傾向になるので，潜在的な鉄欠乏状態なのではないかと考えました。鉄欠乏になると，まず貯蔵鉄量を表すフェリチン値が低下し，次に小球性低色素性の赤血球になってMCV，MCH，MCHCなどの赤血球指数が低下します。この時期には赤血球数はむしろ増加することさえあり，Hbの減少は目立たないのですが，やがて赤血球数やHbの減少が明らかになり，典型的な小球性低色素性貧血を呈するようになります（MCV，MCH，MCHCの基本はLesson 1，p.17）。

技師B　そうですね，私もこの患者さんが妊娠による鉄欠乏性貧血“傾向”にあるのは確かだと思います。あと可能性としては，本当はHbももっと低値なのだけれど，救急搬送されてくるほど具合が悪いなら，脱水があって実力より濃くみえているとかもありかな……。この後のデータを見てみないとわかりませんが。

技師A　なるほど，深いですね，先輩は。

村　上　完璧です。では，私からもAさんに質問しますね。好中球主体の白血球増加のときに最も可能性が高いのは細菌感染症ですが，この患者さんはどうでしょう。

技師A　細菌感染症では，白血球の消費が亢進するわけですから，好中球主体の白血球増多と同時に桿状核球以前の未成熟好中球の比率が高くなる**核の左方移動**を生じるはずです（Lesson 7，p.113を参照）。確か「桿状核球が白血球の15％以上を占めている」というのが左方移動の目安だったかな。この患者さんは，桿状核球が6.0％にとどまっていますので，細菌感染症の可能性はそう高くはないのではないかと思いました。もちろんこれだけで否定はできませんが……。

村　上　では……。

技師A　……では，何か……ですよね。……何かなー。

村　上　骨髄で造られた成熟好中球は，骨髄静脈洞内皮細胞の間隙から血液中に移行します。血液中の好中球は循環血液中を流れる循環プールと，肺，肝臓，脾臓を中心に毛細血管や静脈洞内皮にくっついてほとんど動かない滞留プールとに，ほぼ半々に存在しています。循環プールと滞留プールをあわせたものが血管内プールで，約6×10^8/体重1kgです（図1）。興奮したり，何らかの刺激を受けたりすると，滞留プールの好中球が動員されて循環プールに入るため，**成熟好中球主体の白血球増多**を呈します。どのようなときにそうなるのか，まとめておきましょう（表1）。

ではAさん，ついでに凝固・線溶系検査も読んでください。

技師A　PT-INR 0.98，APTT 31.5秒はどちらも基準範囲内です。フィブリノゲ

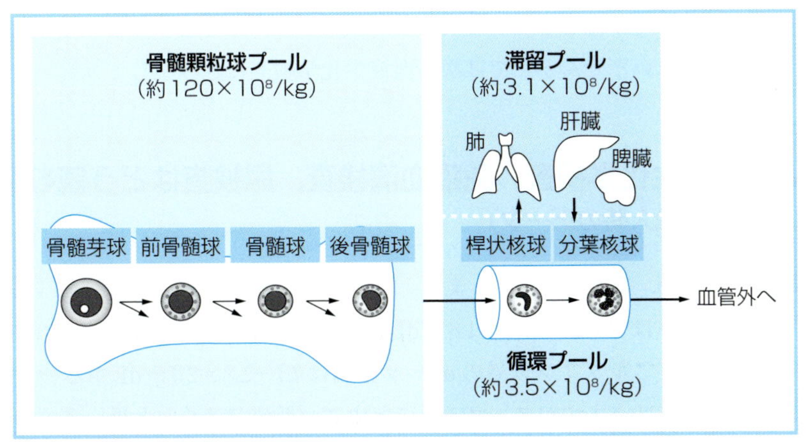

図1　好中球の産生と体内分布

表1　成熟好中球主体の白血球増多を呈する場合

運動
精神的な緊張や興奮
疼痛
寒冷曝露
麻酔
陣痛
直射日光
紫外線照射
痙攣
その他

ンは422mg/dLと基準範囲上限をやや上回っています。フィブリノゲンは，炎症や組織障害・壊死などがあると反応性に増加しますが，妊娠後期にも高値を示すことが知られていますので，出産の2日後なら基準範囲を超えていても異常とはいえないと考えます。ですから，この患者さんは，凝固・線溶系検査の3項目については問題ないと思います。

村　上　フィブリノゲンは，Aさんが言うとおり感染症，悪性腫瘍，膠原病，手術後，血栓症などの際に反応性に増加する「急性相反応物質acute phase reactant」です。妊娠中は出産に向かって経時的に増加傾向を示します。考えてみると，感染症，悪性腫瘍，膠原病，手術後，血栓症などの疾患も妊娠後期も，出血リスクがあり，かつ多量に出血するとヤバい状況でもあるわけです。そういうときには，止血の決め手であるフィブリノゲンがちゃんと増加しているというのも，すばらしくうまくできた話だなと思いませんか。では次，血液生化学検査に進みましょう。

2. 血液生化学検査，免疫血清検査，尿検査はどう読む？（救急搬入時のデータ）

検査技師C〈3年目〉　はい，では私が担当します。血清総蛋白が4.1g/dLと著減していますが，これはアルブミンが1.8g/dLという著しい低値であるためと思われます。アルブミン以外のα_1〜γ分画は4.1－1.8＝2.3g/dLあるので，減少してはいますがアルブミンほどすごい低値ではないと思います。もちろん，各分画のバランスはわかりませんが。

総ビリルビンが1.11mg/dLと基準上限ですが大きな問題はないと思います。逸脱酵素であるAST 29U/L，ALT 54U/L，LD 247U/Lも，3つとも基準範囲あるいは軽度高値にとどまっていますから，組織・臓器が壊死に陥るような強い障害はないと思います。また，ALP 414U/Lと軽度高値ですが，γ-GTは9U/Lとまったく上昇していませんので，胆道系の障害も考えにくいと思います（ALP，γ-GTについてはLesson 1，p.21も参照）。

コリンエステラーゼ（ChE）は，一応基準範囲にありますがちょっと低めです。ChEは肝臓の合成能を反映する酵素で，他の酵素と異なり“低値”であることの意義が大きいので気になりました。

尿素窒素とクレアチニンはどちらも基準範囲内なので，腎機能には問題がないと思います。尿酸が8.9mg/dLと高尿酸血症です。電解質は，カリウム（K）が3.4mEq/Lでやや低め，クロール（Cl）が112mEq/Lでやや高めです。血糖は86mg/dLですので，空腹時血糖だとしても問題ありません。

村　上　データの判定はいいですね。では，具体的にどのような病態を考えましたか？　残りの免疫血清検査と尿検査も読んでしまってからまとめてください。

技師C　免疫血清検査からは，CRPが0.90mg/dLで上昇がみられないこと，B型肝炎ウイルスとC型肝炎ウイルスに感染している可能性は否定的であることがわかります。

CRPは上昇していませんので感染症や組織崩壊を伴う炎症はないのかなと思うのですが，白血球数は著増していますので，炎症の初期でCRPがまだ上昇していない時期である可能性は残ります。

村　上　そうですね，炎症が起こってからCRPが上昇し始めるのに数時間，はっきり上昇してくるのに半日程度，ピークに達するのには2〜3日を要するといわれています（CRPについてはLesson 7，p.120も参照）。しかし，CRPに比べ白血球数が増加するのは格段に早いので，炎症が起こり始めの時期には，白血球が増加しているのにCRPが上昇していない時間帯が存在することになります。

技師C　尿検査では，尿がやや濁っていること，蛋白（2+），潜血（2+），沈渣の赤血球と白血球がちょっと多いことが異常だと思います。

先生，ここに示されている以外に知りたい検査データがあるのですが……コレステロールは調べてないでしょうか？

村　上　ちょっと待ってね……救急搬入時には調べてありませんが，翌日，測ってありますよ。総コレステロール78mg/dLだそうです。

技師C　やっぱり！（ガッツポーズ）

技師B　気合いが入ってるわね。

技師C　血清総蛋白，特にアルブミン低値，総コレステロール低値，ChE低値なので，肝臓の合成能が著しく障害されていると考えました。同時に，AST，ALT，LDなどの逸脱酵素は高くないので，肝細胞壊死が主体の病態ではありません。となると，肝硬変が一番しっくりするのかなと。

最初，尿蛋白が（2+）で血清総蛋白とアルブミンが低値なので，ネフローゼ症候群も考えたのですが，総コレステロール値があまりにも低いので，これは否定してよいと考えました（ネフローゼ症候群についてはLesson 5，p.81）。

ベースに肝硬変がある患者さんが，出産後何らかの炎症を併発し，容体が急変して救急搬入されてきたのではないかと考えます。

村　上　Cさんがこれまでの解析をまとめ，病態を推測してくれました。皆さん，どうですか？　意見がある方はどうぞ。

肝硬変…でよい？

検査技師D〈5年目〉　すいません，データのことではないのですが，肝硬変の患者さんが妊娠や出産をするのは現実的ではないというか……ありえないのではないでしょうか。

村　上　そうですね，肝硬変の患者さんの“妊娠”は，身体に過重な負担を与えることになりますので，原則として勧められません。それに，この患者さんはHBs抗原もHCV抗体も陰性ですし，なんといってもまだ28歳ですから肝硬変になる可能性自体，低そうですよね。

Dさんに質問しますね。Cさんは「肝硬変に当てはまりそうなデータ」をあげてくれたわけですが，では，「肝硬変とするには矛盾するデータ」はありませんか？

技師D　血小板数が25.2万と肝硬変にしては多すぎます。PT-INR，APTT，フィブリノゲン値を見ると，凝固因子の減少もないようです。あと，どう考えればよいのかわからないのですが，尿酸値が若い女性にしては高過ぎると思います。もちろん，肝硬変では説明できません。

検査科O科長　検査データを読むときに，自分が推測した病態に当てはまる“陽性所見”を拾うのはもちろん重要ですが，**同時に推測に対して否定的な所見も非常に大切ですので見過ごさないようにしましょう。**でないと“誤診の迷路”から抜け出せなくなってしまいますよ。

村　上　そのとおりです。自分の「見立て」に無理やり当てはめて反証は無視する「誤認逮捕」にならないように気をつけましょう。**否定的な所見が複数みられるのであれば，自分の推測に固執してはいけません。**

Dさんが，「若い女性にしては尿酸値が高い」と指摘してくれましたが，尿素窒素とクレアチニンをジッと見て，何か気がつきませんか，Cさん。

技師C　……尿酸値が高い，尿素窒素も高め，クレアチニンは普通……あっ！**異化亢進**です‼　尿素窒素/クレアチニン比（Lesson 7，p.118参照）は通常10前後ですが，この患者さんは19.7/0.5＝39.4もあります。同時にプリン体の最終代謝産物である尿酸が高値を示しています。そうか……異化が亢進しているからアルブミンもコレステロールも消費されて低値になっているのですね。

村　上　Good job！　ではここで，この患者さんの心電図を2枚示します。1枚は前医で撮ったもので（図2a），もう1枚は救急搬入時のものです（図2b）。

もうわかりましたね。心電図所見も含めてどなたかまとめてください。

3. 病態の解明（ここまでのまとめ）

検査技師E〈3年目〉　心電図は私が解説します。まとめはB先輩，お願いします。前医での心電図は，P波が欠如し，R-R間隔不整でf波がみられる典型的な心房細動の波形です。心拍数は80回/分前後です。救急搬入時の心電図も同じ心房細動です。ただ，心拍数は150回/分以上にまで増加しています。じゃ，先輩……。

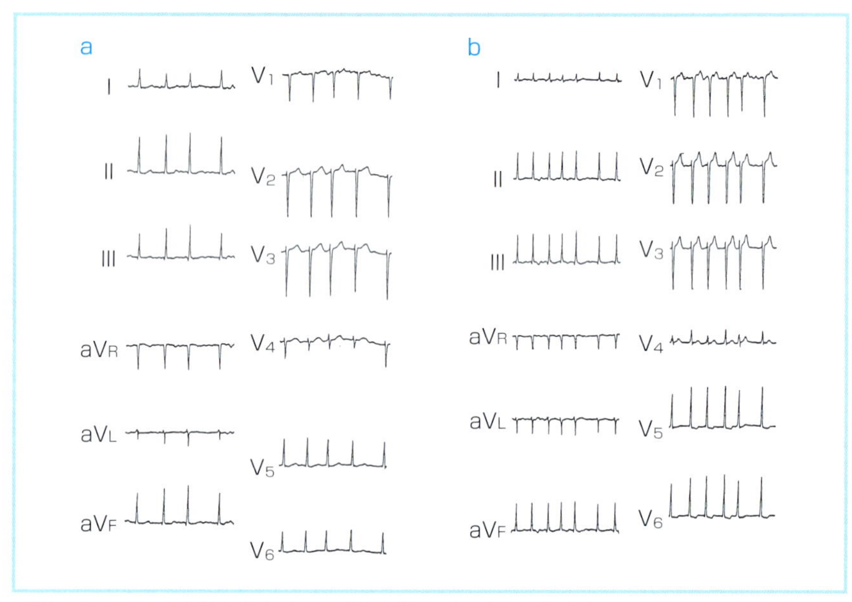

図2　前医での心電図（a）および救急搬入時の心電図（b）

技師B　若い女性の心房細動をみたら？

一　同　バセドウ病！

技師B　……ですね。バセドウ病では，甲状腺ホルモンであるトリヨードサイロニン（triiodothyronine；T_3）とサイロキシン（thyroxine；T_4）の産生量が増加し作用過剰になっています。甲状腺ホルモンは，成長や基礎代謝を維持し，酸素の消費や熱産生を促進する作用を有するホルモンですから，過剰になると，代謝の亢進すなわち“エネルギー空焚き・無駄に消費状態”を生じます。

症状は検索してみます。（スマホで検索）……動悸，神経過敏，発汗，下痢，体重減少，手指振戦などの症状，甲状腺腫大，眼球突出などの身体所見がみられます……ということです。

村　上　甲状腺機能亢進症は，バセドウBasedow病ともグレーブスGraves病ともいいますが，甲状腺にある甲状腺刺激ホルモン（thyroid-stimulating hormone；TSH）受容体に対する自己抗体（TSH receptor antibodies；TRAb）が，TSHのように甲状腺を刺激し続けるために，T_3とT_4が過

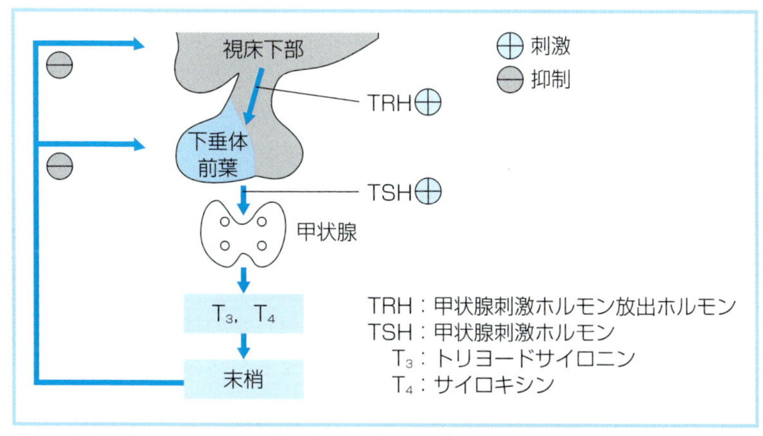

図3　甲状腺ホルモンの調節系：ネガティブフィードバック

剰に産生される自己免疫疾患です*1。

甲状腺ホルモン分泌の調節系について確認しましょう。視床下部から分泌される甲状腺刺激ホルモン放出ホルモン（TRH）が，下垂体前葉からのTSH分泌を促します。TSHは，甲状腺からのT_3とT_4の分泌を促します（図3）。血中のT_3とT_4の濃度が高過ぎると，TRHやTSHの分泌が抑制され，結果的にT_3とT_4の分泌量が抑制されます。このように，下位のホルモンが上位のホルモン分泌に抑制的に作用する調節機構をネガティブフィードバックと称します。甲状腺機能亢進症ではT_3とT_4が過剰になっているので，ネガティブフィードバックでTSHの分泌量はものすごく少ないにもかかわらず，TRAbがTSHになり代わって刺激しているためにT_3とT_4は出続けているというわけです。

技師B　この患者さん，熱が出て，意識障害もあって救急搬入されてきたのですから，単にバセドウ病だけではないですよね。“何か”を起こしている……重症感染症？　脳血管障害？

＊1　TSH受容体に対する自己抗体には刺激型と阻害型の2種類があります。このうち刺激型はTSH受容体に対してアゴニスト＝作動薬として作用するので甲状腺機能を亢進させます（TSAb）。一方，阻害型はTSH受容体に対してアンタゴニスト＝遮断薬として作用するので機能低下を引き起こします（TSBAb）。TSH受容体抗体（TRAb）とTSAbは測定法が異なり，厳密にはイコールではありませんが，どちらもバセドウ病では高値を示します。バセドウ病を診断するうえで大変重要な検査です。

甲状腺クリーゼとは

村　上　さすが先輩。では，患者さんの病態について，詳しく説明します。皆さんが考えたとおり，本症例はバセドウ病の患者さんです。前医からの情報では，2日前に男児を出産した産褥婦が突然40℃もの高熱を発し，嘔吐と水様下痢が止まらない状態で意識が朦朧としてきたとのことでした。これは甲状腺クリーゼ thyrotoxic storm or crisisです。甲状腺クリーゼは，「甲状腺中毒症の原因となる未治療ないしコントロール不良の甲状腺基礎疾患が存在し，これに何らかの強いストレスが加わったときに，甲状腺ホルモン作用過剰に対する生体の代償機構の破綻により複数臓器が機能不全に陥った結果，生命の危機に直面した緊急治療を要す

表2　甲状腺クリーゼの診断基準

必須項目
甲状腺中毒症の存在（FT_3およびFT_4の少なくともいずれか一方が高値）
症 状
1．中枢神経症状＊[1] 2．発熱（38℃以上） 3．頻脈（130回/分以上）＊[2] 4．心不全症状＊[3] 5．消化器症状＊[4]
確実例
必須項目および以下を満たす＊[5]。 a．中枢神経症状＋他の症状項目1つ以上，または， b．中枢神経症状以外の症状項目3つ以上
疑い例
a．必須項目＋中枢神経症状以外の症状項目2つ，または， b．必須項目を確認できないが，甲状腺疾患の既往・眼球突出・甲状腺腫の存在があって，確実例条件のaまたはbを満たす場合＊[5]

＊1：不穏，せん妄，精神異常，傾眠，痙攣，昏睡。Japan Coma Scale（JCS）1以上またはGlasgow Coma Scale（GCS）14以下。
＊2：心房細動など不整脈では心拍数で評価する。
＊3：肺水腫，肺野の50％以上の湿性ラ音，心原性ショックなど重度な症状。New York Heart Association（NYHA）分類4度またはKillip分類III度以上。
＊4：嘔気・嘔吐，下痢，黄疸（血中総ビリルビン>3mg/dL）
＊5：高齢者は，高熱，多動などの典型的クリーゼ症状を呈さない場合があり（apathetic thyroid storm），診断の際注意する。
〔日本甲状腺学会 甲状腺クリーゼの診断基準の作成と全国調査班：甲状腺クリーゼの診断基準（第2版）．2012より〕

る病態をいう」と定義されています。診断基準を示します（表2）。この患者さんは「症状」の1，2，3，5の4項目を満たしています。

クリーゼを起こす誘因として，抗甲状腺薬の服用中断，感染症，手術，外傷，妊娠・分娩，副腎皮質機能不全，糖尿病ケトアシドーシス，ヨード造影剤投与，脳血管障害，肺血栓塞栓症，虚血性心疾患などが知られています。

本症例の甲状腺に関する検査データですが，FT_4が4.6 ng/dL（基準範囲：0.8〜1.9），FT_3が11.8 pg/mL（基準範囲：2.5〜5.5）と異常高値*2，TSHは＜0.05 μU/mL（基準範囲：0.4〜4.0）と測定限界未満の異常低値でした。TRAbは＋82％（基準範囲：－10〜＋10）と異常高値で，未治療ないし極めてコントロール不良のバセドウ病であると判定されました。おそらく，そもそもコントロール不良だった母胎が分娩をきっかけに甲状腺クリーゼを発症したのでしょう。

4. その後の検査はどう読む？

村　上　甲状腺クリーゼの治療について，要点を述べます。

①甲状腺ホルモンの合成と分泌を抑制する
　➡無機ヨードと抗甲状腺薬を投与する。
②甲状腺ホルモンの末梢組織における作用を抑制する
　➡β遮断薬やその他の抗不整脈薬を投与する。
③身体の恒常性を確保する
　➡補液をする＝脱水と電解質異常の補正，ブドウ糖の補給。
　副腎皮質ステロイドを投与する。
　発熱対策として，解熱薬（アセトアミノフェン）や冷却ブランケット・氷嚢などを用いる。

＊2　血液中のT_3とT_4のほとんどは，蛋白，主にサイロキシン結合蛋白（TBG）に結合しています。ホルモンとして作用する活性をもつのは，蛋白と結合していない遊離型で，T_3の0.03％，T_4の0.3％に過ぎません。この遊離型（free）のT_3をFT_3，T_4をFT_4といいます。

　このような治療をした結果，患者さんの状態はどう変化したでしょうか。まず，「第8病日」の検査から解析してください。

技師D　第8病日，入院1週間後のデータを解析します。血球計数検査では，白血球数が12,520/μLまで減少しました。好中球は3.5＋51.5＝55.0％ですので，7,000/μL弱となり，入院時の1/3になりました。CRPも0.10mg/dLと正常化しています。

　血液生化学検査では，血清総蛋白が5.8g/dL，アルブミンが3.1g/dLになりました。まだ基準範囲以下ですが，低蛋白血症・低アルブミン血症は大きく改善しました。ALT，LD，ALPはもう少しで基準範囲に入るところまで低下しました。尿素窒素が13.6mg/dL，尿酸が5.7mg/dLと，これも低下しています。これらの結果からは異化亢進が落ち着いてきている，つまり甲状腺クリーゼを脱することができたのではないかと考えます。

　また，血清Kが3.9mEq/Lと上昇してきていますので，クリーゼの症状の一つでもある“ひどい下痢”も治まってきたのではないでしょうか。

村　上　私もそう思います。ほぼどのデータを見ても，良い方向へ動いているようです。では，さらに約2週間後の「第21病日」はどうでしょう。これは薬剤師さんにお願いしましょうか。それとも，データは技師が読んだ後で，「何が起こったのか」を解説するほうがいいですか？　（薬剤師一同うなずく）

　ではEさん，お願いします。

技師E　血液生化学検査はさらに正常化し問題ないのですが，白血球数が2,840/μLと基準範囲以下になっています。特に好中球数が2,840×（4.0％＋23.5％）＜1,000/μLと，顆粒球が減少しています。Hbも11.8g/dLと基準範囲内ですが減少傾向です。

　CRPは検査してありませんが，他のデータは良くなっているし，好中球の核の左方移動はないので，重症感染症を発症したのではないと思います。

村　上　これはエピソードとしては有名なのですが，発生頻度は1,000人に2人生じるかどうかのまれな話なので，技師諸君は遭遇したことがないかもしれませんね。皆さんのなかでは比較的経験が長いO科長はどうですか？

O科長　“比較的”長いだけなので……(笑)。ですが，有名ですけれど実際の経験はありません。

村　上　さすがに科長はわかっているようです。年の功ですね。では，専門家に解説していただきましょう。

薬剤師X　バセドウ病の治療薬として「抗甲状腺薬」と称される薬剤が用いられます。具体的にはチアマゾール（メルカゾール®），プロピルチオウラシル（プロパジール®）です。共通する重大な副作用に，汎血球減少症，再生不良性貧血，無顆粒球症といった造血障害があります。なかでも無顆粒球症が有名です。

チアマゾールの添付文書を読んでみます。(iPadで検索)

> 【警告】重篤な無顆粒球症が主に投与開始後2カ月以内に発現し，死亡に至った症例も報告されている。少なくとも投与開始後2カ月間は，原則として2週に1回，それ以降も定期的に白血球分画を含めた血液検査を実施し，顆粒球の減少傾向等の異常が認められた場合には，直ちに投与を中止し，適切な処置を行うこと。

村　上　ありがとうございました。患者さんにいきなり「無顆粒球症の可能性があります」と伝えても，いたずらに不安をかき立てるだけですから，私は「薬の副作用で白血球が減少し，感染症にかかってしまうことがあるので，必ず指示どおり外来に通院すること」と，「風邪をひいたような感じ，特に発熱や咽頭痛があったら，直ちに服薬を中止して受診すること」，「この副作用はとてもまれなので，副作用が怖いから薬を飲まないというように考えないこと，バセドウ病を放置するほうがずっとずっと危険なので」と伝えることにしています。

本症例は入院中でしたから，白血球数が減少傾向を示し始めてからは，注意深く観察しながらチアマゾールの投与を継続しました。実は，この2,840/μLというのが最低値で，その後白血球数は回復し，順調に経過しています。

ところで，Eさん，無顆粒球症の定義は大丈夫ですか？

技師E　うっ……。

村　上　では，**無顆粒球症**と**顆粒球減少症**では，どちらが重症かな？

技師E　無顆粒球症です。

村　上　残念でした。同義語です。（“へ？”という声，多数）

医学用語は“定義・命”ですので，確認しておきましょう。無顆粒球症 agranulocytosis，顆粒球減少症 granulocytopenia，好中球減少症 neutropenia は同義語であると，厚生労働省重篤副作用総合対策検討会（2007年）で明記しています。「顆粒球数が，ほぼ0あるいは500/μL以下で，基本的に赤血球数および血小板数の減少はない」状態をいいます。

では，最後に本症例の臨床経過をまとめます。

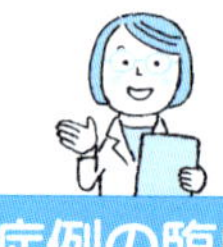

この症例の臨床経過

【現病歴】

22歳で結婚。23歳からバセドウ病の診断のもとにチアマゾールを服用していた。27歳の秋に待望の妊娠が判明した。このとき，バセドウ病は良好にコントロールされていた。しかし，インターネットで検索したところ，「バセドウ病はしばしば妊娠により軽快し，治療の必要がなくなる」，「胎児に移行した抗甲状腺薬により，胎児の甲状腺機能が低下し，甲状腺の腫大を来す」などという記述がみられたため，自己判断で薬の服用を中止した。

その後，動悸，発汗，手指の震えを自覚し，「バセドウ病が悪くなっているのだな」とは思ったが放置していた。妊娠29週頃から下痢が続き，次第に腹痛を伴うようになった。妊娠34週になり腹部の緊張感が出現し始めたため，通院中の産婦人科医院に入院し，翌日男児を出産した。

出産の2日後から嘔吐および水様下痢が頻回になり，突然40℃の熱発を生じた。脈拍は頻脈で測定不能であり，次第に意識が朦朧としてきたため，救急要請し転院した。

【入院時現症】

体温39.6℃。極度の頻拍のため脈拍数測定不能。血圧110/70mmHg。意識混迷，皮膚は湿潤で発汗高度，眼球突出を認める。甲状腺はびまん性に腫大し，弾性硬。胸部の聴診で収縮期雑音を聴取，呼吸音清。深部反射の亢進を認めるが，病的反射はみられない。

【入院後の経過】

甲状腺クリーゼと診断し，直ちに副腎皮質ステロイド，抗甲状腺薬（チアマゾール），無機ヨード，β遮断薬などの投与，補液を開始した。第2病日には解熱し，第5病日には下痢もほぼ軽快した。

その後，甲状腺機能検査は正常化傾向を示し，クリーゼを脱することができた。一時，顆粒球が減少したが一過性で，おおむね順調な経過をたどり，第28病日に退院した。退院時，FT_4 2.3ng/dL，FT_3 3.4pg/mL と著明に改善したが，TSHは＜0.05μU/mLとまだ動いていない。

村 上　はい，皆さん，お疲れさまでした。何か質問はありませんか？　ないようでしたら，以上で終わります。（パチパチ…拍手）

Lesson 9

検査値の推移をみるシリーズ

短時間で検査値が急変化…そのとき何を考える？

■この検査所見からどういう病態が読み取れるでしょうか？

75歳女性　主訴：意識障害

3年前に脳梗塞を発症し，10カ月前からはほとんど寝たきりだった。今朝，様子を見に行ったところ意識がなかったので救急要請した。

1. 尿検査

	救急搬入時	翌日
色調	茶褐色	茶褐色
混濁	(±)	(−)
pH	7.0	6.5
比重	1.023	1.048
蛋白	(+)	(+)
糖	(3+)	(+)
ウロビリノゲン	(±)	(±)
潜血	(3+)	(3+)
尿沈渣		
白血球（/HPF)	50〜99	
赤血球（/HPF)	5〜9	

2. 血球計数検査

	救急搬入時	翌日
白血球数（/μL)	8,960	9,920
赤血球数（$\times 10^4$/μL)	517	430
Hb（g/dL)	15.5	12.9
Ht（%)	51.0	42.3
MCV（fL)	98.6	98.4
MCH（pg)	30.0	30.0
MCHC〔g/dL（%)〕	30.4	30.5
血小板数（$\times 10^4$/μL)	15.6	9.7
末梢血液像		
後骨髄球（%)		2.0
桿状核球（%)	19.5	60.5
分葉核球（%)	67.5	22.0
好酸球（%)	0.0	1.0
好塩基球（%)	0.0	0.0
単球（%)	3.5	6.0
リンパ球（%)	9.5	8.5

3. 凝固・線溶系検査

	救急搬入時	翌日
PT-INR	1.04	9.75
APTT（秒)	29.5	100<
フィブリノゲン（mg/dL)		338
FDP（μg/mL)	32.6	5.5
D-ダイマー（μg/mL)	6.35	1.02

4. 血液生化学検査

	救急搬入時	翌日
総蛋白（g/dL)	6.9	5.4
アルブミン（g/dL)	3.5	2.8
T-Bil（mg/dL)	0.5	0.5
D-Bil（mg/dL)	0.2	0.2
AST（U/L)	73	255
ALT（U/L)	34	65
LD（U/L)	615	1,774
ALP（U/L)	260	214
γ-GT（U/L)	48	35
CK（U/L)	6,703	23,405
ChE（U/L)	369	272
T-Cho（mg/dL)	271	168
尿素窒素（mg/dL)	68.2	63.5
CRE（mg/dL)	1.05	1.92
Na（mEq/L)	173	147
K（mEq/L)	4.4	3.8
Cl（mEq/L)	124	100
血糖（mg/dL)	186	151

5. 免疫血清検査

	救急搬入時	翌日
CRP（mg/dL)	0.62	27.4

解説の前に

本症例の「救急搬入時」データのように，“いま，自宅から救急車で搬入されてきた”という患者さんの初回の血液検査データは，いわば「誰の手も加わっていない」状態のものであり，患者さんの身体に生じた病態を“ありのままに”表しています。しかし，その後は病態が重篤であればあるほど「誰かの手が加わった」修飾されたデータに変化していきます。薬剤を投与した，輸液をした，輸血をした，手術をした……というように。

ですから，短時間で大きく数字が動いたデータをみたときには，病態の急激な変化に伴うものなのか，あるいは誰かが何かしたことによるものなのか，またはその両方が重なっているのか，いろいろな可能性を考えてみなくてはなりません。“柔軟な思考力”が求められます。

1. 尿検査はどう読む？（救急搬入時のデータ）

まず，茶褐色で濁っているようにみえるという外観が異常です。潜血反応が（3+）ですので，「間違いなく血尿です！」と言いたいところですが，潜血反応陽性＝血尿でいいのでしょうか。

血尿とは何か？ 定義を確認しましょう。「血尿診断ガイドライン2013」[1]は，「尿中赤血球数20個/μL以上，尿沈渣5個/HPF以上を，血尿の定義とする」としています。つまり，血尿というのは尿中に一定程度以上の赤血球が含まれている状態だということです。

試験紙法による血尿の検出感度（±）は，尿中赤血球5個/μLあるいはヘモグロビン15μg/dLとされており，尿沈渣鏡検の強拡大（HPF；high power field＝顕微鏡400倍1視野）で赤血球1個/視野は2〜4個/μLに相当します（ついでに，LPF；low power fieldは顕微鏡100倍1視野です）。

本症例の尿沈渣中の赤血球数は5〜9/HPFですから“血尿”に相当します。しかし，試験紙法の「潜血反応（3+）＝強陽性」と，尿沈渣の「赤血球数5〜9/HPF＝それほど多くはない」は乖離しており，赤血球以外の潜血反応陽性

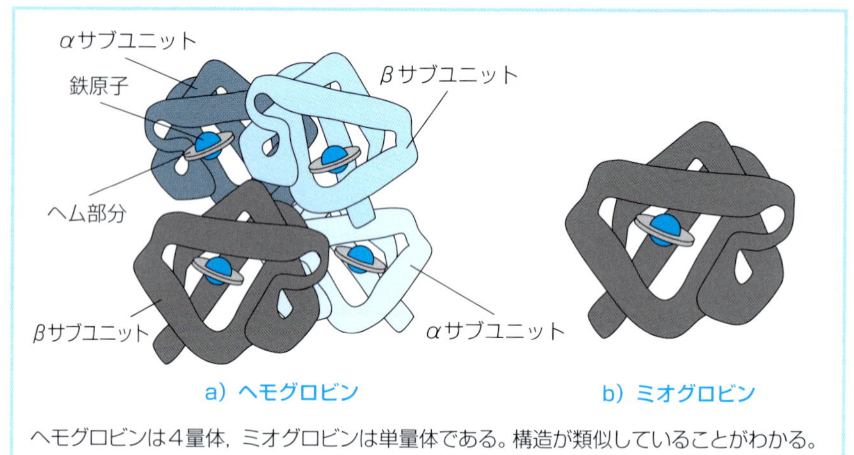

ヘモグロビンは4量体，ミオグロビンは単量体である。構造が類似していることがわかる。ヘモグロビンのサブユニットでは，色素部分のヘムと，蛋白質部分のグロビン（α鎖, β鎖）が結合している。

図1　ヘモグロビンとミオグロビン

を呈する物質，すなわちヘモグロビンかミオグロビンの存在が強く疑われます（潜血反応と尿沈渣の基本はLesson 2，p.27）。

ヘモグロビンとミオグロビン

赤血球に含まれているヘモグロビン（hemoglobin；Hb）は，αサブユニットとβサブユニットとよばれる2種類のサブユニット各2個から構成される4量体構造をしています（図1a）。血管内溶血（赤血球膜が崩壊してHbが血球外に出る現象）が起こると遊離Hbとなり，糸球体で濾過されて尿中に出現します。排尿直後のHb尿は透明で鮮紅色（オキシヘモグロビン oxyhemoglobinの色）ですが，時間が経つと暗褐色（メトヘモグロビン methemoglobinの色）に変化します。

ミオグロビン（myoglobin；Mb）は，酸素に対する親和性がHbより高いので，赤血球中のHbから酸素を受け取り，筋肉の酸素要求に血液からの供給が間に合わない場合に備えて筋肉内に酸素を貯蔵する色素蛋白です。構造はHbによく似ていますが単量体です（図1b）。私たちの筋肉が赤身なのは，このMbの色です。話は逸れますが，クジラ，アザラシ，イルカなど水中に潜る哺乳類は筋肉に大量の酸素を貯蔵しなければならないのでMbをたくさんもっています。クジラ肉ってすごく赤いですよね。赤身の魚の代表であるマグロも，Mbを大量にもっているので最高時速160 kmで毎日300 km以上も泳ぎ続けることができるというわけです。

筋肉が強く障害されると，Mbはカリウムや乳酸などとともに血中に流れ出し，Hb同様，糸球体で濾過されて尿中に出現します。Mb尿も赤色～赤褐色透明で，時間が経つと褐色調が強くなります。本症例の尿は茶褐色ですが，排尿から検体提出までに少し時間が経っているのかもしれません。いずれにしても尿の色だけでHb尿とMb尿を鑑別するのは困難です。

尿糖が（3＋）ですので，糖尿病の可能性を考えます。後で血糖を確認しましょう。尿蛋白（＋）も異常です。

尿沈渣で白血球が50～99/HPFみられます。尿1 μL中に白血球が10個以上認められる状態を**膿尿**といいます。前述したとおり，1個/HPFは2～4個/μLに相当しますので，本症例の尿は立派な“膿尿”です。ただし，中高年の女性では感染症状を伴わない“無菌性膿尿”もよくみられますので，尿中の白血球数だけで尿路感染の有無を決めることはできません。

尿検査からわかったこと

- 試験紙法の潜血反応は（3＋）と強陽性だが，尿沈渣では赤血球は5～9/HPFとそれほど多くない。また，外観（茶褐色）からもHb尿かMb尿を考える。
- 尿糖（3＋）から糖尿病の可能性が考えられる。血糖値を確認する必要がある。
- 膿尿がみられるので尿路感染症の可能性をあげておく。尿蛋白（＋）も異常である。

2. 血球計数検査と凝固・線溶系検査はどう読む？（救急搬入時のデータ）

白血球数8,960/μLは基準範囲内ですが多めで，桿状核球が19.5％と増加し，いわゆる「核の左方移動」を呈しています。

身体に何らかの炎症が存在しているために白血球（主に好中球）が盛んに消費されるようになると，骨髄は好中球の増産に励み，末梢血への供給量を増やします。その結果，白血球数は好中球主体に増加し，核の左方移動を呈します。炎症の程度が深刻で，好中球の消費が著しく亢進している場合には，骨髄からの供給が追いつかず，核の著しい左方移動がみられるけれど白血球数が増加していない，時にはむしろ減少しているというデータを示すこともあります（詳しくはLesson 7，p.113）。

本症例は，白血球数がやや多め（基準範囲内ですが）で，好中球の核の左方移動はそれほど強くありませんので，炎症の比較的早期なのではないかなと考えます。後でCRP値を確認してみましょう。リンパ球は，8,960×0.095≒850/μLと減少傾向です。異常細胞の出現はありません。

赤血球数が517×10^4/μL，Hbが15.5 g/dL，Htが51.0％と，寝たきりの75歳老女としては「血が濃い」感じです。たぶん脱水傾向にあり，実力より濃くみえているのではないかと思います。血小板数15.6×10^4/μLは，脱水傾向を考慮してもほぼ基準範囲としてよいと思います。

凝固・線溶系検査では，PT-INRが1.04，APTTが29.5秒といずれも基準範囲内ですが，FDPが32.6 μg/mL，D-ダイマーが6.35 μg/mLと明らかに増加しています。血管内における凝固の亢進と線溶の亢進を招くような“何か”が――それはおそらく好中球の核の左方移動を生ぜしめた炎症性の“何か”なのだと思いますが――存在していることを示すデータです。

血球計数検査と凝固・線溶系検査からわかったこと

- 白血球数が基準範囲内ながらやや多めで，好中球の核の左方移動もみられる。おそらく炎症（細菌感染症，組織の障害・壊死など）の比較的早期なのではないか。
- Hb＝15.5 g/dLと，75歳の女性としては高値なので，脱水があると考える。
- 血小板数，PT-INR，APTTには特に問題はないが，FDPおよびD-ダイマーが増加しているので，炎症によって凝固の亢進と線溶の亢進を生じているものと思われる。

3. 血液生化学検査と免疫血清検査はどう読む？
（救急搬入時のデータ）

生化学検査では，CK 6,703U/L，尿素窒素68.2mg/dL，Na 173mEq/L，Cl 124mEq/Lという数値が目を引きます。特にCKとNaはどこの医療機関でもパニック値に相当するものと思います。

何といっても尋常でない印象を受けるのはCK 6,703U/Lという数値です。CKほどではありませんが，AST 73U/LとLD 615U/Lも明らかに高値です。その程度は，CK＞＞LD＞ASTといった感じでしょうか。

AST，LD，CKはいずれも**逸脱酵素**です。これらの酵素を含有する細胞が構成する臓器・組織が，何らかの障害を受けて細胞が壊死に陥った証拠です。細胞内に含まれていた酵素が血液中へ出ていく（細胞内から血液中へ逸脱する）から「逸脱酵素」と称するのでしたね。CK値の上昇がみられるときは，筋細胞が壊死に陥る病態を考えます。筋細胞には「心筋細胞」と「骨格筋細胞」がありますが，CKがメインに上昇し6,703U/Lなどという数値を示すのは骨格筋の障害以外には考えられません。心筋の壊死すなわち心筋梗塞は非常に重大な病態ですが，心臓そのものが300g前後しかありませんので，相当広範囲の心筋梗塞でもいきなりCKが2,000U/Lを超えるようなことはまずありません（Lesson 7，p.117も参照）。

尿素窒素が68.2mg/dLというのも問題です。尿素窒素とクレアチニン（Cr）はいわゆる「腎機能検査」とされている検査です。尿素窒素は腎機能以外の因子（腎前性因子）にかなり影響されますので，腎前性因子に影響されにくいCrを同時に評価する必要性があります。通常，**尿素窒素/Cr比**は10前後ですが，本症例では68.2/1.05＝約65にもなりますので，表1から異化亢進（＝骨格筋の壊死）と脱水が該当するように思います（尿素窒素/Cr比についてはLesson 7，p.119）。Na 173mEq/L，Cl 124mEq/Lという数値も脱水を裏づけるものと考えます。

Crは筋肉量に左右される

ところで，Cr 1.05mg/dLというのはどう評価すればよいのでしょうか。女性の基準範囲は0.4〜0.8mg/dLですが，この75歳女性の腎機能はどのくらい

表1　尿素窒素/クレアチニン比＞10を示す病態

蛋白質過量摂取	アミノ酸製剤の輸液も影響する
異化の亢進	発熱 熱傷 甲状腺機能亢進症 副腎ステロイド投与
循環血液量低下	脱水 心不全 ショック
消化管出血	
急性腎不全	

低下しているのでしょう？

性別，年齢（18歳以上に適応），血清Cr値から推算糸球体濾過量（eGFR）を計算する以下の式

eGFR(mL/分/1.73 m^2) = 194 × 血清Cr$^{-1.094}$ × 年齢(歳)$^{-0.287}$(女性は×0.739)

に当てはめて計算すると，本症例のeGFRは39.4 mL/分/1.73 m^{2}となり，慢性腎臓病（chronic kidney disease；CKD）重症度分類（表2）[2]ではG3bの「中等度～高度低下」に相当します。

しかし，実際には本症例は“寝たきり”で，筋肉量も運動量も著しく低下しているはずですから，Cr産生量も一般的な75歳の女性より低下していたと考えられます。この点を考慮すると，GFRは39.4 mL/分/1.73 m^{2}よりもっと低下していたと考えるべきでしょう。上記の計算式は，性，年齢により1日のCr産生量はおおむね一定だという前提のうえに成立しています。Cr産生量は筋肉量と運動量によって左右されるため，筋肉量が著しく少ない症例（四肢切断，長期臥床例，るいそうなど＝Cr産生量が著しく少ない）や，逆に筋肉量が著しく多い症例（アスリート，運動習慣のある高齢者など＝Cr産生量が著しく多い）には，上記の計算式が当てはまりませんので注意が必要です。

血糖値が186 mg/dLですが，状況からはほぼ空腹時血糖と推察されますので糖尿病の可能性を考えます。尿糖（3＋）もこれで説明がつくと思います。

CRPは0.62 mg/dLと軽度増加しています。CRPは，急性炎症が起こると6～8時間以内に急速に増加しはじめ，48～72時間でピークに達する“急性相反応

表2　CKD重症度分類

原疾患		蛋白尿区分		A1	A2	A3
糖尿病		尿アルブミン定量（mg/日） 尿アルブミン/Cr比（mg/gCr）		正　常	微量アルブミン尿	顕性アルブミン尿
				30未満	30～299	300以上
高血圧 腎炎 多発性囊胞腎 移植腎 不明，その他		尿蛋白定量（g/日） 尿蛋白/Cr比（g/gCr）		正　常	軽度蛋白尿	高度蛋白尿
				0.15未満	0.15～0.49	0.50以上
GFR区分（mL/分/1.73m²）	G1	正常または高値	≧90			
	G2	正常または軽度低下	60～89			
	G3a	軽度～中等度低下	45～59			
	G3b	中等度～高度低下	30～44			
	G4	高度低下	15～29			
	G5	末期腎不全（ESKD）	<15			

重症度は，原疾患・GFR区分・蛋白尿区分をあわせたステージにより評価する。
CKDの重症度は死亡，末期腎不全，心血管死亡発症のリスクを　のステージを基準に，　，　，　の順にステージが上昇するほどリスクは上昇する。（KDIGO CKD guideline 2012を日本人用に改変）
〔日本腎臓学会・編：エビデンスに基づくCKD診療ガイドライン2013．東京医学社，p xiii，2013より〕

物質”の代表です。本症例のCRPは，炎症の初期で増加しはじめたところなのでしょう。白血球数が増加しはじめ，桿状核球の比率が上昇しはじめたことと矛盾しません。

血液生化学検査と免疫血清検査からわかったこと

- 骨格筋が強く障害され，壊死に陥るような病態が存在すると思われる。
- 同時に脱水があり，尿素窒素はCrと乖離した高値を示している。
- Na値，Cl値も脱水で説明できるが，そうであれば基準値に見えている総蛋白6.9 g/dLとアルブミン3.5 g/dLは本来はもっと低いと考えるべきか？
- 糖尿病である可能性が高いのではないか。
- CRP値からも，本症例は炎症の初期にあると考えて矛盾がないようだ。

4. 尿検査…何が変化したか？ それはなぜか？（翌日のデータ）

大きな変化はみられませんが，尿比重が1.048とより高値になっていることに注目してください。**尿比重**は尿中固形分の含量を反映するもので，NaCl，尿素，糖，蛋白などの含量に影響されます。尿量が多ければ低比重になり，尿量が少なくて濃いときには高比重になりますので，健常人でも1.012～1.025とかなり幅があります。しかし，腎臓の濃縮力にも限界がありますから，生理的な変動で1.035を超えて高比重になることはありません。では，本症例で1.048もの高値になっているのはなぜでしょうか？

これは，実はそう珍しいことではなく，午後の検査室でたまにみられる現象です。高分子化合物の混入，そうです，造影剤が含まれているのです。血漿増量剤（デキストランなどの膠質輸液剤，マンニトール，グリセロールなどの浸透圧利尿薬）でも同様の事象がみられます。

もし，そうだとすると……本症例には重篤な病態が存在するのではないかと推測されます。血管造影に用いられる水溶性ヨード造影剤は，約99％が腎臓を介して尿中へ排泄されるため，投与方法や投与量にかかわらず腎臓に一定の負荷がかかります。特に腎機能の低下した患者さんに造影剤を使用すると，造影剤腎症（contrast induced nephropathy；CIN）を来す危険性が高いことが知られています[3)]。危険因子には①糖尿病，②腎不全の既往，③造影剤の過剰投与，④脱水状態，⑤高尿酸血症，⑥高齢などがありますが，本症例は①，④，⑥がありそうですし，そもそもかなり腎機能が低下しているのですからたいへん危険です。それでも造影剤を使用せざるをえなかった……というほどの“何か”が起こっているはずです。

5. 血球計数検査と凝固・線溶系検査
…何が変化したか？ それはなぜか？（翌日のデータ）

後骨髄球2.0％，桿状核球60.5％と好中球の核の左方移動が顕著になっています。白血球数はあまり増加していませんが，これは骨髄が増産しても追いつかないほどに組織での好中球消費が亢進しているということで，炎症がかなり重症化してきていると考えるべきでしょう。

赤血球数，Hb，Htが揃って低下しています。救急搬入時には脱水がありましたので，入院後は補液を相当したはずです。救急搬入時のHb 15.5g/dLより，この12.9g/dLのほうが患者さんの実力（？）に近いのだと思います。

血小板数が減少しています。前回の検査でFDPとD-ダイマーが増加しており，血管内における凝固系と線溶系の亢進を来しているのは明らかでしたから，血小板が血栓形成に消費されて減少した可能性がありそうです。

では，播種性血管内凝固症候群（disseminated intravascular coagulation；DIC）が進行したのでしょうか？

PT-INRが9.75にもなっていますし，APTTも100秒以上と，血液が非常に固まりにくくなっています。しかし，フィブリノゲン値は338mg/dLで激減している感じではありませんし，FDPとD-ダイマーは前回値より減少しています。これは凝固系と線溶系の亢進状態が改善してきているという証拠ですから，DICが進行してプロトロンビン時間（PT）とAPTTが延びたのではありません。

PTとAPTTがかくも延長したのは，治療薬として抗凝固薬が使用されたからだと思います。そうでなければ，前日29.5秒だったAPTTが一気に100秒以上にも延長することはありえません。

6. 血液生化学検査と免疫血清検査 …何が変化したか？ それはなぜか？（翌日のデータ）

総蛋白とアルブミンが低下しています。総蛋白に占めるアルブミンの割合はほとんど変化していませんので，補液によって薄まった（というか実力に戻った）ものと思います。Na，K，Clなどの電解質濃度もだいぶ薄まってきており，NaとClはほぼ基準範囲になりました。

一方，AST，ALT，LD，CKなどの逸脱酵素はよりいっそう高値を示しています。骨格筋に相当規模の壊死が生じたものと思われます。そして，おそらくは抗凝固療法などによって血流の再灌流が起こり，血流が途絶えている間には循環血液中に出てこられなかった分の逸脱酵素も流れ出してきたのでしょう。再灌流によって大量のMbが血液中に出てきましたが，Mbは尿細管を中心に腎臓を強く障害し，時には急性腎不全にまで至らしめる強力な“腎毒性”

物質です。Crが短時間で1.92 mg/dLに上昇しているのが気になりますね。

炎症マーカーであるCRPは案の定，一気に27.4 mg/dLに増加しました。炎症はより重篤化して継続しているものと思われます。

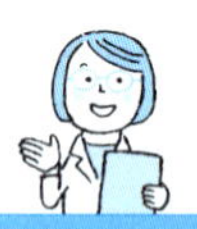

この症例の疾患・病態

もともとコントロールが良くない糖尿病で通院していた患者さんです。3年前に脳梗塞を発症し，日常生活動作（ADL）が低下していましたが，約10カ月前からはほとんど寝たきりになっていたそうです。そのような既往から動脈硬化が進んでいることが推察されますし，同時に心房細動もありましたので，“寝たきり”ということを考えあわせると，「急性動脈閉塞」の危険因子が満載の患者さんだったというわけです。

朝，息子さんが様子を見に行った際には，すでに意識がありませんでした。3年前のことがありますので，ご家族はまた脳梗塞を起こしたと思ったのだそうです。急いで救急車を呼び病院へ搬入しました。

搬入時の医師記録によると，患者さんの意識レベルはJCSで20〜30ポイント，つまり大きな声で呼んだり痛み刺激を加えると何とか開眼する程度でしたが，完全に意識がないということはありませんでした。

診察の結果，右下肢の皮膚が冷たく，蒼白で一部紫色を呈していました。右側の鼠径，膝窩，足背の拍動は触知不能でした。右下肢の動脈閉塞が疑われたため，直ちに造影CT検査を実施し，右腸骨動脈の急性動脈閉塞と診断されました。本症例のものではありませんが，右腸骨動脈閉塞の造影CT写真をお示しします（図2）。右腸骨動脈がかなり中枢側でブツッと途切れているのがわかると思います（⇨部）。

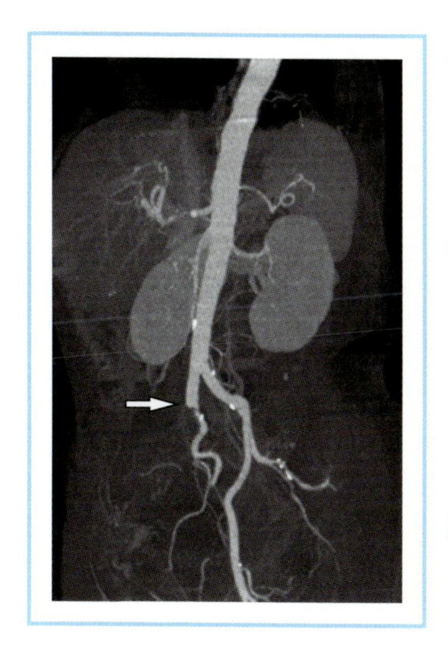

図2　急性右総腸骨動脈閉塞症（造影CT）
〔糖尿病ネットワーク（http://www.dm-net.co.jp/）：AAA「足病変とフットケアの情報ファイル」に掲載の画像。東京労災病院 宇都宮誠氏より許諾を得て掲載〕

7. プラスαの解説――急性動脈閉塞症

発症機序

急性動脈閉塞症（acute arterial occlusive disease）は，動脈が閉塞し急速に血行障害が起こる疾患です。好発部位は，腹部大動脈から下肢動脈の分岐部です。

動脈閉塞の原因は2つに大別されます。1つは，心臓や大動脈瘤内で形成された血栓が血流に乗って運ばれ，下肢の動脈に詰まる場合です。これを「動脈塞栓症」と称します。動脈塞栓症は，基礎疾患に心房細動や弁膜症を有する人で危険性が高くなるとされています。

もう1つは，動脈硬化や動脈炎，外部からの圧排などによって下肢の動脈の血流が滞り，その部分で血栓を形成して動脈閉塞を生じる場合です。これを「動脈血栓症」と称します。

症　状

急性動脈閉塞の症状としては“5P”，すなわち疼痛（pain），脈拍消失（pulselessness），蒼白（pallor or paleness），知覚鈍麻（paresthesia），運動麻痺（paralysis or paresis），あるいは“5P”に虚脱（prostration）を加えた“6P”が

よく知られています。ただし，糖尿病に罹患していて神経障害が進んでいる患者では，痺れや痛みを自覚しないまま組織のダメージが進行してしまうことがあります。

治　療[4)]

動脈の血流が停止しますので，閉塞部位より末梢の組織に酸素と栄養が届かなくなり壊死に陥ることになります。おおむね6時間以内に血流が再開しないと患肢に大きな障害が残り，重症例では肢切断に至ることも少なくありません。

ですから治療の目的は“血流の再開”です。通常はまず，血液の凝固を抑える目的で抗凝固薬（ヘパリンなど）を，また閉塞局所の血栓を溶解する目的で血栓溶解薬（ウロキナーゼ，アルテプラーゼなどのt-PA製剤）を投与します。本症例でAPTTが100秒以上を示していたのは，抗凝固薬の効果だったのでしょう。

次に，カテーテル（バルーン・カテーテル）を用いて閉塞局所の血栓を圧排し物理的に血流再開を図ると同時に，カテーテルを介して血栓溶解薬を局所投与します。

以上のような手立てを講じても動脈に著しい狭窄が残る場合には，バイパス手術を行って血行再建を試みます。急性動脈閉塞症では，診断と治療が迅速に行われないと肢切断を余儀なくされることになりますので，血管造影検査が必須です。腎機能が……などとウジウジしているヒマはありません。時間が経てば経つほど事態が悪化していくのは目に見えています。

まとめ

- 潜血であるにもかかわらず沈渣中に赤血球がみられない場合や，沈渣中に赤血球がみられたとしても潜血反応がそれ以上の場合は，Hb尿かMb尿を疑う。
- Hbは凝固系が亢進し血管内溶血を来した場合，Mbは筋肉が強く障害された場合に尿中に認められる。
- 尿1μL中に白血球が10個以上認められる状態が「膿尿」。ただし中高年女性では無菌性膿尿もみられる。
- Crは筋肉量や運動量に左右される。筋肉量が多い＝Cr産生量が多い，筋肉量が少ない＝Cr産生量が少ない。

- 尿比重は生理的な変動で1.035を超えることはない。造影剤や膠質輸液剤，浸透圧利尿薬の投与患者では高比重になりうる。

●引用文献

1）血尿診断ガイドライン編集委員会・編：CQ1 血尿の基準は年齢や性で異なりますか？ 血尿診断ガイドライン2013，ライフ・サイエンス出版，2013
2）日本腎臓学会・編：エビデンスに基づくCKD診療ガイドライン2013．東京医学社，2013
3）日本腎臓学会，日本医学放射線学会，日本循環器学会・編：腎障害患者におけるヨード造影剤使用に関するガイドライン2012．東京医学社，2012
4）循環器病の診断と治療に関するガイドライン（2005-2008年度合同研究班報告）：末梢閉塞性動脈疾患の治療ガイドライン．Circulation Journal, 73（Suppl. Ⅲ）：1507-1569, 2009

Lesson 10

小児・高齢者シリーズ

小児の検査値の読み方はじめの一歩

■この検査所見からどういう病態が読み取れるでしょうか？

2歳5カ月男児　主訴：発熱，発疹，黄疸

1. 尿検査

色調	淡黄色・清
pH	5.5
比重	1.025
蛋白	(1+)
糖	(−)
ウロビリノゲン	(1+)
潜血	(−)
ケトン体	(3+)
ビリルビン	(2+)
白血球	(2+)
亜硝酸塩	(−)
尿沈渣	
赤血球（/HPF）	1〜4
白血球（/HPF）	50〜99
硝子円柱	(+)

2. 血球計数検査

白血球数（/μL）	13,600
赤血球数（×10^4/μL）	489
Hb（g/dL）	12.4
Ht（%）	36.8
MCV（fL）	75.3
MCH（pg）	25.4
MCHC〔g/dL（%）〕	33.7
血小板数（×10^4/μL）	24.5
末梢血液像	
桿状核球（%）	15.0
分葉核球（%）	71.0
好酸球（%）	0.0
好塩基球（%）	0.0
単球（%）	4.0
リンパ球（%）	9.0
異型リンパ球（%）	1.0

3. 血液生化学検査

総蛋白（g/dL）	6.3
アルブミン（g/dL）	4.1
T-Bil（mg/dL）	4.3
D-Bil（mg/dL）	3.5
I-Bil（mg/dL）	0.8
AST（U/L）	74
ALT（U/L）	108
LD（U/L）	348
CK（U/L）	36
ALP（U/L）	738
γ-GT（U/L）	102
ChE（U/L）	272
T-Cho（mg/dL）	135
TG（mg/dL）	118
尿素窒素（mg/dL）	15.3
CRE（mg/dL）	0.42
尿酸（mg/dL）	6.8
Na（mEq/L）	132
K（mEq/L）	4.5
Cl（mEq/L）	98
血糖（mg/dL）	81

4. 免疫血清検査

CRP（mg/dL）	14.25

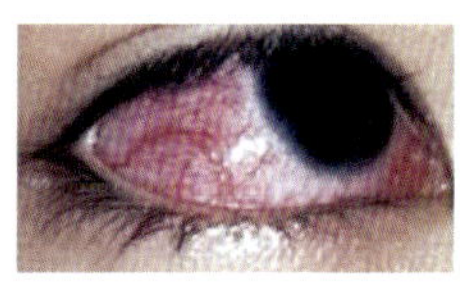

眼球結膜の充血がみられる

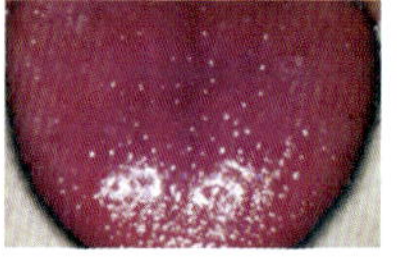

舌が赤く，ツブツブが目立つ

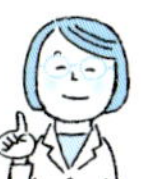

解説の前に

今回は，２歳５カ月の男児の症例を取り上げます。小児の検査データというのは，皆さんあまり馴染みがないのではありませんか？

検査値の基準範囲は，「現在健康で，人種，性別，年齢，生活習慣などさまざまな条件が類似する人々を対象に行った検査の結果，得られた測定値の95%が含まれる範囲」と定義されていますが，これを小児について設定するのはなかなかたいへんな作業です。

大学病院小児科や小児医療センターのような施設を除けば，小児科外来を受診するお子さんのほとんどは，「熱が出た」とか「おなかが痛い」といった急性疾患の患者さんです。よほど重症だったり長引いたりしない限り，採血して検査をすることはないでしょう。ましてや，健康なお子さんが採血検査をする機会などはありません。そこは慢性疾患が多く，たとえ健康でも健診を受けることになっている成人と大きく異なるところです。

今回は，国際成育医療研究センターの検査データを用いて作成された検査基準範囲[1)]を拠り所としました（表１～３はこの文献からの引用です）。この基準値は「潜在基準値抽出法」を用いて設定されています。

1．血球計数検査はどう読む？

2歳男児の基準範囲「血球計数検査」を表1に示します。

白血球数13,600/μLは，大人であれば明らかに増加なのですが，2歳児の場合は基準範囲に入っていることがわかります。それにしても，4,200～19,500/μLとはずいぶん幅が広いですね。20,000/μL近くあっても本当に大丈夫なのでしょうか。

この点について，経験を積んだ小児科医に尋ねたところ，「採血のときに泣いて騒いだりすると白血球はすぐ増えますよね。診療にあたっては，もちろん全身状態が何より重要なのですが，15,000/μLを超えてきたら一応感染症の可能性を考えてみます。それ以下だったら，まあ，特段の病気でなくてもありう

表1　2歳男児の基準範囲：血球計数検査

検査項目（単位）	基準範囲		
白血球数（/μL）	4,200～19,500		
赤血球数（×10⁴/μL）	400～540		
Hb（g/dL）	10.7～14.2		
Ht（%）	33.0～43.0		
MCV（fL）	71.5～86.0		
MCH（pg）	23.5～30.0		
MCHC〔g/dL（%）〕	31.8～35.8		
血小板数（×10⁴/μL）	18.0～62.0		
白血球分画	**平均値**	**範囲**	**平均%**
好中球	3,500	1,500～8,500	33%
好酸球	300		3%
好塩基球			
単球	500		5%
リンパ球	6,300	3,000～9,500	59%

〔田中敏章，他：日本小児科学会雑誌，112：1117-1132, 2008より〕

る数字ですね」とのことでした。

末梢血白血球分類は，基本的には生下時は好中球>リンパ球ですが，生後10日くらいまでの間に好中球<リンパ球となり，6カ月～2歳くらいはリンパ球比率が約60%と人生でMAXになります。その後は好中球が漸増，リンパ球が漸減し続け，6歳前後で成人同様に好中球>リンパ球となります。

本症例では，桿状核球15.0%，分葉核球71.0%と，好中球が86.0%を占め，一方リンパ球は9.0%しかありません。これは，好中球主体の白血球増加と理解してよいのでしょうか？　桿状核球15.0%は，成人であれば「核の左方移動」に当てはまりますが，2歳児ではどうなのでしょう？

くだんの小児科医によれば，「何とも言えませんね。ギャーギャー泣くと好中球が増えますから。でも，リンパ球は絶対数で13,600×0.09≒1,200/μLですから少ないですよね（2歳児のリンパ球数の基準範囲：3,000～9,500/μL）。桿状核球15.0%は，子どもの場合は“左方移動”かもしれない……くらいです」だそうで，小児の検査データは成人のように，スパッと割り切るわけにはいか

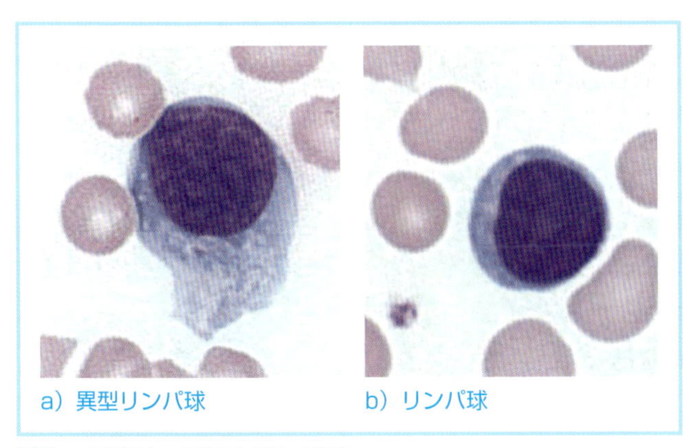

図1　異型リンパ球とリンパ球

ないのだということを痛感しました。

異型リンパ球（図1a）が1.0％出現しています。異型リンパ球というのは，正常のリンパ球（図1b）が，ウイルス，薬剤，その他の異物などの刺激によって反応性に形態を変えたもので，“悪性”のニュアンスはありません。EB（Epstein-Barr）ウイルス感染による伝染性単核球症では，末梢血に異型リンパ球が多数出現することがあります。しかし，この異型リンパ球も1.0％くらい出現したからといって直ちに異変があるということにはなりません。何とも煮え切らない感じですが，仕方ないですね。

ついでに「異型リンパ球」という言葉はどうも印象が良くないようで，「異型リンパ球が出ているのですが，白血病でしょうか？」と質問されたことが何回かあります。前述しましたが，異型≠悪性で，異型＝何かに反応して見た目が変化したということです。ですので，誤解を生じないよう，今後は「異型リンパ球」という名称を廃止し，「反応性（反応型）リンパ球」とよぶことに国際的に決まりました。そうはいっても，長年馴染んだ名称はなかなか切り替わらず，あいかわらず「先生！　異型リンパ球が出ているのですが……」が繰り返されています。

赤血球数489×10^4/μL，Hb 12.4 g/dL，Ht 36.8％は，いずれも基準範囲内です。MCVは75.3 fLと，成人であれば小球性ですが，2歳児としては基準範囲内です。乳児期から幼児期は盛んに成長する一方で，それに比して鉄の摂取量が少ないため，潜在性の鉄不足になっています。

血小板数24.5×$10^4/\mu$Lも問題ありません。

血球計数検査からわかったこと

- 白血球は好中球が主体を占めている。核の左方移動を伴って“増加している”という解釈もできるが，断言はできない。ただし，リンパ球の絶対数は明らかに減少している。
- 異常細胞の出現はみられない。
- 本症例には“炎症”がありそうである。感染症の可能性は否定できないが，確定もできない。
- 赤血球数，Hb，Ht，赤血球指数（MCV，MCH，MCHC）はいずれも2歳男児の基準範囲内である。年齢相応ではあるが，やや小球性である。潜在的な鉄欠乏が存在するのかもしれない（ただし，これも年齢相応）。
- 血小板数は減少も増加もしていない。
- 採血時には，泣いて抵抗していたかも……。

2. 血液生化学検査と免疫血清検査はどう読む？

2歳男児の基準範囲「血液生化学検査」を表2に示します。これに従ってデータをチェックしていきましょう。

血清総蛋白6.3g/dLとアルブミン4.1g/dLは基準範囲です。総ビリルビンは4.3mg/dLと著増しています。この2歳男児には黄疸があるはずです。直接ビリルビンが圧倒的に優位を占めていますので，胆汁の流出障害が黄疸の原因であることがわかります（肝内胆汁うっ滞か胆道閉塞かは区別できません）。

逸脱酵素であるAST 74U/LとALT 108U/Lが軽度の高値を示しています。AST＜ALTですので，急性の肝細胞障害がありそうです。肝細胞障害が遷延して慢性化するとAST＞ALTを示すようになります。同じ逸脱酵素のLDは348U/Lと基準範囲内ですが，基準範囲が195～400U/Lと広いので，「基準範囲内→OK！」とせずに，「この2歳男児の“いつも”に比してどうか」という視点で考えるべきだと思います。CKは36U/Lとまったく上がっていませんので，筋肉の障害は否定してよいでしょう。

表2　2歳男児の基準範囲：血液生化学検査

検査項目（単位）	基準範囲
総蛋白（g/dL）	5.9～7.7
アルブミン（g/dL）	3.4～4.8
T-Bil（mg/dL）	0.2～0.8
AST（U/L）	24～49
ALT（U/L）	9～34
LD（U/L）	195～400
CK（U/L）	43～293
ALP（U/L）	410～1,250
γ-GT（U/L）	6～34
ChE（U/L）	250～490
T-Cho（mg/dL）	125～247
尿素窒素（mg/dL）	4.5～19.0
CRE（mg/dL）	0.17～0.45
尿酸（mg/dL）	2.6～6.4
Na（mEq/L）	135～143
K（mEq/L）	3.6～4.9
Cl（mEq/L）	101～110

〔田中敏章，他：日本小児科学会雑誌，112：1117-1132, 2008より〕

ALPを読むときの注意

さて，問題はALP 738U/Lという数値です。ALPは，リン酸化合物を分解する働きのある酵素で，肝臓，腎臓，小腸，骨，胎盤などに多く存在しています。ALPはγ-GTとともに**胆道系酵素**とよばれていますが，これは，肝胆道系疾患，特に直接ビリルビン優位の黄疸を呈する，胆汁の流路に障害がある疾患の際に，高ビリルビン血症と同時にALPとγ-GTが揃って高値を示すからです。

本症例では，γ-GT 102U/Lと明らかに高値です。では，ALPは？　というと，2歳男児の基準範囲（410～1,250U/L）内に収まっています。“高値ではない”と判断してよいのでしょうか？

表3　性別・年齢別のALP基準範囲

年齢	男児		女児	
	下限値	上限値	下限値	上限値
0カ月	530	1,610	530	1,610
1カ月	510	1,620	510	1,620
3カ月	480	1,620	480	1,620
6カ月	420	1,580	420	1,580
1歳	395	1,339	395	1,289
2歳	410	1,250	410	1,150
3歳	420	1,200	420	1,130
6歳	440	1,230	460	1,250
12歳	455	1,500	300	1,380
15歳	270	1,200	155	900
20歳	150	410	120	340

〔田中敏章，他：日本小児科学会雑誌，112：1117-1132, 2008より〕

ALPは骨芽細胞（骨を作る細胞）内にたくさん存在しています。成長期の小児は骨芽細胞の活動が盛んですから，ALPの値は成人の4～5倍以上に及びます（表3）。成長期を過ぎて20歳になると，ほぼ成人の基準範囲（100～350U/L）に落ち着きます。

このALPの読み方はなかなか厄介で，医師もときどき失敗しています。ALPは，「いま，健康な人の95%が含まれる」集団としての基準範囲はとても広いのですが，個人の“正常値”はほとんど動かないという特徴をもっています。つまり，毎年の健診でALP 180U/L前後だった72歳の女性が，今年の健診でALP 340U/Lだったとしたら，たとえ基準範囲に収まっていても，それは正常の2倍にも上がっているわけで，胆管がんなどを疑ってみなければなりませんよ……ということなのです。

ところが，この2歳男児は当然のことながら，個人の“正常値”など調べてありませんから，比較基準がありませんでした。そのため結果論になってしまいますが，病気が軽快した時点で，この2歳男児のALPは450U/L前後まで低下したことから，当初の738U/Lという数値は“高値”だったのだと判明しました。

ChE 272U/Lは基準範囲内です。アルブミン値も問題ありませんでしたから，肝臓に障害があるとしても蛋白合成能が低下するような病態ではないということでしょう。

その他には，尿酸が6.8mg/dLとちょっと高めです。主訴に「発熱」とありますから，高熱が続いていて異化亢進の傾向があるのかもしれません。Na 132mEq/L，Cl 98mEq/Lは，やや低めです。

CRP 14.25mg/dLは明らかに異常高値です。この2歳男児は，何らかの，それも中等症以上の“炎症性疾患”に罹患しているようです。もちろん，CRPの数値から原因を特定することはできません。

血液生化学検査と免疫血清検査からわかったこと

- 肝・胆道系の障害がみられる。肝細胞の障害は急性のものだが，障害の度合いは強くない。
- 直接ビリルビン優位の高ビリルビン血症，ALPとγ-GTの高値が揃っているので，肝内胆汁うっ滞あるいは閉塞性黄疸を来す疾患・病態が存在する。
- 腎機能には問題がない。
- 原因は特定できないが，何らかの“炎症”がある。

3. 尿検査はどう読む？

蛋白（1+）ですから，30mg/dL≦尿蛋白＜100mg/dLです（尿蛋白についてはLesson 5，p.73）。もちろん，糸球体腎炎のような腎性蛋白尿，尿路感染症による腎後性蛋白尿も否定はしきれませんが，この程度の蛋白尿は腎・泌尿器系に問題がないときにもみられることがあります。**生理的蛋白尿**とか**機能性蛋白尿**と称されるもので，その代表が発熱に伴う，いわゆる“熱性蛋白尿”です。

ケトン体の特徴

ケトン体が（3+）です。体内で糖質代謝障害を生じた場合（その代表が糖尿病性ケトアシドーシスです）や，糖質の摂取不足が続いた場合には，エネルギー源が糖質から脂質に切り替わり，脂質の分解が盛んになります。この脂質分解時の中間代謝産物がアセト酢酸，β-ヒドロキシ酪酸，アセトンで，ケトン体と総称されます。血液中のケトン体が増加すると，腎臓を介して尿中に排泄されるケトン体量が増加します。ケトン体は酸性物質なので，尿中ケトン体が増加すると尿のpHは酸性に傾きます。尿のpHは通常は6.0前後の弱酸性ですが，本症例では5.5とやや酸性に傾いています。

試験紙法で検出されるケトン体は主にアセト酢酸です。ケトン体が（3＋）＝尿中にアセト酢酸が増加するような＝脂質代謝が亢進するような病態が存在するということを意味しています。小児では，具合が悪くて食餌が摂れず糖質が不足するようなときに，比較的よくみられる病態です。また，本症例では血液中の直接ビリルビンが高値なので，尿中ビリルビンも（2＋）です。

尿路感染症をみる白血球反応と亜硝酸塩

尿路感染症があるかどうかを判断するために，試験紙法では「白血球反応」と「亜硝酸塩」をみています。

尿路感染症の際には，尿中に白血球，特に好中球が多数みられるようになります。白血球反応は，好中球が有するエステラーゼの活性量を調べることで，尿中白血球の存在を検出する検査です。検出感度はメーカーにより多少差がありますが，おおむね10～25個/μLで，これは尿沈渣の5～10個/HPFに相当します。簡便なうえにたいへん鋭敏なのは良いのですが，偽陽性が多く，白血球反応陽性だけで尿路感染症の有無を確定することはできません。

亜硝酸塩について説明します。私たちは食物，特に野菜から硝酸塩を摂取しています。消化管で吸収された硝酸塩の大部分は尿中に排泄されますが，尿路感染症があり尿中で細菌が繁殖すると，硝酸塩は還元されて亜硝酸塩に変化します。ですから，亜硝酸塩が陽性を示す＝尿中に細菌が繁殖していると判定します。こちらも簡便ですが，偽陰性が多く，細菌尿に対する感度が低いという欠点があります。

食餌が摂れず硝酸塩の摂取量が少ないときは，細菌感染があっても亜硝酸塩が産生されません。あるいは，膀胱炎で膀胱刺激症状があり頻尿になると，細菌と硝酸塩の接触時間が短いために亜硝酸塩が産生されません。また，尿路感染症の原因菌のすべてが硝酸塩を亜硝酸に還元できるわけでもありません。これらの場合はすべて偽陰性を呈することになります。

本症例では，白血球反応（2+），亜硝酸塩（−），尿沈渣で白血球50〜99/HPFということですが，この結果からは，「尿路感染症はない」と言うことも，「尿路感染症である」と言うことも，どちらも断言できないという結論になります。

硝子円柱が（+）ですので，糸球体濾過量が減少する病態を考えます（円柱についてはLesson 5，p.76）。発熱があり具合が悪いようですから，脱水傾向があるのでしょう。

尿検査からわかったこと

- 少量の蛋白が認められるが，おそらく生理的蛋白尿のうちの熱性蛋白（+）ではないか。
- 食餌や水分の摂取が不足しており，糖質や脂質の代謝異常を生じている。同時に脱水傾向である。
- 血液中の直接ビリルビンが増加している。
- 尿路感染症については否定も肯定もできない。

4. 本症例の経過

お母さんの話では，1月3日から37℃台後半の発熱があり，だるそうにしていて食事をあまり食べなかったので，風邪をひいたのかなと思っていたそうです。翌日，40℃を超えるような高熱が出たのでインフルエンザだと思い，市の休日小児科当番医を受診しました。インフルエンザの迅速検査は陰性でしたが，インフルエンザにかかっていても発症早期には検査が陽性にならないことがあるから……と言われ，解熱剤を受け取って帰宅しました。しかし，解熱剤で体温はあまり下がらず，さらに，眼が真っ赤に充血したり，胸や背中に紅斑が出現したりで，「これはただごとではない！」と考え，発症から4日目に当院の小児科を受診しました。

このとき，担当医がカルテに記載した診察所見は以下のとおりです。そして，直ちに入院し精査加療を行うことになりました。

意識清明，不機嫌
体温：39.9℃　脈拍数：112回/分　血圧：102/60mmHg　呼吸数：36回/分
眼瞼結膜：貧血（＋）　眼球結膜：充血（＋＋）（図2a）　黄染ははっきりしないがありそう
咽頭：発赤あり　扁桃：腫脹なし　舌：いちご舌あり（図2b）
　両側前頸部に腫脹したリンパ節を触知する
胸部聴診所見：心音整，雑音なし　呼吸音清
腹部触診所見：平坦，軟　肝脾腫なし　圧痛なし　腸管蠕動音の亢進を認めない
体幹部を中心に境界不明瞭な不整形紅斑が散在する（図2c）
両手の浮腫・発赤あり（図2d）　両足末端に軽度の浮腫・発赤あり
（以下，略）

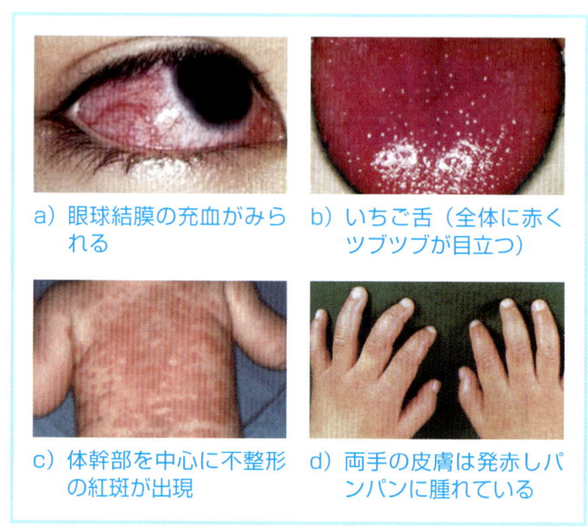

a）眼球結膜の充血がみられる
b）いちご舌（全体に赤くツブツブが目立つ）
c）体幹部を中心に不整形の紅斑が出現
d）両手の皮膚は発赤しパンパンに腫れている

図2　本症例の診察所見

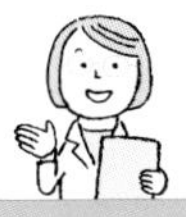

この症例の疾患・病態

高い熱が続き，図2に示したように多彩な皮膚・粘膜症状が出現しています。検査データからは，何らかの原因により炎症状態にあるということはわかりましたが，細菌感染症とも言い切れず，原因は特定できていません。

皆さんお察しのとおり，本症例は川崎病と診断されました。厚生労働省川崎病研究班が作成した診断基準を表4に示します。この2歳男児は，「A 主要症状」がほぼ揃ってみられており，診断は川崎病として矛盾しないと思われます。

川崎病は，1961年に1例目を発見し，その後一疾患概念として報告された小児科医・川崎富作先生にちなんで命名された，主に乳幼児が罹患する血管炎症候群の1つです。世界的に「Kawasaki Disease（KD)」とよばれています。

全身性に，主として中型の血管に炎症を生じ，高熱，皮膚粘膜の症状，リンパ節腫脹がみられますので，小児急性熱性皮膚粘膜リンパ節症候群（mucocutaneous lymph-node syndrome；MCLS）とも称されます。

表4　川崎病（MCLS，小児急性熱性皮膚粘膜リンパ節症候群）診断の手引き（厚生労働省川崎病研究班作成 改訂5版 2002年2月）

本症は，主として4歳以下の乳幼児に好発する原因不明の疾患で，その症候は以下の主要症状と参考条項とに分けられる。

A 主要症状
1. 5日以上続く発熱（ただし，治療により5日未満で解熱した場合も含む）
2. 両側眼球結膜の充血
3. 口唇，口腔所見：口唇の紅潮，いちご舌，口腔咽頭粘膜のびまん性発赤
4. 不定形発疹
5. 四肢末端の変化：（急性期）手足の硬性浮腫，掌蹠ないしは指趾先端の紅斑
（回復期）指先からの膜様落屑
6. 急性期における非化膿性頸部リンパ節腫脹

6つの主要症状のうち5つ以上の症状を伴うものを本症とする。
ただし，上記6主要症状のうち，4つの症状しか認められなくても，経過中に断層心エコー法もしくは，心血管造影法で，冠動脈瘤（いわゆる拡大を含む）が確認され，他の疾患が除外されれば本症とする。

B 参考条項（省略）

5．プラスαの解説

川崎病とは

川崎病はアジア諸国に多く，主に小児が罹患する疾患です。発症年齢は4歳以下が80％以上を占めており，特に6カ月～1歳の乳児期に多くみられます。しかし，まれではありますが，成人の発症例も報告されています。

病原微生物は特定されておらず，伝染性の病気ではないと考えられていますが，発症は夏と冬に多く，地域流行性がみられたり，有意に患者が増加する“流行年”があること，兄弟発症例が1～2％みられることなどから，何らかの感染症が引き金となって発症する可能性が示唆され続けてきました。特に「発疹」や「いちご舌」が共通する溶連菌感染は，常に犯人扱いされてきました。しかし，川崎病には抗菌薬は効きませんし，培養しても菌をつかまえることはできません。川崎先生の最初の発表から50余年が経ち，この間さまざまなウイルス，細菌，リケッチアなどが「われわれは川崎病の原因を特定した！」という研究者たちに“ご指名”を受けました。が，結局，今日に至るまで不明なままです。

おそらく，“病原体X”――1種類ではないかもしれません――の感染が刺激となって免疫反応が起こり，外敵から身体を守るために増加した白血球が，特に中規模の血管の壁に集まり過ぎて（血管炎），結果的に自身の組織を破壊してしまう“自己免疫”的なメカニズムで発症するのだろうと考えられています。

可能性は高くはありませんが，冠動脈の血管壁構造が破壊され，脆弱化した部分が膨らんで動脈瘤を作ることがあります。この動脈瘤が血栓で詰まったり，血管壁が厚くなって血管内腔が狭窄したりすると，心筋梗塞の発症につながります。これが川崎病最大の合併症（後遺症）です。乳幼児の冠動脈の太さはおおむね2mm以下ですが，7mm以上になると閉塞する危険性が大きくなることが知られています。冠動脈瘤部に形成された血栓を原因とする心筋梗塞は，川崎病の発症から1年半以内に起こることが多いと報告されています。

川崎病の治療

急性期川崎病治療のゴールは，“急性期の強い炎症反応を可能な限り早期に終息させ，結果として合併症である冠動脈瘤の発症頻度を最小限にすること”とされています。早期に高用量の完全分子型免疫グロブリンの静注（IVIG）

療法を開始し，同時にアスピリンを用いた抗血小板療法を併用するのが基本です。治療の詳細については，日本小児循環器学会「川崎病急性期治療のガイドライン」（平成24年改訂版）[2]を参照してください。

川崎病発症の原因・メカニズムはいまだ十分に解明されていませんが，この治療法が確立したことで，川崎病が発見された当初2％程度とされていた死亡率は，現在では0.05％以下となり，後遺症で苦しむ患者数は激減しました。

今回取り上げた2歳男児も，入院後直ちに免疫グロブリン2mg/kg/日の静脈投与と，アスピリン43mg/kg/日の内服を開始しました。翌日には解熱し，白血球数10,800/μL，総ビリルビン1.2mg/dLと，異常値の改善が確認できました。経過中に実施された心エコー検査では，冠動脈の拡張や動脈瘤の形成は認められませんでした。

まとめ

- 小児の末梢血白血球分画は，生下時は好中球＞リンパ球，生後約10日までの間に好中球＜リンパ球となり，6カ月〜2歳くらいまではリンパ球比率が60％と人生で最大になる。
- 異型リンパ球はリンパ球が刺激に対して反応性に形態を変えたもの。悪性ではない。
- ALPは，個々人の“正常値”がほとんど動かない。そのため以前の値と比較することが重要。
- 尿中の白血球反応，亜硝酸塩は尿路感染症の評価に使えるが，それぞれ偽陽性，偽陰性が多い。

●引用文献

1）田中敏章，他：潜在基準値抽出法による小児臨床検査基準範囲の設定．日本小児科学会雑誌，112：1117-1132, 2008

2）日本小児循環器学会学術委員会 川崎病急性期治療のガイドライン作成委員会：日本小児循環器学会研究委員会研究課題「川崎病急性期治療のガイドライン」（平成24年改訂版）．日本小児循環器学会雑誌，28（Suppl. 3）：S1-S28, 2012（http://minds4.jcqhc.or.jp/minds/kawasaki/kawasakiguideline2012.pdf）

Lesson 11

小児・高齢者シリーズ

高齢者の高蛋白血症ときたら外せない鑑別は？

■この検査所見からどういう病態が読み取れるでしょうか？

73歳女性　主訴：腰痛，高蛋白血症
高血圧で通院中のクリニックで血液検査を行い，高蛋白血症と指摘された。

1. 尿検査

色調	淡黄色・清
pH	6.0
比重	1.020
蛋白	（1＋）
糖	（−）
ウロビリノゲン	（±）
潜血	（±）
ケトン体	（−）
白血球	（1＋）
亜硝酸塩	（−）

2. 血球計数検査

白血球数（/μL）	5,890
赤血球数（×10^4/μL）	277
Hb（g/dL）	8.5
Ht（%）	25.2
MCV（fL）	91.0
MCH（pg）	30.7
MCHC〔g/dL（%）〕	33.7
血小板数（×10^4/μL）	25.8
末梢血液像	
好中球（%）	59.1
好酸球（%）	3.1
好塩基球（%）	0.3
単球（%）	2.0
リンパ球（%）	35.5
赤血球連銭形成	（＋）

3. 血液生化学検査

総蛋白（g/dL）	12.8
アルブミン（g/dL）	2.6
A/G	0.25
T-Bil（mg/dL）	0.3
D-Bil（mg/dL）	0.2
AST（U/L）	15
ALT（U/L）	8
LD（U/L）	182
ALP（U/L）	291
γ-GT（U/L）	16
ChE（U/L）	202
T-Cho（mg/dL）	149
TG（mg/dL）	59
尿素窒素（mg/dL）	17.4
CRE（mg/dL）	0.9
eGFR（mL/分/1.73m^2）	47
尿酸（mg/dL）	6.7
Na（mEq/L）	135
K（mEq/L）	4.1
Cl（mEq/L）	100
Ca（mg/dL）	10.6
無機リン（mg/dL）	2.5
CRP（mg/dL）	2.15

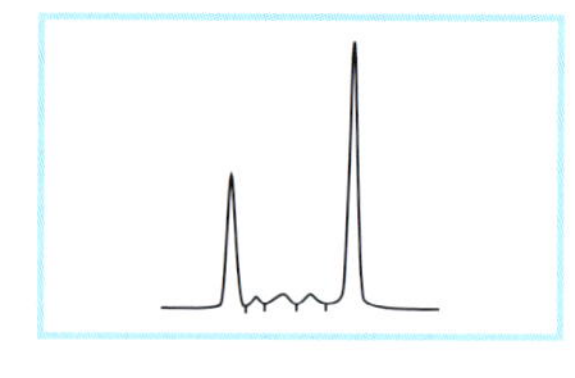
血清蛋白分画パターン

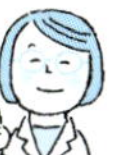

解説の前に

65歳以上の人口が全人口に占める割合を「高齢化率」と称します。今年2017年は，戦後生まれのいわゆる「団塊の世代〔1947（昭和22）年～1949（昭和24）年生まれ〕」の最初の世代が70歳となり，65歳以上人口が3,471万人，高齢化率は27.4%，75歳以上人口が1,705万人となっています。私たち日本人は，世界中のどの国も経験したことのない「超高齢社会」を生きているのです。

人口の高齢化に伴い，動脈硬化性疾患と悪性腫瘍の患者さんは増える一方です。どちらも，発病のメカニズムが「老化」と密接に関係しているからです。今回は，そのような“高齢者に多い疾患”の代表的な一つを取り上げます。

1. 血球計数検査はどう読む？

赤血球数277×10⁴/μL，Hb 8.5g/dL，Ht 25.2%といずれも基準範囲以下です。赤血球指数をみると，MCV 91.0fL，MCH 30.7pg，MCHC 33.7g/dL（%）ですので，**正球性正色素性貧血**に該当することがわかります。

白血球数5,890/μLと血小板数25.8×10⁴/μLは，いずれも基準範囲です。また，白血球の中味（末梢血白血球分画）も特に問題はなさそうです。

貧血のときには毎度おなじみの表1ですが，MCV＝91.0fLから，小球性貧血と大球性貧血に分類される疾患の可能性は低いものと考えられます。また，白

表1　MCVによる貧血の分類

小球性貧血	正球性貧血 （80＜MCV＜100）	大球性貧血
鉄欠乏性貧血 （慢性疾患に伴う貧血）	再生不良性貧血 腎性貧血 急性貧血 （慢性疾患に伴う貧血） （溶血性貧血）	巨赤芽球性貧血 肝障害に伴う貧血 （溶血性貧血） 骨髄異形成症候群

血球と血小板には問題がありませんので，再生不良性貧血も除外できそうです。腎性貧血，溶血性貧血などは，この後の血液生化学検査をみれば判断できると思います。

ただし，臨床の現場において，腎性貧血や溶血性貧血はそれほど発症頻度が高い疾患ではありません。例えば，腎性貧血は腎障害のために腎臓からのエリスロポエチン産生量が低下し，Hb値が低下した状態ですが，腎性貧血の頻度が急増するのは，血清クレアチニン値≧2mg/dLまたはクレアチニンクリアランス値<20〜35mL/分程度にまで腎機能が低下した場合とされています。溶血性貧血の推定患者数は100万対12〜44人ですが，最も多い自己免疫性溶血性貧血（AIHA）ですら，推定患者数100万対3〜10人，年間発症率100万対1〜5人というまれな疾患です。

正球性正色素性貧血のうち臨床現場でよくみられるのは，急性出血に対して補液を行った後の患者さんと，月単位で継続している疾患・病態のために赤血球系造血が抑制されている患者さんです。受診時のエピソードをみると，本症例が「急性出血＋補液後」という可能性はなさそうですね。

末梢血液像で赤血球の**連銭形成**（図1）が観察されました。"連銭"というのは，赤血球をコイン（銭）に見立て，積み上げたものをズルッと崩した感じとでもいうところでしょうか。赤血球がぺたぺたとくっついて一塊になった"凝集"とは異なり，赤血球同士が面と面でくっついて整然としたチェーン状になって見えます。

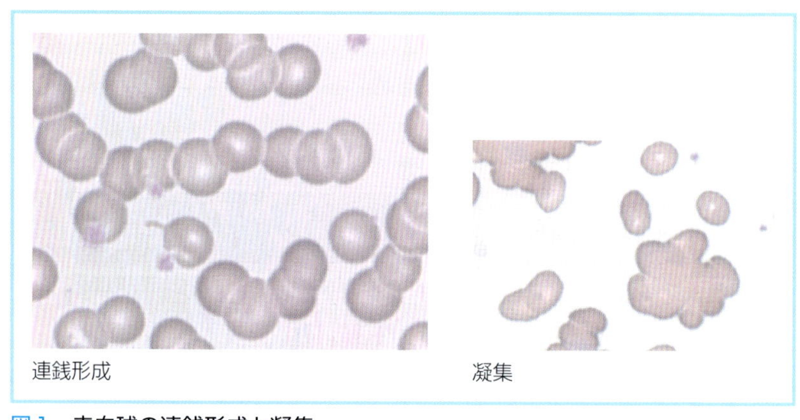

図1　赤血球の連銭形成と凝集

赤血球の表面は膜上に存在するシアル酸のカルボキシル基によってマイナスに帯電しているために，赤血球同士は反発しあっています。ところが血漿中にプラスに荷電した蛋白質粒子であるγグロブリンやフィブリノゲンが増加すると，これが“糊”になって，赤血球—糊—赤血球—糊—赤血球……というつながりができるのです。逆に言うと，赤血球連銭形成は，血液中のγグロブリンand/orフィブリノゲンがかなり増加していることを示唆する所見だということができます。

血球計数検査からわかったこと

- 正球性正色素性貧血である。
- 白血球数と血小板数は基準範囲にあり，白血球の分画にも異常はない。
- 今回の検査に至るエピソードを考えあわせると，明らかな臨床症状を伴わないまま，ある程度の期間継続していた疾患が存在するものと思われる。
- その疾患は高γグロブリン血症and/or高フィブリノゲン血症を伴う。

2. 血液生化学検査はどう読む？

高蛋白血症が意味するもの

何と言っても血清総蛋白12.8 g/dLという値が目を引きます。病気のときに低蛋白血症になることはよくありますが，高蛋白血症になるのはまれです。図2aは正常の血清蛋白分画パターンです（蛋白分画パターンの基本はLesson 3, p.44）。正常ではアルブミンが総蛋白の60～70％を占めており，低蛋白血症はほぼ低アルブミン血症とイコールですが，高蛋白血症のときは何が増加するのでしょうか？

アルブミンが基準範囲を超えて著しく増加し高蛋白血症になることはありません。筆者がかつて大学の臨床検査医学教室に在籍していたときに，ゆで卵が大好きなT先輩が一気に20個もの卵を食べて検証したのですが，血清アルブミンはちっとも増加しませんでしたし，尿蛋白も出ませんでした（見ていた私は気持ちが悪くなって，しばらくゆで卵を食べられませんでした）。

本症例のように血清総蛋白が12.8 g/dLにも及ぶ著しい高蛋白血症の患者さんは，間違いなく高γグロブリン血症であり，しかもそのγグロブリンは“腫

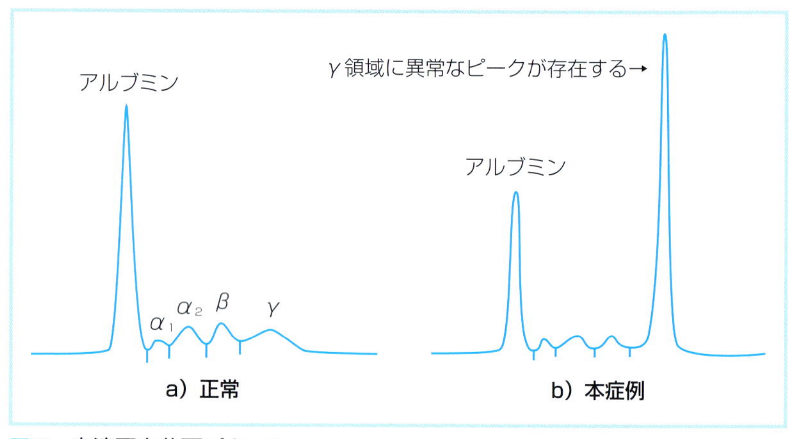

図2　血清蛋白分画パターン

瘍性の蛋白”です。本症例の血清アルブミンは2.6g/dLで低アルブミン血症に相当します。アルブミン以外の10.2g/dLはα_1，α_2，βおよびγグロブリンの合計ですので，アルブミン/グロブリン比（A/G：基準範囲1.3〜2.2）は0.25です。α_1，α_2，βグロブリンに含まれる蛋白は，種類は多いのですが一つひとつの量はmgのレベルですので，増加したとしても総蛋白量に影響を与えるものではありません。

実際，血清蛋白分画のパターン図（図2b，冒頭の図の再掲）をみると，正常のγ分画の位置にアルブミンを凌駕するようなピークがみられます。これがM-ピークと称されるもので，腫瘍由来の単クローン性蛋白（M蛋白）が著増していることを示しています（図3）。M蛋白を伴う代表的な疾患を表2に示しました。確定診断に至るプロセスについては後述します。

このように，病気のときはアルブミンが低下しやすい一方，グロブリンは炎症に応じて増加するため，身体に何か問題がある場合，たとえ総蛋白の値は基準範囲でもA/Gが低下していることはしばしばあります。

低アルブミン血症ではCaに注意

低アルブミン血症に関連して注意しなければならないのが血清Caの値です。血清中のCaの40%はアルブミンと結合しており，10%は無機リン酸やクエン酸と結合しています。あとの50%はイオン型（遊離型）として存在していて

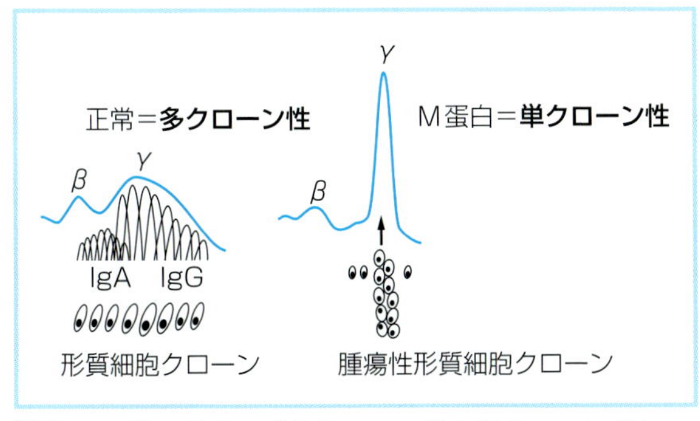

図3　γグロブリン（多クローン性と単クローン性）

表2　M蛋白を伴う代表的な疾患

1. 多発性骨髄腫
   IgG，IgA，IgD，（IgM），（IgE），Bence Jones蛋白の増加
2. 原発性マクログロブリン血症
   IgMの増加
3. MGUS（monoclonal gammopathy of undetermined significance，意義不明の単クローン性ガンマグロブリン血症）
4. その他

Caの生理的機能を担い骨代謝に関与しています。

血清アルブミン値が4g/dL以下のときは，下記の補正式で補正Ca値を算出します。低アルブミン血症の際には結合型が少ないため，見かけ上，低Ca血症を呈することがあるからです。

補正Ca値(mg/dL)＝実測Ca値(mg/dL)＋{4－血清アルブミン値(g/dL)}
本症例の補正Ca値＝10.6＋(4－2.6)＝12.0(mg/dL)

本症例の場合は，低アルブミン血症にもかかわらずCaが10.6mg/dLもあり，補正Ca値＝12.0mg/dL＞11.0mg/dLですので，高Ca血症に相当します。高Ca血症を呈する疾患を表3に示しましたが，90％以上は原発性副甲状腺機能亢進症か悪性腫瘍によるものだといわれています。

クレアチニンが軽度上昇しており，eGFRが47mL/分/1.73m^{2}と腎機能の低下があるようです。CRPが2.15mg/dLと上昇していますので，何らかの炎症が存在すると考えられます。その他の検査項目にはあまり問題がないと思います。

表3　高Ca血症の原因

定　義：血清Ca濃度が11.0mg/dL以上を高Ca血症という。
原　因：原因の90%以上は，原発性副甲状腺機能亢進症か悪性腫瘍である。

原因	疾患	
副甲状腺ホルモン（PTH）の過剰	原発性副甲状腺機能亢進症	
悪性腫瘍	がんの骨転移	
	白血病，特に成人T細胞白血病	
	リンパ系悪性腫瘍	多発性骨髄腫
		悪性リンパ腫
ビタミンDの過剰	ビタミンD中毒	
腎尿細管におけるCa再吸収の亢進	サイアザイド系利尿薬	
活性化マクロファージによる $1,25\text{-}(OH)_2D_3$ の過剰産生	サルコイドーシス	
その他の薬剤		

血液生化学検査からわかったこと

- 著明な高蛋白血症と低アルブミン血症がみられる。
- 血清蛋白分画パターンからγグロブリン領域に大量のM蛋白が存在することがわかる。これが赤血球連銭形成の原因と思われる。
- 腎機能が低下している。
- 高Ca血症がみられる。原発性副甲状腺機能亢進症か悪性腫瘍によるものの可能性が高いといわれているが，本症例では大量のM蛋白とあわせて考える必要性がありそうだ。
- CRP値から，感染症，組織壊死・崩壊など，何らかの炎症が存在すると考える。

3．尿検査はどう読む？

蛋白（1+），潜血反応（±），白血球反応（1+）のほかは問題ありません。

尿蛋白の判定基準は，尿中アルブミン濃度がおおむね15mg/dL ～(±)，30mg/dL ～(1+)，100mg/dL ～(2+)……となっています。健診の判定は（1+）の場合，「今回の検査では少し尿蛋白が検出されました」というところでしょう。

潜血反応（±），白血球反応（1+）はいずれも軽度の異常で，73歳の女性であれば「よくあること」だと思われます。

尿検査からわかったこと

- 軽度の蛋白尿がみられる。
- 潜血反応，白血球反応は，正常ではないが中高年以上の女性にはよくみられる異常所見である。
- ただし，尿路感染症を完全に否定することはできない。

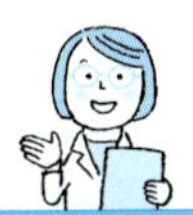

これまでの解析から

高齢者に著しい高γグロブリン血症がみられ，血清蛋白分画パターンで多量のM蛋白〔M-ピーク（＋)〕が確認されたとき，いの一番に疑うべき疾患は“多発性骨髄腫”です。

Bリンパ球は分化・成熟して形質細胞となり，液性免疫を担う免疫グロブリン（抗体）を作っています。多発性骨髄腫とは，形質細胞のうちの1つが腫瘍化して増殖する病気です。そして増殖した異常形質細胞（骨髄腫細胞）は出自が同じなので〔これを単クローン性（monoclonal）といいます〕，皆，同じ役立たずの免疫グロブリンを産生します。この不良品の免疫グロブリンがM蛋白です（図3)。

骨髄腫細胞が骨髄中で増加するにつれ，しだいに正常な造血が抑制されます。赤血球が減ると貧血になりますし，血小板が減ると出血傾向を来します。また，白血球が減ると免疫機能が低下し，正常の免疫グロブリンが減少している易感染状態にさらに拍車をかけます。

骨髄腫細胞は，自ら骨を壊す物質を出し，また別の細胞に骨を溶かす物質を出すように働きかけますので，骨が溶けて脆くなります（溶骨)。そのため，多発性骨髄腫の患者さんには腰痛など強い骨粗鬆症類似の症状がみられることが多く，さらに骨病変が進めば，病的骨折を生じるようになります。病的骨折というのは，特段の外力なしに，あるいは普通なら骨折するはずのない弱い外力でも骨折してしまうことをいいます。

溶骨に伴って骨の中のCaが血液の中に出ていき“高Ca血症”を呈するようになると，口渇，精神障害，意識障害がみられることがあります。

さらに，血液中のM蛋白が腎臓に運ばれアミロイドに変性して沈着し，腎機能の低下を招きます。分子量が小さいM蛋白をもつ患者さんでは，M蛋白が腎糸球体から尿中に大量に出ていき，尿細管を詰まらせることがありますが，その場合にも腎機能は低下します。

多発性骨髄腫は高齢者に多い病気であり，また男性の患者数が女性よりも多いとされています。

本症例も，腰痛を訴えていますし，貧血，高Ca血症，腎機能の低下がみられます。女性ですが，73歳と高齢です。

4. もう一度，尿検査はどう読む？

「白血球反応（1+）は軽度の異常で，73歳の女性であれば“よくあること”だと思われます」と前述しました。確かに，普通なら！　しかし，本症例では血清に大量のM蛋白がみられていますので，「普通ではない尿蛋白のとらえ方」が必要です。

本症例では，血液中に大量の病的γグロブリンが存在することがわかっています。γグロブリンの基本構造は2本の重鎖（heavy chain；H鎖）と2本の軽鎖（light chain；L鎖）です（図4）。H鎖はγグロブリンのクラスによって決まっており，IgGはγ鎖，IgMはμ鎖，IgAはα鎖，IgDはδ鎖，IgEはε鎖です。L鎖はκ鎖かλ鎖のどちらかです。γグロブリンは形質細胞で作られますが，H鎖に比してL鎖が多めに作られるため，健常人でも血液中にはごく微量ながらH鎖に結合していないL鎖が浮遊しています。これを遊離L鎖（free light chain）と称します。

L鎖は分子量約23,000しかありませんので——アルブミンは約68,000です——糸球体を通過して尿中に出てきます。これが**ベンスジョーンズ蛋白**（Bence Jones protein；BJP）です。**病的蛋白尿**を，その出現原因が存在する部位から分類すると，腎前性，腎性，腎後性に分けられ，さらに腎性は糸球体性と尿細管性に分けられます（表4）が，BJPは代表的な「腎前性の尿蛋白」です。

汎用されている尿試験紙法では，尿蛋白として主に尿中アルブミンを検出し

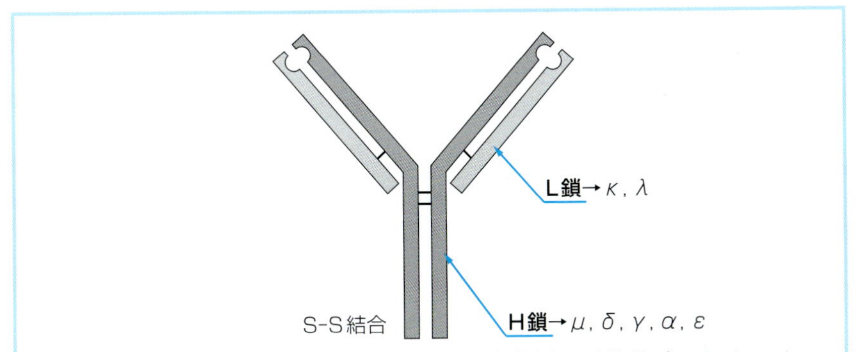

形質細胞のリボソーム内でH鎖とL鎖が別々に合成され，小胞体（endoplasmic reticulum）の槽（cisterna）を通り，ゴルジ装置で合体し，完全な免疫グロブリン分子となる。

図4　免疫グロブリンの基本構造

表4　蛋白尿の原因

分類			特徴	原因
生理的蛋白尿（機能的蛋白尿）			腎臓自体の障害はなく，生理的な影響で一過性に出現	激しい運動，発熱，起立性，精神的ストレスなど
病的蛋白尿	腎前性		腎臓以外の臓器の障害や悪性腫瘍などにより血液中に増加した低分子蛋白が尿中に出現する。当初は腎臓に異常はない	多発性骨髄腫（Bence Jones蛋白），溶血（ヘモグロビン），横紋筋融解（ミオグロビン）など
	腎性	糸球体性	糸球体の障害により，通常は糸球体を通過できない大きさの蛋白粒子が尿中に出現する	糸球体腎炎，ネフローゼ症候群，腎硬化症，糖尿病性腎症，ループス腎炎，アミロイドーシスなど
		尿細管性	尿細管の障害により，蛋白の再吸収ができなくなり尿中に出現する	Fanconi症候群，急性尿細管壊死，重金属中毒（カドミウム，水銀），薬物，間質性腎炎など
	腎後性		下部尿路の異常が原因で血液や粘液などが尿に混入する	下部尿路（尿管・膀胱・尿道）感染症，結石，腫瘍など

ます。アルブミン以外の蛋白質はよほど量が多くない限り見逃す危険性が高く，BJPの場合，250 mg/dL以上の高濃度にならないと試験紙法では引っかかってきません。

BJPは，40℃で混濁しはじめ，56℃で白濁凝固し，90～95℃で再溶解するという特異な熱凝固性を示す蛋白質です。血中に大量のM蛋白が認められる場合には，いまや検査室では絶滅してしまいましたが，蛋白質が加熱によって凝固する性質を利用してアルブミンとグロブリンを検出する「煮沸法」を試してみるのも一定の意義があります。煮沸法の尿蛋白検出感度はおおむね20mg/dLですから，試験紙法に負けていません。

本症例の尿でも実施してみたところ，蛋白（1+）とは思えない量の白濁凝固を生じ，加熱を続けると見事に再溶解しました。

5．確定診断のための検査

多発性骨髄腫は，症状があり治療が必要な症候性骨髄腫と，明らかな症状を伴わない無症候性骨髄腫に大別されます。多発性骨髄腫にはいろいろな診断基準がありますが，2003年に国際骨髄腫ワーキンググループ（International Myeloma Working Group；IMWG）により提唱された分類[1)]がわかりやすいので，これを用いて本症例を症候性骨髄腫と診断できるかどうか試みることにします（表5。なお，この診断基準については，2011年の第13回国際骨髄腫ワーキンググループの際に見直しが提案されています）。

表5　International Myeloma Working Group（IMWG）診断基準

【症候性骨髄腫】
✓血清and/or尿にM蛋白
✓骨髄におけるクローナルな形質細胞の増加あるいは形質細胞腫
✓臓器障害の存在

（1）高Ca血症	：血清Ca＞11mg/dL または基準値より1mg/dLを超える上昇
（2）腎機能低下	：血清クレアチニン＞2mg/dL
（3）貧　血	：Hb値が基準値より2g/dL以上低下 または10g/dL未満
（4）骨病変	：溶骨病変または圧迫骨折を伴う骨粗鬆症 （可能であればMRIあるいはCT）
（5）その他	：過粘稠症候群，アミロイドーシス，年2回以上の細菌感染

血清and/or尿にM蛋白

本症例では血清の蛋白分画パターンでγグロブリン領域にM-ピークを認め，M蛋白が存在していることが判明しています。

M蛋白が認められる場合，あるいはその存在が強く疑われる場合には，血清と尿の免疫電気泳動検査を行います。抗IgG抗体，抗IgA抗体，抗IgD抗体……といったγグロブリンのH鎖に対する抗体を含む抗血清，および抗L鎖-κ抗体と抗L鎖-λ抗体を含む抗血清を用いてM蛋白のH鎖とL鎖を決定します。尿では特にBJPの有無と，みられる場合にはその量に注目します。本症例では血清中にIgG-κ型のM蛋白，尿中に大量のBJPが確認されました。図5に抗ヒト全血清で描出された血清蛋白の免疫電気泳動像を示します。患者血清中には，正常血清のIgGと対応する部分にボコッと太い場所があるのがわかるでしょうか（⬆部分）。この太いカーブはM蛋白の存在を示すものなので，M-bow（＝弓）とよばれています。

骨髄におけるクローナルな形質細胞の増加あるいは形質細胞腫

骨髄穿刺を実施し，骨髄を観察したところ，類円形～楕円形で，細胞質が青く染まり，核が偏在している形質細胞が多数認められました（図6）。もちろん，この細胞は単クローン性の腫瘍細胞（骨髄腫細胞）です。

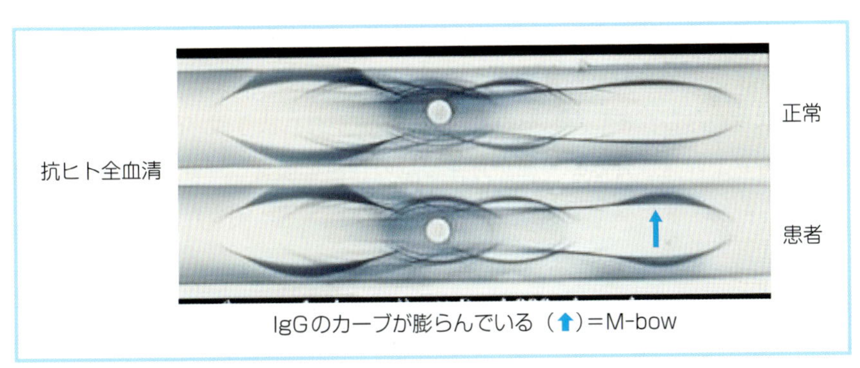

図5　血清の免疫電気泳動所見

11
高齢者の高蛋白血症ときたら外せない鑑別は?

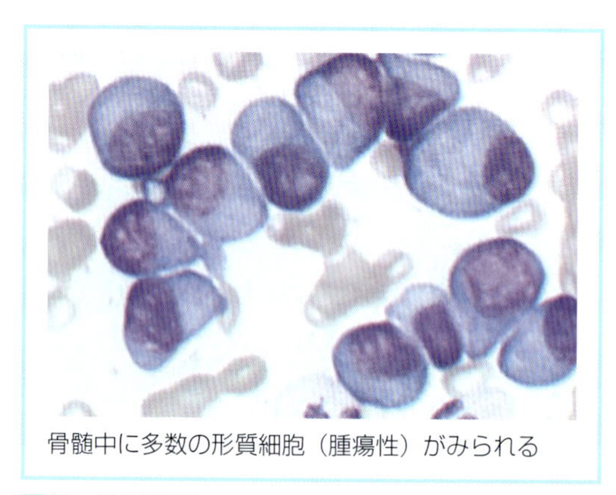

骨髄中に多数の形質細胞（腫瘍性）がみられる

図6　骨髄所見

臓器障害の存在

（1）高Ca血症：血清Ca>11mg/dLまたは基準値より1mg/dLを超える上昇

本症例の血清Caは10.6mg/dLですので当てはまりませんが，補正Ca値は>11.0mg/dLと，高Ca傾向にあることは間違いありません。

（2）腎機能低下：血清クレアチニン>2mg/dL

血清クレアチニン値は0.9mg/dLですので，当てはまりません。

（3）貧血：Hb値が基準値より2g/dL以上低下または10g/dL未満

Hbは8.5g/dLと著減していますので，これは当てはまります。

（4）骨病変：溶骨病変または圧迫骨折を伴う骨粗鬆症

本症例では，単純X線検査で，頭蓋骨，上腕骨，椎骨，腸骨などに多数の溶骨病変がみられました。その特徴的な所見が打ち抜き像（punched-out lesion）であり，これは骨髄腫細胞が骨芽細胞の作用を抑制し，骨融解を来した病変部位において骨形成を生じさせないことが原因です。頭蓋骨の打ち抜き像を示します（図7）。

以上より，本症例はIgG-κ型の多発性骨髄腫（症候性）であることが確定しました。

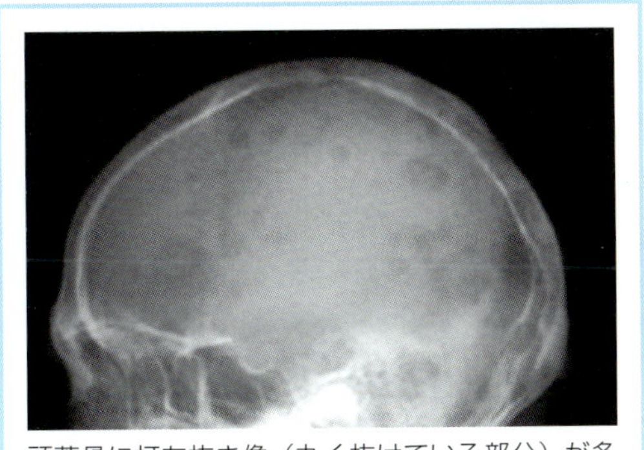
頭蓋骨に打ち抜き像（丸く抜けている部分）が多数みられる

図7　溶骨病変（頭蓋骨）

6. 多発性骨髄腫の治療——新しい展開

多発性骨髄腫の治療は長い間あまり進歩してきませんでした。私が学生の頃からずっと治療のゴールドスタンダードはMP（メルファラン+プレドニゾロン）療法でした。しかも寛解を得るのが困難で，だんだんとじり貧になっていく疾患でした。

しかし近年，治療の選択肢が増え，患者さんの年齢や合併症を考慮しながら，治療のゴールを設定できるようになっています。従来の化学療法レジメン以外に，サリドマイド，ボルテゾミブ，レナリドミド，ポマリドミドなどの薬剤，自家造血幹細胞移植併用大量化学療法，同種造血幹細胞移植などを選択することができます。詳細は，「日本血液学会造血器腫瘍診療ガイドライン」の第Ⅲ章 骨髄腫（http://www.jshem.or.jp/gui-hemali/3_1.html）を参照してください。いまのところ，化学療法によって症候性骨髄腫が完全寛解するのは難しい状況ですが，新規薬剤を用いて病気の進行を抑え，症状を緩和しながら，病気と共存する期間を延長することができるようになっています。

まとめ

- 赤血球の連銭形成はγグロブリンやフィブリノゲン増加時にみられる。

- γグロブリン分画のM-ピークは腫瘍由来のM蛋白の著増を示す。
- 血清アルブミン4g/dL以下のときはCa補正を忘れない。
- 高Ca血症の原因の大半は原発性副甲状腺機能亢進症か悪性腫瘍といわれる。
- 病的蛋白尿は腎前性，腎性，腎後性に分けられる。BJPは代表的な腎前性の尿蛋白。

●引用文献

1) International Myeloma Working Group：Criteria for the classification of monoclonal gammopathies, multiple myeloma and related disorders：a report of the International Myeloma Working Group. Br J Haematol, 121：749-757, 2003

Memo

Lesson

12 何気ない貧血を見過ごすと痛い目に！

■この検査所見からどういう病態が読み取れるでしょうか？

61歳女性　主訴：嘔気，腰背部痛，全身倦怠感

1. 尿検査

色調・外観	黄色・清
pH	6.0
比重	1.020
蛋白	(−)
糖	(−)
潜血	(±)
ウロビリノゲン	(±)
ケトン体	(−)

2. 血球計数検査

白血球数（/μL）	10,160
赤血球数（$\times 10^4$/μL）	191
Hb（g/dL）	6.2
Ht（%）	18.1
MCV（fL）	94.8
MCH（pg）	32.5
MCHC〔g/dL（%）〕	34.3
血小板数（$\times 10^4$/μL）	3.2
末梢血液像	
骨髄球（%）	5.0
後骨髄球（%）	1.0
桿状核球（%）	4.5
分葉核球（%）	42.5
好酸球（%）	2.0
好塩基球（%）	0.5
単球（%）	4.0
リンパ球（%）	40.5
poikilocytosis（変形赤血球症）	
polychromasia（多染性）	
schizocyte（破砕赤血球）	
erythroblast（赤芽球）	
large platelet（大型血小板）	

3. 凝固・線溶系検査

PT（秒）	13.5
PT-INR	1.14
APTT（秒）	46.9
フィブリノゲン（mg/dL）	242
FDP（μg/mL）	27.5
D-ダイマー（μg/mL）	6.62

4. 血液生化学検査

総蛋白（g/dL）	6.2
アルブミン（g/dL）	3.6
AST（U/L）	72
ALT（U/L）	31
LD（U/L）	1,058
ALP（U/L）	283
γ-GT（U/L）	21
T-Bil（mg/dL）	4.5
D-Bil（mg/dL）	0.8
I-Bil（mg/dL）	3.7
尿酸（mg/dL）	4.9
尿素窒素（mg/dL）	20.8
CRE（mg/dL）	0.76
eGFR（mL/分/1.73 m^2）	59.5
Na（mEq/L）	138
K（mEq/L）	4.3
Cl（mEq/L）	104
血糖（mg/dL）	139

5. 免疫血清検査

CRP（mg/dL）	0.64

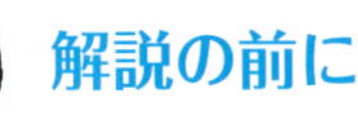

解説の前に

私のかつてのボスが，医学部４年生に“臨床検査医学”の講義をしているなかで，「検査データは雄弁である。聞く耳さえあれば」と言っていました。本当にそのとおりだと思います。

臨床検査医の立場でカルテ記載をみると，数値が“高い”から（あるいは“低い”から）→□□□に障害があるという理解では，せっかくの検査を有効に活用しているとはいえないよなー，もったいないなーと思うことが少なくありません。検査結果は，わかったことをできる限り一生懸命語っているにもかかわらず，依頼者である医師に聞く耳がなかったり，耳を澄まして聞こうとする努力が不足していたりすると，せっかくの情報がスルーしてしまうことになります。

今回の症例は，重篤な病態が急速に進行し，患者さんだけでなく主治医も突然，雷に打たれたかのようなショックを受けたケースです。しかし，振り返って検証してみるとそうではありませんでした。変化の兆しはあった……けれど，「事ここに至れり」の典型例です。

では，「事ここに至ってしまった」時点での血球計数検査からみていきましょう。

1．血球計数検査はどう読む？

白血球・赤血球・血小板

白血球数は10,160/μLと軽度増加しています。分画をみると，好中球は骨髄球5.0%，後骨髄球1.0%，桿状核球4.5%，分葉核球42.5%と桿状核球以前の未成熟型が出現しており，いわゆる「核の左方移動」に当てはまります（図1）。ある病態に伴って反応性に「核の左方移動」がみられる典型が，Lesson 7（p.112）で取り上げた重症感染症，Lesson 9（p.146）の組織崩壊を伴う炎症です。どちらも組織における好中球の消費が亢進する一方で，骨髄からの好中球供給量も増加しますので，より未成熟なものの占める比率が高くなるのです。

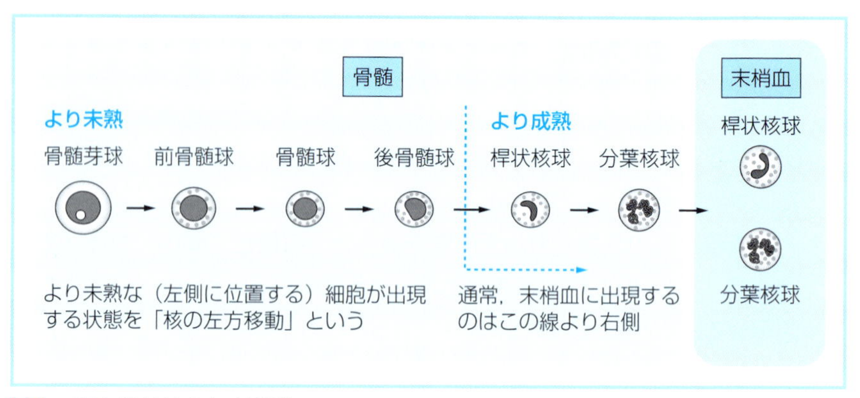

図1　好中球の核の左方移動

本症例の白血球分画をみると，確かに“左方移動”なのですが，分葉核球の1つ手前の桿状核球は4.5％と基準範囲（0～7％）なのに，より未熟な骨髄球が5.0％も出現しているのは少し「いつもと違う感じ」がします。好酸球，好塩基球，単球，リンパ球については，特に問題なさそうです。

Hbが6.2 g/dLと著減しています。この数値なら当然，全身倦怠感があるでしょうし，少しでも動けば動悸や息切れが出現することでしょう。ただ反対に，ここまでHbが減少してもそこそこ過ごせていたということは，この貧血が短期間に生じたものではなく，月単位の時間をかけて徐々に成立したものであることをうかがわせます。そのような“ある程度の時間をかけて成立する貧血”の典型が，消化管の悪性腫瘍から持続的に出血して鉄欠乏性貧血になるパターン（Lesson 1，p.18を参照）ですが，本症例はMCV 94.8 fL，MCHC 34.3 g/dL（％）と正球性正色素性で，鉄欠乏性貧血ではありません。

血小板数は$3.2 \times 10^4/\mu L$と著減しています。ぶつけた覚えはないのにアザができている（紫斑），前胸部や前腕に小さい赤い点々がある（点状出血），いったん出血するとなかなか止血しないといった“出血傾向”とか“易出血性”と称される状態にあります。

正球性正色素性貧血貧血の原因は？

本症例は正球性正色素性貧血です。Hbだけでなく血小板数も著減していますので，腎性貧血は否定できそうです〔腎性貧血は腎臓でのエリスロポエチン

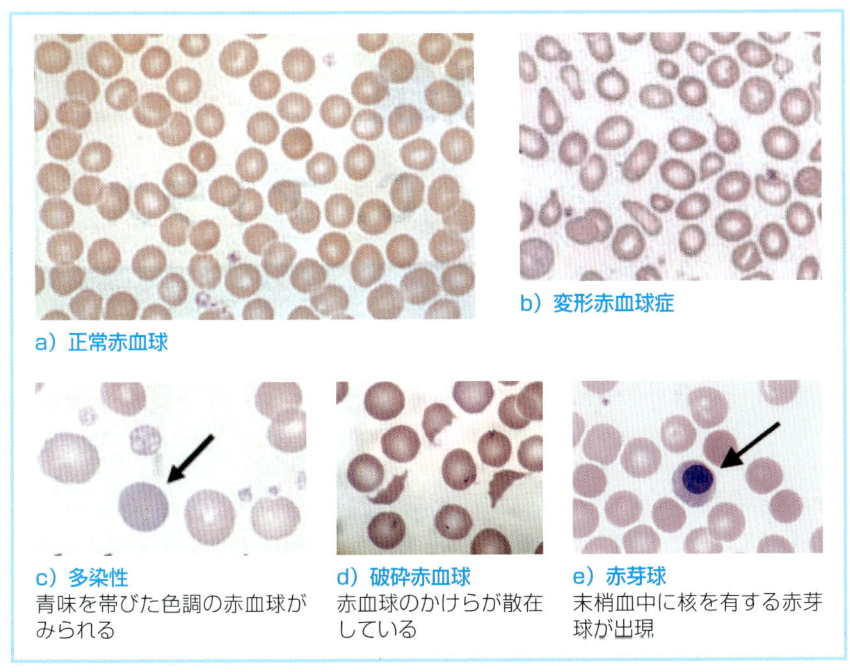

a）正常赤血球

b）変形赤血球症

c）多染性
青味を帯びた色調の赤血球がみられる

d）破砕赤血球
赤血球のかけらが散在している

e）赤芽球
末梢血中に核を有する赤芽球が出現

図2　赤血球

産生不足が原因なので赤血球造血のみ低下し，（白血球や）血小板には影響を与えない〕。Hbと血小板は減少していますが，白血球数は増加していますので，再生不良性貧血や骨髄異形成症候群（MDS）の可能性も低そうです。急性の出血ではないと考える理由は前述しました。では，正球性正色素性貧血になった原因は何か？

原因を推定するのにおおいに役立つ情報が，「末梢血液像」＝血液塗抹標本を顕微鏡で目視した所見の“コメント”として示されています。まず，正常の血液像を図2aに示します。赤血球の大きさや色調はだいたい揃っている印象を受けますね。しかし，本症例ではpoikilocytosis（変形赤血球症：図2b），polychromasia（多染性：図2c），schizocyte（破砕赤血球：図2d），erythroblast（赤芽球：図2e），large platelet（大型血小板：図3）が観察されました。

変形赤血球症は，不正形の変形赤血球が多数出現し，形がばらついている状態です。多染性というのは，橙紅色の赤血球に比べて，やや青味がかった色調に見える場合に用いられる言葉です。多染性赤血球は，赤芽球が脱核した直後

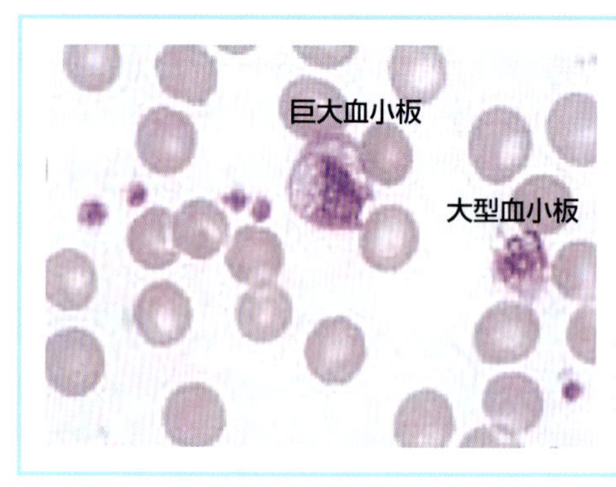

正常血小板（径2～4μm）より大きい血小板は，大型血小板（～8μm）と巨大血小板（8μm～）に区別される。なお，正常赤血球の直径が8μmである。

図3　血小板の大きさ

の“網赤血球”と同じものです。ですから，これが末梢血中に増加しているということは，骨髄における赤芽球系の造血が盛んに行われていることを意味します。**破砕赤血球**は，三角形やヘルメット型で，血栓のフィブリンのネットをくぐり抜けられずにぶっちぎれた赤血球のかけらです。細血管内に多数の微小血栓が形成されていることを意味します。

赤芽球は脱核前の核を有する赤血球で，通常は骨髄内に存在しており，末梢血にはみられません（赤芽球，網赤血球についてはLesson 2，p.31）。骨髄で産生され成熟した血球が末梢血に出ていくには狭小な“barrier”を通過しなければならないのですが，赤芽球は核がつっかえて通り抜けることができないからです。もし，末梢血に赤芽球がそこそこ出現しているようであれば，以下の3つの病態を鑑別していきます。

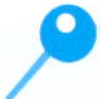

①barrierのない場所で造血している（髄外造血）骨髄線維症のような病態
②骨髄内が満杯なために赤芽球が無理無理押し出されてしまったような病態。慢性骨髄性白血病，反応性の造血亢進など
③barrierが壊されてしまう病態。がんの骨髄転移など

正常血小板の平均的な大きさを2～4μmとすると，それより大きく赤血球大程度までのもの（～8μm）を大型血小板，8μmより大きいものを巨大血小板

とよんでいます（図3）。健常者の血液中に巨大血小板がみられることはまずありませんが，一般的にできたての若い血小板ほど大型で，だんだん小型化していきます。

大型血小板というコメントは，平均的な大きさの血小板より若い血小板が占める割合が高くなっているということで，それはつまり，血小板の産生は保たれており，血小板減少の原因は消費あるいは破壊の亢進によるものと考えるべきだということです。

血球計数検査からわかったこと

- 白血球は軽度増加し，核の左方移動を伴っている。感染症，組織の障害など，何らかの炎症がありそうである。
- 正球性正色素性貧血がみられ，血小板数も著減しているが，末梢血液像にみられる多染性，破砕赤血球，大型血小板から，その原因は産生の低下ではなく，消費・破壊の亢進によるものと考えられる。
- 今回の検査結果に至るまでには，ある程度の時間を要したものと思われる。
- 末梢血に赤芽球の出現が指摘されている。前ページのワク内①〜③のなかで，ここまでの解析とあわせて可能性が高そうなのは②か？ ③か？

2. 凝固・線溶系検査はどう読む？

PTが13.5秒（PT-INR 1.14），APTTが46.9秒と揃って延長し，FDPとD-ダイマーがそれぞれ27.5μg/mL，6.62μg/mLに増加しています。凝固系と線溶系が亢進し，消費性の凝固障害を来している可能性が考えられます。このことは血小板数の減少とも矛盾せず，播種性血管内凝固症候群（DIC）を考えておく必要があります。

フィブリノゲン値は242mg/dLで，一応基準範囲です。しかし，フィブリノゲンは急性相反応物質の1つで，炎症があると反応性に増加する性質をもっています。本症例では，何らかの炎症が存在すると考えられますので，600mg/dL，700mg/dL……と増加したフィブリノゲンが，消費性に242mg/dLまで低下したのかもしれません。"242"いう数値だけで，安易に「フィブリノゲンは基準範囲＝増減なし」としてしまうと失敗します。炎症がある患者さんのフィブリノゲン値は，必ずFDPあるいはD-ダイマーのような分子マーカーと抱き合わせで増減を判断するよう注意してくださいね。

凝固・線溶系検査からわかったこと

- 血管内で凝固系と線溶系の亢進を生じている。
- 血小板数の減少もみられるので，消費性の凝固障害（DIC）が懸念される。

3. 血液生化学検査はどう読む？

目を引く異常値は，LD 1,058 U/L，総ビリルビン4.5 mg/dL〔直接ビリルビン（D-Bil）0.8 mg/dL，間接ビリルビン（I-Bil）3.7 mg/dL〕でしょう。

LDは代表的な逸脱酵素で，高値を示す際には，細胞壊死すなわち臓器障害や組織崩壊を考えなくてはなりません。しかし，ほぼあらゆる細胞に存在している酵素ですので，LD高値から障害されている臓器・組織を特定することはできません。

本症例では，逸脱酵素としてASTとALTも測定されており，それぞれ72 U/L，31 U/Lと基準範囲上限〜軽度高値です。AST，ALT，LDが高いと，すぐ「肝臓」という話になりますが，LDだけが突出して高値を示し，ASTとALTはそれほどでもありません。特に肝臓に特異性が高いALTはほとんど基準範囲上限です。ですから，本症例で障害されている臓器・組織は肝臓ではありません。では，どこか？

LDとASTの比に注目してみましょう（表1）。ASTもLD同様，ほぼどこにでもある酵素ですが，肝臓，心臓，肺といった臓器に比べ，血液細胞（赤血球，白血球）はASTよりLDが圧倒的に多いという，2つの酵素の分布状況に特徴があることを利用した考え方です。本症例では，LD/AST＝1,058/72＝14.7≫10となり，血液細胞の障害が示唆されます。このことと，これまでの

表1　LDとASTの比から推定される疾患/病態

LD/AST	疾患/病態
LD/AST＞10	溶血，無効造血，白血病，悪性リンパ腫，悪性腫瘍
LD/AST＝10	心筋梗塞，肺血栓塞栓症
LD/AST＜10	肝障害

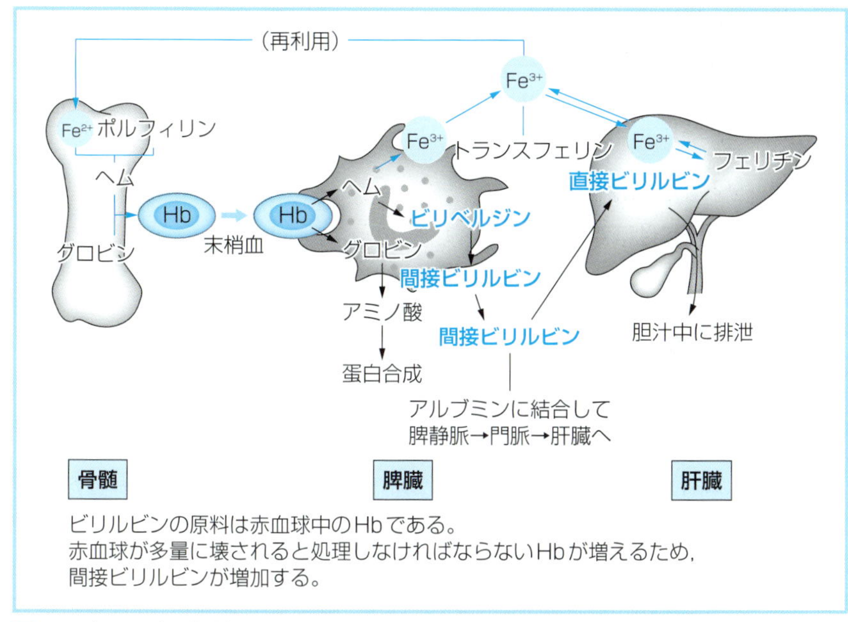

図4　ビリルビン代謝

解析をあわせて考えると，壊れている細胞は赤血球である可能性が高そうです。

赤血球がたくさん壊れると処理しなければならないHb量が増えますので，間接ビリルビンが増加します（図4）。しかし，間接ビリルビンが増加しても，それ以降のビリルビン代謝（肝臓）と排泄（胆道）には問題がないので，間接ビリルビン優位の高ビリルビン血症を呈している……本症例のデータと話が合うようです（ビリルビンの生成・代謝についてはLesson 1，p.15）。

その他の血液生化学検査では，やや血清総蛋白とアルブミンが低いくらいで，あまり問題はなさそうです。

血液生化学検査からわかったこと

- LD/AST＞10であることと，血球計数検査，凝固・線溶系の検査とをあわせて考えると，赤血球が壊されるような病態である可能性が高い。
- そのために間接ビリルビン優位の高ビリルビン血症を呈している。
- 肝・胆道系には問題はないと思われる。

4. 尿検査はどう読む？

潜血反応が（±）とわずかな異常を示しているほかは特に異常はありません。

尿検査からわかったこと

- 尿検査にはほぼ問題はない。

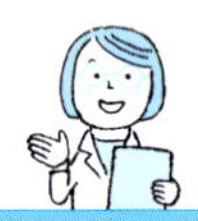

この症例の疾患・病態

本症例の末梢血には，好中球の核の左方移動がみられ，赤芽球が出現しています。このような状態を白赤芽球症 leukoerythroblastosis と称します。末梢血に赤芽球が出現する機序と代表的な病態については前述しましたが，同時に，血小板の減少と凝固・線溶系の亢進からDICが疑われ，LD高値と間接ビリルビン優位の高ビリルビン血症から赤血球の破壊が考えられるとなると，最も可能性が高いのは「がんの骨髄転移」です。

この61歳の女性患者さんには，8年半前に乳がんの手術歴がありました。リンパ節転移もみられたので，抗がん薬の投与も行われています。しかし，経過は良好で，再発の徴候がないまま5年を経過し，さらにもう少しで10年になるところまで来ていました。ご本人もご家族も，乳がんはもう大丈夫だと思っていたので，再発と知ったときには非常に大きなショックを受けていました。

振り返ってみれば……なのですが，この数カ月，「だるい」，「しんどい」と感じることが増えていたのだそうです。4カ月前に受けた職場の健診でも，Hb 10.9g/dLの軽度の貧血が指摘されています。しかし，健診で実施されるその他の血液検査には問題がなく，胃透視検査が異常なし，便中ヒトヘモグロビンが陰性だったので，「経過観察でよい」とコメントされていました。

健診では，糖尿病や脂質異常症の検査は必ず実施されますが，血球計数検査を実施する場合でも血小板数や末梢血液像は行われません（血球計数検査そのものが含まれていない健診もあります)。また,「肝機能検査」としてAST, ALT, γ-GTは検査されますが,LDやALPは検査項目に入っていないことが多いのです。もちろん,凝固・線溶系の検査は健診には含まれませんので,この患者さんは「軽度の貧血」しか引っかかりませんでした。

そして,胃透視と便の潜血反応の結果から消化管出血が否定され,すでに閉経していて不正出血もないことから,「軽度の貧血」はそれ以上追求されることはありませんでした。

生理がある年代の女性は,一般に「血は薄め」です。血清鉄やフェリチンを測定してみると,基準範囲内であったとしても低値域を示すことが多く,Hb値が14g/dLに届くことはまずありません。ところが閉経後,多くの女性はそれまでの人生で最も「血が濃い」時期を迎えるのです。この女性患者さんも,53歳で閉経して以降,健診時のHb値は毎年14g/dL前後でした。

それなのに,今回の健診ではHb値は明らかに低下していたのです。消化管出血が否定的で,婦人科領域の出血もないならば,「とりあえず大丈夫」ではなく,「では,なぜHbが低下しているのか?」……その理由を追求するべきだったと思います。説明されていない異常値を見過ごしてしまうのであれば,健診を受ける意義は半減してしまうのではないでしょうか。

5. その後の問題

患者さんは,乳がんが骨髄に転移しており,DICを起こしています。原疾患である乳がんを叩かない限りDICをコントロールすることはできません。1日を争う状態です。

しかし,8年半前に乳がんの手術をしたX病院のキャンサーボード(Cancer Board)の見解は,「治療の適応はない」ということでした。すでに全身にがん細胞がばらまかれている状態で,抗がん薬による治療をしても危険が大きく命を縮めるだけだというのがその理由でした。担当の薬剤師は「副作用の危険性」をあげ,化学療法には強烈に反対しました。

確かにこの状態で化学療法を行うのは危険です。しかし，この患者さんは化学療法を行わない限り明日の命すら危ぶまれる“oncologic emergency”なのです。

岡は，oncologic emergencyについて次のように述べています[1)]。

癌自体あるいは癌治療に関連した原因により生命の危機が切迫している状態を示すもので，救急処置が必要となり，癌救急とも訳される病態である。Oncologic emergencyでは，消化器系，呼吸器系，尿路生殖器系，神経系，造血系，心血管系などにおける救急処置を必要とする多くの病態があり，これら病態が複雑に絡まることも少なくなく，適切な診断と迅速な治療が必要となる。（中略）癌自体に起因するoncologic emergencyは癌の浸潤や遠隔転移によって生じることが多い。その結果，血栓形成や出血，脈管や管腔の閉塞，正常臓器の癌組織への置換，滲出液の貯留などから多臓器不全を生じる。（中略）救急治療が成功すれば，手術療法，放射線療法および化学療法を行うことも可能であり，患者に生命予後の改善をもたらす可能性がある。

患者さんを担当していた内科の主治医は，急性白血病や悪性リンパ腫の患者を受けもった経験から，化学療法は可能なのではないかと考えていました。たとえ治療にある程度の危険が伴うとしても，治療をしないという選択をすればそれは直ちに「死」を意味することになります。そして，患者さんご本人とご家族も同じように考えていました。ご家族はインターネットを駆使して，oncologic emergencyにおける治療という選択肢があることを理解していました。

キャンサーボードは，「化学療法は危険が大きい」，だから「治療すべきではない」と判断しましたが，この患者さんには，「治療をしない」ということは「至近の死」を意味しており，緩和ケアに切り替えて過ごす期間など用意されていないのです。このような状況にある患者さんが，「それでも治療を望みます」というときに，「適応がない」と希望を絶つ権利が，いったい誰にあるというのでしょうか。

結局，Y病院臨床腫瘍科で治療をしてくださることになりました。Y病院臨床腫瘍科は，「もう治療はできない」と宣告された患者さんが，全国から集まる“最後の希望の砦”として知られています。本症例には，メインにパクリタキセルを用いたレジメンが用いられました。治療はつらく厳しいものだったので，ご家族は治療を選択したことが正しかったのか一時期は非常に悩まれたそうです。

……患者さんは乳がんと共存しながら，約3年間を愛する人々に囲まれて過ごし，昇天されました。Y病院臨床腫瘍科での治療が実現しなければ，絶対になかった3年間でした。

まとめ

- 閉経後女性の貧血を見逃さないこと。その理由をしっかり追うようにする。
- 多染性赤血球＝網赤血球。骨髄での赤芽球系の造血が盛んであることを意味する。
- 破砕赤血球は細血管内での多数の微小血栓の形成を表す。
- 大型血小板＝若い血小板の占める割合が高い。血小板は産生されていることを示唆する。
- 炎症がある患者のフィブリノゲン値には要注意。FDPやD-ダイマーとともに評価する。
- LD/AST＞10ならば白血球や赤血球の障害を示唆する。

●引用文献

1) 岡　正朗：巻頭言（腫瘍進行に伴うoncologic emergency；救急室での対応マニュアル）．コンセンサス癌治療，9（1）：2010

Lesson 13

カンファレンス実況中継②

再び，若年女性の異常値をどう捉えるか

■この検査所見からどういう病態が読み取れるでしょうか？

21歳女性　主訴：発熱，手首と指の疼痛（痛くて筆記ができない）

1. 尿検査

色調・外観	淡黄色・清
pH	6.0
比重	1.020
蛋白	(2+)
糖	(−)
潜血	(1+)
ウロビリノゲン	(±)

2. 血球計数検査

白血球数（/μL）	2,800
赤血球数（$\times 10^4$/μL）	330
Hb（g/dL）	9.1
Ht（%）	27.2
MCV（fL）	82.2
MCH（pg）	27.6
MCHC〔g/dL（%）〕	33.5
血小板数（$\times 10^4$/μL）	9.6
末梢血液像	
好中球（%）	68.5
好酸球（%）	3.0
好塩基球	(+)
単球（%）	11.0
リンパ球（%）	17.5

3. 凝固・線溶系検査

PT（秒）	10.5
PT-INR	1.02
APTT（秒）	46.1
フィブリノゲン（mg/dL）	322
FDP（μg/mL）	8.5

4. 血液生化学検査

総蛋白（g/dL）	6.1
アルブミン（%）	49.1
α_1（%）	3.2
α_2（%）	8.5
β（%）	10.4
γ（%）	28.8
T-Cho（mg/dL）	214
TG（mg/dL）	127
T-Bil（mg/dL）	0.5
AST（U/L）	24
ALT（U/L）	18
LD（U/L）	210
ALP（U/L）	167
γ-GT（U/L）	18
ChE（U/L）	320
尿素窒素（mg/dL）	15.1
CRE（mg/dL）	0.5
尿酸（mg/dL）	5.3
Na（mEq/L）	141
K（mEq/L）	3.9
Cl（mEq/L）	102
血糖（mg/dL）	118

5. 免疫血清検査

CRP（mg/dL）	1.46
HBs抗原	(−)
HCV抗体	(−)
RPR	(+)
TPHA	(−)

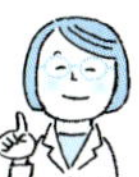

解説の前に

Lesson 8でもご紹介した検査科・薬剤科合同のRCPC。今回は，4月に入職した新人の「初陣RCPC」の様子をお伝えしようと思います。新人技師は国家試験に合格したばかりなので，実はたいへん物知りです。しかし，実際の患者データに接した経験は乏しいので，パニック値くらい極端な異常値の判定はできても，「まあ，このくらいはよいかな」とか「これはちょっと問題なのではないかな」といった，軽度～中等度の異常を評価するのが難しいようです。新人は毎年そうなので，このRCPCでは司会者は意識してその辺りを尋ねています。

なお，前回同様，読者の皆様が理解しやすいよう，多少，実際の発言に加筆や訂正を加えてあります。

村上（純子）検査科部長〈司会〉 それでは本日のRCPCを始めましょう。症例は21歳の女性で，主訴は発熱，手首と指の痛みです。患者さん本人の言葉では，「手が痛くて，ペンをぎゅっと握って書くことができない」ということでした。

データの解析を始めましょう。新人さんと指導役の先輩の2人1組で解析していただきましょうか。Aさん（1年目）とCさん（3年目）は「尿検査」と「血球計数検査」を，Bさん（1年目）とDさん（4年目）は「凝固・線溶系の検査」と「血液生化学検査」を担当してください。「免疫血清検査」はちょっと置いておきましょう。検討する時間を5分間差し上げます。できるだけ新人の意見を尊重し，先輩はアドバイス役に徹してください。

（約5分後）だいたい意見がまとまったようですね。それでは「尿検査」からお願いします。

1. 尿検査はどう読む？

検査技師A〈1年目〉 はい。蛋白（2+）と潜血反応（1+）が異常です。尿蛋白は（2+）とある程度の量なので，生理的蛋白尿より病的蛋白尿を考えるべきだと思

表1　蛋白尿の原因

<table>
<tr><th colspan="3">分　類</th><th>特　徴</th><th>原　因</th></tr>
<tr><td colspan="3">生理的蛋白尿（機能的蛋白尿）</td><td>腎臓自体の障害はなく，生理的な影響で一過性に出現</td><td>激しい運動，発熱，起立性，精神的ストレスなど</td></tr>
<tr><td rowspan="4">病的蛋白尿</td><td colspan="2">腎前性</td><td>腎臓以外の臓器の障害や悪性腫瘍などにより血液中に増加した低分子蛋白が尿中に出現する。当初は腎臓に異常はない</td><td>多発性骨髄腫（Bence Jones蛋白），溶血（ヘモグロビン），横紋筋融解（ミオグロビン）など</td></tr>
<tr><td rowspan="2">腎性</td><td>糸球体性</td><td>糸球体の障害により，通常は糸球体を通過できない大きさの蛋白粒子が尿中に出現する</td><td>糸球体腎炎，ネフローゼ症候群，腎硬化症，糖尿病性腎症，ループス腎炎，アミロイドーシスなど</td></tr>
<tr><td>尿細管性</td><td>尿細管の障害により，蛋白の再吸収ができなくなり尿中に出現する</td><td>Fanconi症候群，急性尿細管壊死，重金属中毒（カドミウム，水銀），薬物，間質性腎炎など</td></tr>
<tr><td colspan="2">腎後性</td><td>下部尿路の異常が原因で血液や粘液などが尿に混入する</td><td>下部尿路（尿管・膀胱・尿道）感染症，結石，腫瘍など</td></tr>
</table>

います（表1）。潜血反応が尿中の赤血球によるものか，ヘモグロビンやミオグロビンによるものかは尿沈渣の情報がないので判断できませんが，どちらにしても量は少ないと思います。その他の項目は問題ありません。

村　上　そうですね。いまAさんが「尿蛋白は（2+）と“ある程度の量”なので」と言いましたが，これは具体的にどの程度の量なのでしょう？

技師A　えっ……と，研修中に調べてメモ帳に書いてあるので見てもいいですか？

村　上　いいですよ。わからないこと・不確かなことはすぐ確認！　というのはとても大切なことです。もちろん，新人さんに限ったことではありません。

検査科O科長　そのとおりです。検査技師が「検査はしますが，意義や意味はわかりません」という姿勢でよいはずがありません。ちょっと耳が痛くなってしまうヒトがいるかもしれませんが。（“大丈夫です”の声あり）あ，それはよかったです。

技師A　当院で採用している尿試験紙の判定は，15mg/dL～(±)，30mg/dL～(1+)，100mg/dL～(2+)，300mg/dL～(3+)，1,000mg/dL～(4+）となって

います。試験紙法は半定量法なので厳密ではありませんが，（2+）は100mg/dL以上300mg/dL未満に相当します。

村　上　仮に1日中尿蛋白が（2+）で尿量を1,200mL/日とすると，尿蛋白量は1.2gからmaxで3.6g/日になりますね。もちろん異常ですが，ネフローゼ症候群の診断基準3.5g/日以上まではどうかなという感じです。

健常人は尿蛋白陰性が原則ですが，100mg/日程度は出ているといわれています。（±）にもならない量です。また，生理的蛋白尿と病的蛋白尿をだいたい分ける目安として500mg/日未満という数値も重視されていますが，これが（1+）くらい。ですから，（1+）は「やや多い」，（2+）は「多い」，（3+）は「かなり多い」=ネフローゼ症候群のレベル，（4+）は「非常に多い」という感覚でよいと思います。

ところで，病的蛋白尿は腎前性，腎性，腎後性に分けられますが，本症例はどれに該当するでしょうか。尿検査の結果だけで絞ることは可能でしょうか。Cさん，どうですか。

検査技師C〈3年目〉　尿中に赤血球が5個/μL以上，またはヘモグロビンが15μg/dL以上含まれていると，潜血反応（1+）を示すとされています。

腎前性の蛋白はたいていアルブミンではないので，主にアルブミンを検出する試験紙法で尿蛋白（2+）以上を示す可能性は低いと思います。また，腎後性の場合は蛋白と同時に血尿が目につくことが多い印象がありますし，21歳の女性に当てはまりそうな疾患は少ないかなと。ですから，尿検査からは，腎性蛋白尿の可能性が高いのではないかと考えました。

村　上　私もそう思います。尿蛋白が陽性の際に，年齢の情報はたいへん重要です。では，「血球計数検査」に進みましょう。

2．血球計数検査はどう読む？

技師A　白血球数2,800/μL，赤血球数330×10^4/μL，Hb 9.1g/dL，Ht 27.2%，血小板数9.6×10^4/μLと，すべて基準範囲以下で，汎血球減少症に当てはまります。

白血球中に異常細胞の出現はありません。数を計算すると，好中球は

2,800×0.685＝1,918個/μL，リンパ球は2,800×0.175＝490個/μLで，リンパ球の減少が目立ちます。

若い女性でHbが低下している場合は鉄欠乏性貧血の可能性をまず考えますが，MCVは82.2 fL，MCHCは33.5 g/dL（%）ですので正球性正色素性であり，小球性低色素性ではありません。鉄欠乏ではない貧血だと思います。

血小板数はすごく少ないわけではありませんが，10×10^4/μL以下なので血小板減少症に当てはまります。

村　上　汎血球減少症を呈する疾患にはどのようなものがありますか。

技師A　再生不良性貧血，骨髄異形成症候群，肝硬変，抗がん薬の投与……などです。

村　上　どうして汎血球減少症になるのかというメカニズムから考えてみましょうか。1つは，白血球も赤血球も血小板も造ることができない，ということは幹細胞レベルに問題がある，DNA合成に大きな問題がある，あるいは骨髄における造血が強く抑制されているというような場合。もう1つは，汎血球減少症の原因が消費や破壊など“産生以降”にある場合。どうですか。

技師A　“産生”に問題があるのは，再生不良性貧血，骨髄異形成症候群，抗がん薬の投与……。

技師C　巨赤芽球性貧血も。

技師A　“産生以降”に問題があるのは，肝硬変……。

技師C　必ず白血球，赤血球，血小板が揃って減少するとは限りませんが，全身性エリテマトーデス（SLE）や血球貪食症候群も汎血球減少症になる可能性があります。

村　上　まとめたものを示します（表2）。さっきからAさんとCさんばかりなので，Eさんに聞いてみようかな。血球計数検査の情報だけで本症例の汎血球減少症の理由を絞りこむことは可能でしょうか。

検査技師E〈4年目〉　突然のご指名ありがとうございます。まず，正球性貧血ということで，大球性貧血を呈する巨赤芽球性貧血や骨髄異形成症候群は否定的だと思います。次に，白血球減少が主にリンパ球減少によるもので好中球の減少ではないとすると，“産生の問題”に入っている疾患はすべて，“産生

表2　汎血球減少症を来す代表的な疾患・病態

産生の問題 （＝造血能の低下や無効造血など）	産生以降の問題 （＝消費/破壊や分布異常など）
再生不良性貧血 骨髄異形成症候群 巨赤芽球性貧血 発作性夜間血色素尿症（PNH） 白血病 骨髄線維症 悪性腫瘍の骨髄転移 抗がん薬使用に伴う骨髄抑制	肝硬変に伴う脾機能亢進症 重症感染症（敗血症など） 全身性エリテマトーデス（SLE） 血球貪食症候群 薬剤性

以降の問題”のほうでも肝硬変，血球貪食症候群が除外できるのではないかと思います。リンパ球減少による白血球減少を来す疾患はそう多くはありません。

重症感染症の際にはリンパ球減少もみられますし，好中球の数もcase by caseなので除外することはできないように思いました。同様に，薬剤性も除外はできないと思います。

SLEでは，白血球の減少，特にリンパ球の減少が診断に有用な項目の1つになっています。溶血性貧血と$10 \times 10^4/\mu L$以下の血小板減少が一度に全部揃うとは限りませんが，本症例の数値はうまく合う印象です。……ということで，表2については感染症，薬剤性，SLEの可能性を残したいと思います。

村　上　すばらしい！“発熱”と“手首と指の疼痛”という訴えを重視するともっと絞り込めるかもしれませんが，この段階で診断を確定させる必要性はありません。Eさんの考察で十分だと思います。

では「凝固・線溶系検査」に進みましょう。Bさん，どうぞ。

3．凝固・線溶系検査はどう読む？

検査技師B〈1年目〉　PTはPT-INRが1.02と基準範囲です。APTTは46.1秒と，当院の基準範囲25〜40秒を外れ延長しています。フィブリノゲンは322mg/dLで基準範囲です。FDPが8.5μg/mLですので，<5.0μg/mLという基準範囲を少しオーバーしています。

FDPが増加しているので，凝固の亢進と線溶の亢進があると思います。それで播種性血管内凝固症候群（DIC）の可能性を考えたのですが，血小板数の減少，APTTの延長はDICの際のデータとして合うものの，PTはまったく延長傾向がみられず，フィブリノゲンは減少していないので，すっきりしません。

で，実は昨日と今日，気をつけて患者さんのデータを見ていたのですが，FDP 8.5μg/mLというのは，直ちにDICを考えるほどの異常値でもないように感じました。判断が難しいです。

村　上　そう，凝固・線溶系のデータの読みは本当に難しいですね。特にAPTTは標準化されていませんから，使用機器や試薬によって基準範囲もさまざまです。データを読む際には，まずその施設で採用しているAPTTの基準範囲を確認しなくてはなりません。

基本を押さえながらデータを見てみましょう。血液の固まりやすさ・固まりにくさを示すのがPTとAPTTで，PTは第Ⅶ，Ⅹ，Ⅴ，Ⅱ，Ⅰ因子が関与する外因系凝固活性化機序を，APTTは第Ⅻ，Ⅺ，Ⅸ，Ⅷ，Ⅹ，Ⅴ，Ⅱ，Ⅰ因子が関与する内因系凝固活性化機序を評価する検査です（図1）。Ⅹ，Ⅴ，Ⅱ，Ⅰ因子は共通していますので，PTとAPTTの結果を組み合わせて考えるとどの凝固因子が問題なのかを見分けること

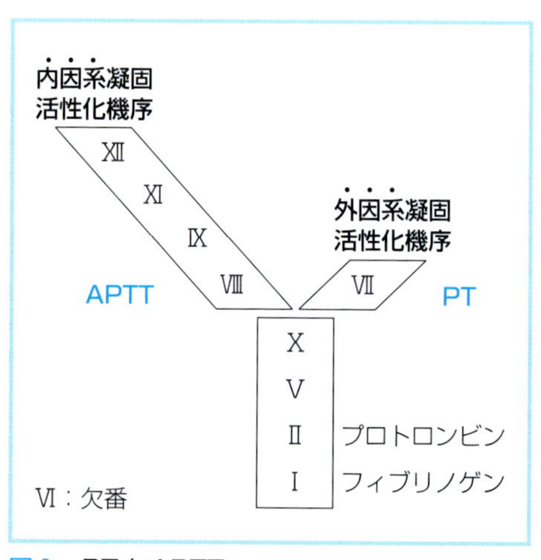

図1　PTとAPTT

表3　PTとAPTTの結果から考えられる異常凝固因子

		APTT	
		延長	正常
PT	延長	X，V，II，I	VII
	正常	XII，XI，IX，VIII	XIII

表4　APTTが延長する代表的な疾患・病態

出血性疾患
　1）第VIII因子の欠乏＝血友病A
　2）第IX因子の欠乏＝血友病B
　3）von Willebrand病
　4）後天性血友病A（第VIII因子インヒビターが存在する）
　5）ビタミンK欠乏症
　6）その他
血栓性疾患
　1）抗リン脂質抗体症候群（ループスアンチコアグラント，抗カルジオリピン抗体が存在）
　2）先天性第XII因子欠損症
　3）その他

ができます（表3）。

本症例はPT正常，APTT延長のパターンですから，単純に考えると，XII，XI，IX，VIII因子にその原因があることになります。ただし，どれか1つの因子に問題がある，例えば第VIII因子が欠損している血友病A，第IX因子欠損の血友病Bなどは先天性の疾患です。患者さんは女性ですから伴性劣性遺伝で男子に発症する血友病は考えられません。実は，APTTが延長する病態はなかなか複雑です。表4に代表的なものを示しましたが……。

技師B　あっ！　そうか，わかりました。若い女性で可能性が高いのは，抗リン脂質抗体症候群です。SLEの20～30％くらいに合併するのではなかったかな。

村　上　抗リン脂質抗体症候群とはどういう疾患でしたか。

技師B　すいません，不確かなので検索します。（スマホで検索）……**抗リン脂質抗体症候群（antiphospholipid syndrome；APS）**は，血液中に抗リン脂質抗体（抗カルジオリピン抗体や，ループスアンチコアグラント）という自己抗体が証明され，習慣性に（2回以上）流産を起こしたり，動脈や静脈の中で血の固まりができる血栓症（脳梗塞，肺梗塞，四肢の静脈血栓症など）を起こしたり，血液検査上で血小板が減少する，というような症状や所見を来す疾患です。

村　上　APTTが延長するのなら，血液は固まりにくくなり出血傾向を示すのではありませんか。「APSは血栓症を起こす」とは，何だか矛盾しているように思いますが。

検査技師F〈経験10年<〉　私が説明します。APTTは先ほどのとおり，内因系凝固活性化機序をみる検査です。この機序の活性化は，血液が血管内皮以外の“異物”に接触して始まります。

実際の検査のときに“異物”の役割をするのがAPTT試薬で，成分にはリン脂質が含まれています。血漿検体にAPTT試薬を入れると，「接触相」とよばれているⅫおよびⅪ因子の活性化が始まります。第1段階でⅫ→Ⅺの活性化を十分に起こしておいてから，第2段階でⅨ，Ⅷ，Ⅹ，Ⅴ，Ⅱ，Ⅰ因子の活性化に進み，フィブリン析出までの時間（秒）を測定します。

ところが，APSの患者さんは血漿中にリン脂質に対する自己抗体をもっていますので，APTT試薬と血漿を混ぜても，その自己抗体がAPTT試薬と結びついてしまい，ⅫおよびⅪ因子の活性化が進みません。その結果，フィブリン析出までの時間が延びてしまうのです。

技師A　なるほど……。

技師B　すごくよくわかりました。

村　上　APS患者さんのAPTTが延長するのは血液が固まりにくいからではなく，試験管内で試薬と血漿中の自己抗体が反応するために生じる「採血以降の理由」によるのです。F先輩の説明でとてもよく理解できたと思います。

リン脂質は血管内皮細胞中にもあり，抗リン脂質抗体はこれと反応して血小板の凝集を促進します。その結果，血栓が形成される，つまり，APSは血栓性疾患であるということです。

さてさて，「血液生化学検査」もBさんに解析していただこうと思っていたのですが，せっかくですから薬剤師軍団にお願いしましょうか。

どなたか……。

4. 血液生化学検査はどう読む？

薬剤師X〈2年目〉 では，私が。検査技師の皆さんのようにはいかないかもしれませんが，やってみます。

血清総蛋白が6.1 g/dLと低値です。アルブミンも6.1×0.491≒3.0 g/dLと少ないです。ちょうどネフローゼ症候群の診断基準に引っかかるかどうかという値です（診断基準はLesson 5，p.81）。尿検査で蛋白（2＋）でしたし，ここまでの解析で「SLE？」という話もありますから，糸球体腎炎…ループス腎炎かな…というような病態を推測しました。γグロブリンは28.8％で多いのかなと思い，念のため計算したら約1.8 g/dLでした。やや多いと思います。慢性炎症による増加ではないかと考えます。

その他の項目には特に問題はありません。

村　上 血糖118mg/dLはどう評価しますか。

薬剤師X 空腹時血糖だとすると高いです。境界型になると思います。ただ，食事と採血のタイミングがわからないので，判定保留です。

村　上 Xさん，ありがとうございました。完璧ですね。せっかく解析していただいたのに異常値が少なくて残念だった気がします。次回，また頑張ってください。

5. 免疫血清検査はどう読む？

村　上 それでは，Bさんとペアを組んだDさん，「凝固・線溶系検査」で得た知識を応用して「免疫血清検査」を解説してください。

検査技師D〈4年目〉 はい。「免疫血清検査」で注目したいのは，RPR（＋）かつTPHA（−）という梅毒検査結果の乖離です。梅毒の抗体を検出する検査には，リン脂質であるカルジオリピンを抗原として用いる梅毒血清反応と，梅毒トレポネーマ（*Treponema pallidum*；TP）の菌体成分を抗原として用い抗TP抗体を測定する方法があります。

APSの患者さんは抗リン脂質抗体をもっているので，これがカルジオリピンと反応してしまい，梅毒血清反応であるRPR法（rapid plasma reagin）が陽性になってしまいます。偽陽性です。しかし，本当はTPには感染していませんから，TP抗原を用いるTPHA法（Treponema pallidum hemagglutination assay）は陰性を示します。

APS患者だけでなく，その他の膠原病や感染症の一部でもRPR（+）かつTPHA（−）という結果を呈することがあると聞いています。このように梅毒に感染していないのに梅毒血清反応が陽性化する現象を**生物学的偽陽性（biological false positive；BFP）**といいます。

APTTが見かけ上延長するのも，BFPを呈するのも，どちらも根は一緒でAPS患者が抗リン脂質抗体をもっているから起こることです。

村　上　ということで，糸球体性と思われる蛋白尿があり，特にリンパ球減少が目につく汎血球減少症があり，PT正常APTT延長，BFPを呈するこの21歳の女性は，どうやらSLE＋APSではないかという結論に達しました。(パチパチ…拍手)

まだ終わりませんよ。

6. 診断を確定する

村　上　診断を確定しなければなりません。よくSLEの「診断基準」と称されているのが表5に示した「分類基準」です。これは，米国リウマチ学会が疾患像が確立したSLE患者のデータをもとに，他の疾患と区別する目的で作成したものです。ですのでSLEの早期発見にはあまり役立ちません。その代わり，11項目中4項目以上が該当する場合は高い確率でSLEと言うことができる優れものです。

Bさん，この21歳の女性患者さんはSLEと言えそうですか。

技師B　臨床情報は“発熱”と“手首と指の疼痛”だけですが，手首と指が痛いのは「5. 関節炎」と考えることができます。検査結果から，たぶん「7. 腎障害　a. 持続的な蛋白尿0.5g/日以上」はありそうです。それから，「9. 血液異常　b. 白血球減少，c. リンパ球減少，d. 血小板減少」は確実です。あと「10. 免疫異常　c. …またはBFP」もあると言えそうですので，4項目が陽性となりSLEと診断できそうです。

表5　全身性エリテマトーデス（SLE）の分類基準（米国リウマチ学会1997年）

1. 蝶形紅斑
2. 円板状紅斑
3. 光線過敏症
4. 口腔内潰瘍
5. 関節炎
6. 漿膜炎
   a. 胸膜炎
   b. 心膜炎
7. 腎障害
   a. 持続的な蛋白尿0.5g/日以上，または
   b. 細胞円柱（赤血球，Hb，顆粒，管状あるいはそれらの混合）
8. 神経障害
   a. 痙攣，または
   b. 精神病
9. 血液異常
   a. 溶血性貧血
   b. 白血球減少（2回以上4,000/mm³以下）
   c. リンパ球減少（2回以上1,500/mm³以下）
   d. 血小板減少（100,000/mm³以下）
10. 免疫異常
   a. 抗ds-DNA抗体
   b. 抗Sm抗体
   c. 抗リン脂質抗体（IgGまたはIgMの抗カルジオリピン抗体高値，ループスアンチコアグラント陽性またはBFP）
11. 抗核抗体

4項目以上が陽性ならSLEと診断する。

村　上　そのとおりです。「分類基準」を見てもわかるように，SLEをはじめとする膠原病は，臨床症状と検査所見の両方が揃って診断するものです。膠原病を考えるべき症状はさまざまですが，基本的には結合組織，すなわち皮膚，筋肉，関節の症状と血管炎による症状です。表6に示しますが，「この症状があればこの病気」というような特異的な症状はほとんどありません。

　一方，膠原病の検査というと，**自己抗体**の検出が非常に重要ですが，常に“感度”と“特異度”を意識して検査項目を選択する必要性があります。Aさん，例えばSLEの患者さんにみられる自己抗体にはどのようなものがありますか。

技師A　診断に必要なのは，抗核抗体，抗ds-DNA抗体，抗Sm抗体です。リウマトイド因子や他の自己抗体が陽性になることもありますが，診断上の意義はあまりないと思います。

村　上　そうですね。いま，Aさんは抗核抗体，抗ds-DNA抗体，抗Sm抗体をあげてくれましたが，抗核抗体と，抗ds-DNA抗体や抗Sm抗体のような“疾患マーカー”ともよばれる特異抗体の使い分けを意識したことがありますか。

表6　膠原病と臨床症状

	関節リウマチ	全身性エリテマトーデス	強皮症	多発性筋炎・皮膚筋炎	シェーグレン症候群	混合性結合組織病	顕微鏡的多発血管炎
発　熱	△	◎	△	○	○	○	◎
日光過敏症		◎		○		○	
蝶形紅斑		◎		○		○	
ヘリオトロープ疹				◎		○	
皮下結節	◎						
皮膚硬化			◎			○	
指尖潰瘍	○	○	◎	○		○	○
レイノー現象	△	○	◎	○	○	◎	△
関節炎	◎	○	○	○	○	○	○
関節破壊	◎					△	
筋力低下	○	△	△	◎		○	○
乾燥性角結膜炎					◎	○	
口内乾燥					◎	○	
口内潰瘍		◎			○	○	
肺線維症/間質性肺炎	◎	△	◎	◎	○	○	◎
腎障害		◎	○		○		◎
痙攣発作		◎				△	△
精神症状		◎					△

◎：よくみられる　○：みられることがある　△：ときどきみられる
■：診断基準に含まれている項目

〔橋本博史：綜合臨牀，43：1062-1068，1994より〕

技師Ａ　……わかりません。

Ｏ科長　ま，無理もありません。ドクターもよく「絨毯爆撃」をしています。

村　上　まったくそのとおりです。膠原病の可能性がアタマに浮かんだときの検査の出し方で，その医師の理解度がわかってしまうのですよね。「膠原病かも……」の先に合理的なビジョンがない医師は，オーダリング画面

表7　膠原病と自己抗体

	関節リウマチ	全身性エリテマトーデス	強皮症	多発性筋炎・皮膚筋炎	シェーグレン症候群	混合性結合組織病	抗リン脂質抗体症候群	血管炎症候群
抗核抗体		◎	◎	◎	◎	◎	◎	
抗dsDNA抗体		◎			△	○		
抗Sm抗体		○			△	○		
抗U1RNP抗体		△	○	△		◎		
抗SS-A/SS-B抗体	△	○	△	△	○	△		
抗Scl-70抗体			○					
抗セントロメア抗体			○		△			
抗Jo-1抗体				○				
ANCA（IF法）								◎
MPO-ANCA								○
PR3-ANCA								○
抗カルジオリピン抗体		○	△	△	△	△	◎	
抗CCP抗体	◎							
IgM RF	◎	△	△		△	△		

◎：必須　○：必要　△：適宜
〔赤星　透：膠原病またはその類縁疾患．臨床検査のガイドライン2005/2006 症候編・疾患編・検査編（日本臨床検査医学会包括医療検討委員会，厚生労働省・編），日本臨床検査医学会，p199，2005より〕

の自己抗体に片っ端からチェックを入れるので，私とO科長は密かに「絨毯爆撃」とよんでいます。

代表的な膠原病と自己抗体の関係をまとめたものがあるので見てください（表7）。疾患は絞り込めていないのだけれど，膠原病の可能性が高いな……と考えたときは，まず抗核抗体（蛍光抗体法）を調べます。抗核抗体が陽性のときには，その力価と一緒に染色パターンが報告されてきます（図2）。染色パターンによって特異抗体がだいたい決まっているので，臨床症状を勘案しながら次に調べる特異抗体を決めるのが合

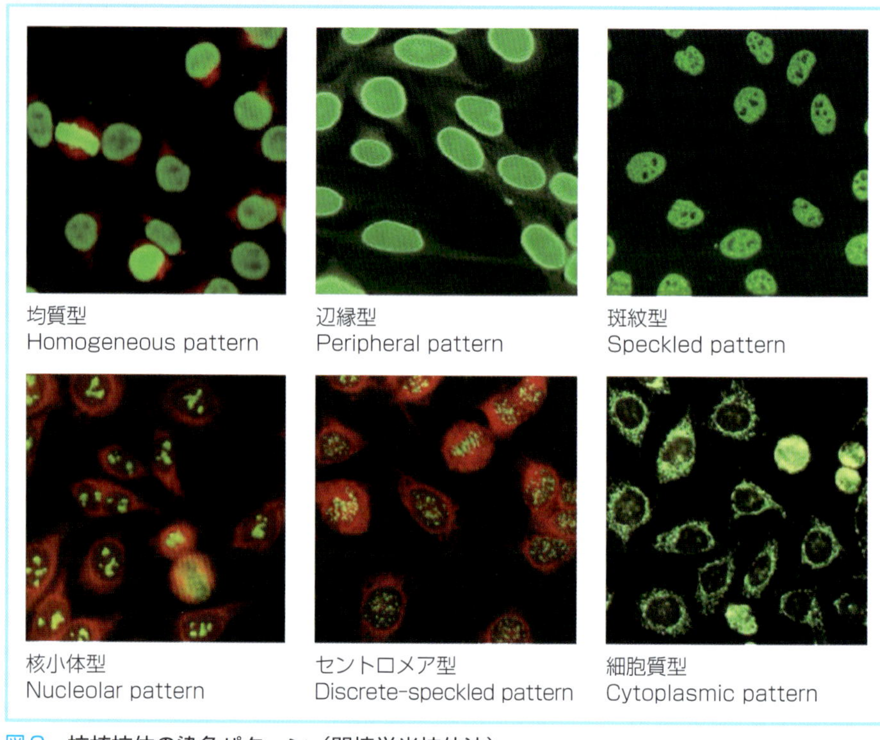

図2　抗核抗体の染色パターン（間接蛍光抗体法）

理的です（表8）。

O科長　特異抗体は保険点数がおおむね1項目150〜250点，1点はだいたい10円ですから，1,500〜2,500円もする高価な検査です。CRPの16点・160円と比較するといかに高い検査であるかということが実感できると思います。「膠原病かもしれない」と，手当たり次第に10項目もオーダーして，全部陰性，診断は一歩も進まないなどというのは本当に医療費の無駄遣いです。

村　上　ありがちですけどね。では，本症例のように「分類基準」でSLEと診断された場合は，もう自己抗体の検査は不要なのでしょうか。決してそんなことはありません。Fさん，特異抗体を調べる意義を説明してくださいますか。

技師F　「SLEの分類基準」は確かに診断確率が高いとされていますが，100％確

表8　抗核抗体（蛍光抗体法）の染色パターンと特異自己抗体・関連疾患・出現頻度

染色パターン	特異自己抗体	関連疾患	出現頻度	臨床的意義
均質型（Homogeneous）	抗ヒストン抗体	薬剤誘発性ループス	95%	特異性が高い
		全身性エリテマトーデス	30%	
	抗DNP抗体	全身性エリテマトーデス	30～70%	
辺縁型（Peripheral）	抗ds-DNA抗体	全身性エリテマトーデス	60～70%	特異性が高い
斑紋型（Speckled）	抗U1-RNP抗体	混合性結合組織病	100%	特異性は低い
	抗Sm抗体	全身性エリテマトーデス	20～30%	特異性が高い
	抗Scl-70抗体	進行性全身性硬化症	10～20%	肺線維症の合併が多い
	抗PM-1抗体	多発性筋炎	60～80%	
		進行性全身性硬化症	30～40%	
	抗SS-A/Ro抗体	シェーグレン症候群	60～80%	特異性はやや低い
	抗SS-B/La抗体	シェーグレン症候群	20～40%	特異性が高い
核小体型（Nucleolar）	抗RNAポリメラーゼ抗体	進行性全身性硬化症	10～20%	
セントロメア型（Discrete-speckled）	抗セントロメア抗体	進行性全身性硬化症	20～40%	CREST症候群では80～90%で特異性が高い
		原発性胆汁性肝硬変	40%	
細胞質型（Cytoplasmic）	抗Jo-1抗体	多発性筋炎/皮膚筋炎	20～30%	特性性が高い 肺線維症合併例の60%
	抗ミトコンドリア抗体	原発性胆汁性肝硬変		

実というわけではありませんので，やはり特異抗体の検索は必要だと思います。

抗ds-DNA抗体の感度は70%，抗Sm抗体の感度はたった30%です。たとえSLEであっても，これらの抗体検査では引っかからない患者さんが大勢いるということですよね。しかし，どちらも特異度は95～99%

と非常に高いので，抗ds-DNA抗体 and/or 抗Sm抗体の検出は診断の確かさを格段に上げることになります。

村　上　加えて，抗ds-DNA抗体が陽性の場合，抗体価はSLEの病勢変動に少し先行して動き，疾患の活動性とよく相関しますので，治療経過を評価するためにも必要な検査だと思います。

それから，APSと関係が深い自己抗体には，ループスアンチコアグラント（LAC），抗カルジオリピン抗体（aCL），抗β_2-glycoprotein I抗体（aβ_2GP I）などがありますが，これらについてはまた別の機会に詳しく学習したいと思います。

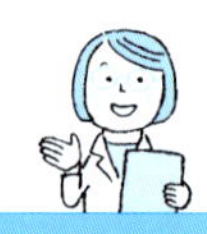

この症例のまとめ

1）診断

症　　状：発熱，口腔内潰瘍，手首と手指関節に特に強い関節炎がみられた。両頬は紅潮しているが明瞭な蝶形紅斑はみられなかった。

検査所見：尿蛋白 約1.5～2.0g/日，白血球数 2,800/μL，リンパ球数約500/μL，血小板数＜10×10^4/μL，抗核抗体（間接蛍光抗体法）陽性・辺縁型，抗ds-DNA抗体 陽性，抗Sm抗体 陰性，梅毒検査でBFP，ループスアンチコアグラント 陽性，APTT 延長，PT-INR 基準範囲などが確認された。

以上より，SLE分類基準11項目中6項目を満たし，特異抗体である抗ds-DNA抗体が高力価を示したので，SLEと診断した。同時にAPSの合併を認めた。

2）治療

プレドニゾロン（PSL）40mg/日の内服を開始した。

7. おわりに

村　上　PSLは多くの膠原病で第一選択薬です。十分な量のPSLを医師の指示に従ってきちんと服用すれば，疾患の活動性をコントロールすることは一般的にそれほど難しいことではありません。ですが，膠原病の患者さんには女性が多いがゆえに，PSLによる治療が主治医の目論みどおりにいかない場合が少なくありません。この辺りの事情を少し話してくださいますか，Yさん。

薬剤師Y〈中堅〉　膠原病の治療薬としてPSLを服用する場合，ある程度の量を長期間にわたって服用しなければなりませんから，副作用が出現する可能性が高くなります。ステロイド糖尿病，ステロイド潰瘍，高血圧，易感染性などの副作用は，時に治療の継続を困難にすることもある重大な副作用です。

しかし，女性患者さんにとって耐えがたいほどつらい副作用はそういうことではなく，満月様顔貌（moon face），肥満，ニキビ，赤ら顔，毛深くなるといった外見上の問題です。そのために，服薬量を勝手に減らしたり，服薬を自己中断してしまうことがあるようです。

村　上　そうなんですよね。投与開始にあたっては，きちんと服用しなかった場合の危険性を詳細に説明し，治療が奏効してだんだん服用量が減ってくれば，外見上の問題は必ず解消に向かうことを強調するようにしているのですが……。

さて，時間指定で頼んでおいたピザが届いたようです。RCPCはそろそろおしまいにしましょう。何か質問はありませんか。ないようでしたら，これで終了します。SLEについて，簡潔にまとめられたWebサイトを紹介しますので，後で確認しておいてくださいね[1]。

●引用文献

1）大阪大学大学院医学系研究科 呼吸器・免疫アレルギー内科学 免疫アレルギー内科：免疫疾患の診療；全身性エリテマトーデス（http://www.med.osaka-u.ac.jp/pub/imed3/lab_2/page4/page4-11.html）

Lesson 14

腫瘍マーカーの陥りがちなピットフォール

■この検査所見からどういう病態が読み取れるでしょうか？

72歳女性　主訴：胆石，胆嚢腫大

腹痛で近医を受診した際の腹部エコー検査で上記所見を指摘されたので，精査を希望して受診した。当院受診時，腹痛は治まっていた。

1．血球計数検査

白血球数（/μL）	5,760
赤血球数（×10^4/μL）	418
Hb（g/dL）	12.1
Ht（%）	36.8
MCV（fL）	88.0
MCH（pg）	28.9
MCHC〔g/dL（%）〕	32.9
血小板数（×10^4/μL）	22.2
末梢血液像	
桿状核球（%）	2.0
分葉核球（%）	78.0
好酸球（%）	1.0
好塩基球（%）	0.5
単球（%）	5.0
リンパ球（%）	13.5

2．凝固・線溶系検査

PT（秒）	10.6
PT-INR	1.01
APTT（秒）	25.9
フィブリノゲン（mg/dL）	342
D-ダイマー（μg/mL）	<0.5

3．血液生化学検査

総蛋白（g/dL）	6.7
アルブミン（g/dL）	4.1
AST（U/L）	125
ALT（U/L）	156
LD（U/L）	272
ALP（U/L）	761
γ-GT（U/L）	151
アミラーゼ（U/L）	98
T-Bil（mg/dL）	1.0
D-Bil（mg/dL）	0.3
I-Bil（mg/dL）	0.7
尿酸（mg/dL）	3.9
尿素窒素（mg/dL）	13.2
CRE（mg/dL）	0.55
eGFR（mL/分/1.73 m^2）	80.0
Na（mEq/L）	140
K（mEq/L）	4.3
Cl（mEq/L）	104
血糖（mg/dL）	97

4．免疫血清検査

CRP（mg/dL）	0.24
HBs抗原	（−）
HCV抗体	（−）
CEA（ng/mL）	4.1（カットオフ値<5.0）
CA19-9（U/mL）	<0.6（カットオフ値<37）

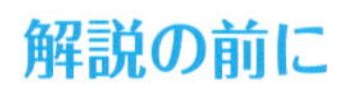

解説の前に

今回は，他の回とは少し異なる形式を取り，いくつかの事例を示しながら，検査データを読むときに陥りがちな“pitfall”について強調したいと思います。

まずは，いつもどおり，検査データの解析をします。

1．血球計数検査はどう読む？

白血球数5,760/μL，赤血球数418×10^4/μL，Hb 12.1 g/dL，Ht 36.8%，血小板数22.2×10^4/μLと，血球計数はすべて基準範囲内です。赤血球指数（MCV，MCH，MCHC）にも問題はありません。

一見，問題がないような印象ですが，白血球分画をみると，好中球（桿状核球＋分葉核球）が80.0%を占め，リンパ球は13.5%にとどまっています。計算した結果，リンパ球数は5,760×0.135≒780個/μLしかありませんでした。リンパ球数1,000個/μL以下の場合を**リンパ球減少症**と称しますが，いわゆる“臨床検査の本”で「リンパ球が減少する場合」を調べてみると，急性感染症の初期，免疫不全症，悪性リンパ腫，再生不良性貧血，全身性エリテマトーデス，サルコイドーシス，結核，副腎皮質ステロイドの投与，抗がん薬の投与などが列挙されています。「あれもある，これもある」みたいな取りとめのない感じですが，多くは免疫状態に何らかの異常を来す疾患・病態，あるいは免疫状態に何らかの異常を来したときに罹患しやすい疾患です。

血球計数検査からわかったこと

- 血球計数，赤血球指数はいずれも基準範囲内である。
- 白血球数の増減はないが，相対的に好中球が多く，リンパ球が少ない。
- リンパ球減少症に該当するので，免疫状態に何か問題があるかもしれないという可能性を指摘しておきたい。

2. 凝固・線溶系検査はどう読む？

PT，APTT，フィブリノゲン量は基準範囲内ですし，D-ダイマーの増加はみられません。これは，本症例には凝固亢進も線溶亢進もなく，出血傾向も血栓性疾患もなさそうだということです。

凝固・線溶系検査からわかったこと

- 凝固系および線溶系には特に異常はない。

3. 血液生化学検査はどう読む？

血清総蛋白6.7 g/dL，アルブミン4.1 g/dLと，どちらも基準範囲内です。この2つの数値から**A/G比**を算出してみましょう。A/G比のAはアルブミン値＝4.1 g/dL，Gはα_1，α_2，β，γグロブリンの合計＝6.7－4.1＝2.6 g/dLですので，4.1/2.6≒1.58となります。A/G比の基準範囲は1.3～2.2ですから，本症例のA/G比には問題ありません。

アルブミンは具合が悪いときに減少することがよくありますが，基準値以上に増加することはまずありません。一方，グロブリンのほうは，炎症があると反応性に増加しますが，減少することはまれです。そのため，身体に何か問題があるとき，A/G比はしばしば低下します（アルブミンとグロブリンの変化についてはLesson 11，p.174も参照）。

ざっくりと…ですが，本症例では，血清蛋白の組成バランスに大きな問題はないものと思われます。

AST 125 U/L，ALT 156 U/L，LD 272 U/Lと，いずれも軽度の上昇ですが，3つの逸脱酵素は揃って高値を示しています。肝実質細胞の障害があると考えられます。

胆道系酵素であるALPが761 U/L，γ-GTが151 U/Lと，こちらも高値です。胆管上皮に存在する酵素が逆流性に血液中に出現しているのですから，胆道系に何らかの障害があると考えなくてはなりません。ただし，ビリルビン値は上昇していませんので，胆道が高度に閉塞しているのではないと思います。

その他の血液生化学検査項目はすべて基準範囲内です。

血液生化学検査からわかったこと

- 肝細胞の障害と，胆道系の障害がある。
- ただし，肝細胞障害は軽度で，胆道系の閉塞機転はあったとしても高度ではない。
- 血清蛋白には大きな問題はないものと思われる。
- 腎機能には問題はない。
- 糖尿病には該当しない血糖値である。

4. 免疫血清検査はどう読む？

CRPは0.24mg/dLでやや高いですが，明らかな炎症（感染症や組織の崩壊など）はなさそうです。もちろん，炎症の初期にはCRPが上昇しませんので，身体中の炎症を完全に否定することはできませんが，紹介元からの時間的経過を鑑みると，少なくとも胆道系に継続する炎症はないと考えてよいでしょう。また，HBs抗原（－），HCV抗体（－）から，B型肝炎やC型肝炎に罹患している可能性も極めて低いようです。

汎用されている腫瘍マーカーの代表であるCEAとCA19-9はどちらもカットオフ値未満です。カットオフ値という考え方については後述します。

悪性腫瘍ごとに関連がある腫瘍マーカーを一覧にして示します（表1）。何だかたくさんありすぎて，どのようなときに何を調べればよいのかわからないですよね。そこで，臓器別に，がんと代表的な腫瘍マーカーとの関係を表2に示しました。これを見ると，CEAとCA19-9はいろいろながんで高値になる可能性があることがわかります。ひっかからないのは前立腺がんくらいですが，本症例は女性なので，そもそも前立腺がんの可能性はありません。多くのがんで高値を示すCEAとCA19-9がカットオフ値未満であり，特にCA19-9は測定限界にも達しないような極低値だったからでしょうか，外来主治医は「血液検査の結果，がんの可能性は低いようだ」とコメントしていました。

免疫血清検査からわかったこと

- 前医で，胆石と胆囊腫大を指摘されているが，継続する炎症（感染症や組織の崩壊など）はないと思われる。

表1　悪性腫瘍と腫瘍マーカー

疾患名	腫瘍マーカー
食道がん	SCC抗原，CEA，TPA，POA，NSE，抗p53抗体
胃がん	CEA，CA19-9，AFP，TPA，NCC-ST-439，CA72-4，CA125，シアリルTn抗原（STN）
結腸・直腸がん	CEA，CA19-9，TPA，NCC-ST-439，CA72-4，CA50，NSE，CA125，POA，シアリルTn抗原（STN），AFP，抗p53抗体，SLX
肝がん	AFP，PIVKA-Ⅱ半定量または定量（EIA法），CA19-9，CEA，TPA，DUPAN-2，BFP，Span-1，CA50，POA
胆嚢・胆道がん	CEA，AFP，CA19-9，DUPAN-2，TPA，NCC-ST-439，エラスターゼ1，CA50，POA，SLX，Span-1，シアリルTn抗原（STN）
膵がん	CA19-9，CA50，CEA，エラスターゼ1，Span-1，POA，NCC-ST-439，DUPAN-2，TPA，CA15-3，CA125，SLX，CA72-4，シアリルTn抗原（STN），SCC抗原
乳がん	CEA，TPA，NCC-ST-439，CA15-3，CA125，BCA225，CA72-4，CEA定性（乳頭分泌液）または半定量（乳頭分泌液），Ⅰ型コラーゲン-C-テロペプチド（ICTP），シアリルLex抗原（CSLEX），HER2蛋白，HER2蛋白（乳頭分泌液），抗p53抗体
卵巣がん	CA125，CA130，CEA，TPA，SLX，CA72-4，CA15-3，SCC抗原，AFP，CA19-9，BFP，シアリルTn抗原（STN），CA602，CA54/61，がん関連ガラクトース転移酵素（GAT）
子宮がん	SCC抗原，TPA，CA125，CA130，CEA，CA15-3，シアリルTn抗原（STN），CA19-9，NSE
精巣がん	AFP
前立腺がん	PAP，PSA，γ-Sm，CEA，BFP，TPA，遊離型PSA比（PSA F/T比），Ⅰ型コラーゲン-C-テロペプチド（ICTP），Ⅰ型プロコラーゲン-C-プロペプチド（PICP）
膀胱がん	TPA，CEA，BFP，尿中BTA，核マトリックスプロテイン22（NMP22）定性（尿）または定量（尿）
腎がん	BFP，CEA
肺がん	SCC抗原，NSE，TPA，CEA，CA15-3，NCC-ST-439，CA125，CA130，SLX，サイトケラチン19フラグメント（CYFRA）（小細胞肺がんを除く），ProGRP（小細胞肺がん），Ⅰ型コラーゲン-C-テロペプチド（ICTP）
甲状腺がん	CEA

表2　主な腫瘍マーカーと臓器特異性

	胃	大腸	肝胆	膵臓	肺	乳房	卵巣	子宮	前立腺
AFP，PIVKA-Ⅱ			◎						
CEA	●	◎	●	◎	◎	●	●	●	
CA19-9	●	●	●	◎	●	●			
SLX	●	◎	●		◎	●			
CA15-3	●				●	◎	●	●	
CA125	●			●	●	●	◎		
SCC				◎	●			●	
NSE		●		●	◎（小細胞がん）				
CYFRA	●	●	●		◎（扁平上皮がん）			●	
PSA									◎

◎：感度が高い　●：感度が中等度

- 肝機能の異常はＢ型肝炎，Ｃ型肝炎によるものではない。
- CEAとCA19-9はともに臓器特異性があまり高くない腫瘍マーカーであるが，どちらもカットオフ値未満なので，がんの可能性は低い（と，主治医は考えた）。

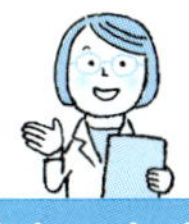

この症例の疾患・病態

201X年○月22日，夕食後に突然腹痛が出現し，23日，自宅近くのT内科クリニックを受診しました。受診時，痛みは右上腹部に最も強く，腹部エコー検査を実施したところ，「胆石があり，胆囊は腫大して胆泥が溜まっているようです。発熱はありませんが，胆囊炎の合併も考えられますので，ご高診，ご加療をお願いします」ということで，24日，当院内科を受診されました。

お示ししたデータは，当院初診時のものです。このときには腹痛は治まっており，患者さんも「もう，特に何ともないので，このまま受診しなくてもよいかな…と思ったのですが，“胆嚢が腫れていて，胆嚢炎だと命取りになることもあるから必ず指示どおり受診するように”とT先生に言われましたので……」とのことでした。

血液検査では，いわゆる“肝機能検査”以外，目につく異常値はありませんでしたが，前医で胆嚢の異常像を指摘されていますので，画像検査を実施することにしました。まずは，放射線被曝がない腹部エコー検査，次に腹部造影CT検査を行いました。その結果所見です。

腹部エコー検査報告書（201X年○月30日実施：検査技師コメント）
〈胆嚢〉
胆嚢腫大はみられず，サイズは71.2×27.7mm大。壁肥厚があり，4.2mm。
胆嚢頸部に17.4mm大のSEを認めます。AS（+），移動性（−）。胆石と思われます。
内腔にはデブリスと思われるhigh echo像が充満しています。
悪性の可能性は否定できませんので，他の画像検査とあわせて評価してください。

典型的な胆石では，胆嚢内腔にSE（strong echo）を認め，その後方に結石の直径に一致する帯状のエコー欠損を認めます。これをAS（acoustic shadow：音響陰影）と称します。

腹部造影CT検査報告書（201X年○月31日実施：放射線科専門医読影所見，図1）
胆嚢体部から底部に長径3cm大の腫瘤が認められ，がんが疑われる。軽微だが壁外浸潤を伴っていると思われる。
胆嚢管に接して腫大したリンパ節を認める。転移巣が疑われる。他に有意なリンパ節腫大はみられない。

消化器科・外科合同カンファレンスの結果，胆石発作を起こしていること，頸部に約2cmの石がはまっていること，そして何よりがんの可能性が高いことから，手術の適応と判定されました。

手術で摘出された胆囊の病理検査を行った結果，Stage Ⅲの胆囊がん（adenocarcinoma）であることが確定しました。

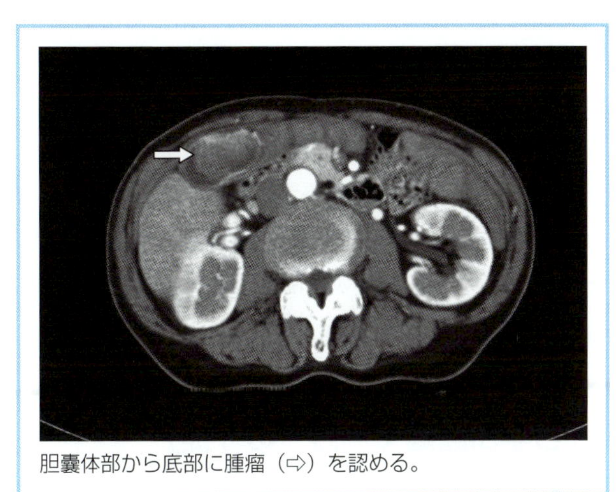

胆囊体部から底部に腫瘤（⇨）を認める。

図1　本症例の腹部造影CT所見

5．プラスαの知識

腫瘍マーカーとは

体の中にできた腫瘍細胞に特有な成分，あるいは腫瘍細胞が産生する特異的な成分のなかには，血液，尿，胸水や腹水などに出てくる物質があり，これらの物質を「腫瘍の目印＝腫瘍マーカー」と言うことはよくご存知でしょう。

“血液1滴でがんがわかる”というような検査法の実用化が期待されていますが，残念ながら現時点では，前立腺がんの腫瘍マーカーであるPSA以外には早期がんの発見に役立つものはほとんどありません。つまり，腫瘍マーカーは診断感度も診断特異度も低いので，早期がんの発見には効力を発揮することができないのです。また，少しでも見落としを減らそうと数種類の腫瘍マーカーを組み合わせて検査する“コンビネーションアッセイ”は，確かに診断感度を向上させますが，診断特異度はますます低下してしまいます。

腫瘍マーカーの「掟」

- がんの早期発見には役立たない。

腫瘍マーカーに基準値（範囲）はない

「現在，健康な人の95%が含まれる範囲」が“基準値（範囲）”です。しかし，健康な人の腫瘍マーカー値を求めても，臨床に活用することはできません。そこで，“この値を超えるとがんの可能性が高いですよ”という目安を設定しています。これが**カットオフ値**です。

もちろん腫瘍マーカーは定量検査ですから，ある値できっぱり白黒をつけることはできません。望ましいカットオフ値は，できるだけ見落とし（偽陰性）が少なく，かつ拾いすぎない（偽陽性も少ない）値です。これはROC曲線（receiver operating characteristic curve）を用いて決めます。

6. 症例から学ぶ腫瘍マーカーの「掟」

ここでは症例のデータを示しながら，腫瘍マーカーの「掟」を述べます。

【症例1】63歳の女性。健診時の便潜血反応が陽性だったため，下部消化管内視鏡検査を行った。最終的な診断は大腸がん。

CEA（<5.0ng/mL）　1.7
CA19-9（<37U/mL）　93.7

CEAは，大腸がん組織と胎児の消化管粘膜上皮に共通する糖蛋白抗原です。“あらゆる”と言いたくなるくらいさまざまながんで高値を示しますが，なかでも大腸がんでは陽性率が高く，進行度を示すDukes分類のA：5～27%，B：12～67%，C：21～74%，D：63～88%と報告されています。

一方CA19-9は，消化管，特に膵管や胆管の上皮細胞に発現している1型糖鎖抗原の1つで，がん細胞で過剰に発現することが知られています。進行がんでの陽性率は膵がんで70～90%，胆道がんで70～80%，大腸がん・胃がん・肝がんで30～60%とされています。

本例では，CEAはカットオフ値以下でしたが，CA19-9はある程度上昇しています。このように，あるがんにおいて必ず陽性を示す腫瘍マーカーはありません。ですので，異なる複数の腫瘍マーカーを同時に測定することには一定の意義があります。が，それより何よりエコー，CT，MRI，内視鏡などで「実態」を確認することが重要です。

腫瘍マーカーの「掟」（症例1より）

- がんの場合，必ず陽性を示すとは限らない。
- 腫瘍マーカーが陰性でもがんを否定することはできない。

【症例2】 78歳の男性。健診で調べた前立腺がんの腫瘍マーカーPSAが高値だったため，精査目的で泌尿器科を受診した。最終的な診断は前立腺肥大症。

PSA（<4.0ng/mL） 11.4

PSAはヒト前立腺組織から生成されたserine proteaseという蛋白分解酵素の一種で，前立腺上皮から分泌されます。異常な上皮細胞が制御されることなく増殖するのが“がん”ですから，前立腺がんでPSAが高値を示すのはもっともな気がします。PSAは腫瘍マーカーとしては非常に優秀で，早期から陽性を示しますし，前立腺がん以外のがんで陽性になることはありません。感度および特異度ともに申し分ない腫瘍マーカーです。

しかし，前立腺がんだけで高値を示すわけではありません。前立腺肥大症，前立腺炎などでも高値になります。つまり，PSAは前立腺がんに特異的なのではなく，前立腺に特異的なのです。本当にがんの確率が高くなるのは10.0ng/mL<PSAの場合といわれており，4.0～10.0ng/mLをグレーゾーンと称しています。もちろん，グレーゾーンでもがんの人もいますし，10.0を超えていても本例のようにがんでない人もいます。

腫瘍マーカーの「掟」（症例2より）

- 腫瘍マーカーが高値でもがんとは限らない。高値を示す非がん疾患は少なくない。

【症例3】58歳の男性。発熱と痰が絡む咳が1週間続いているが，明日は取引先の社長とのゴルフがあるので…と，血液検査と胸のレントゲン撮影，薬を希望して受診した。チェーンスモーカーであることを話したところ，担当の医師に，「採血ついでに肺がんの腫瘍マーカーをみておきましょう」と言われた。
CEA（<5.0ng/mL）　12.6

この“念のため腫瘍マーカー”って，本当によくやられています。通院中の患者さんにがんの見逃しでもあろうものなら訴えられるから…ということなのですが。本例がどのような経過をたどったかを知れば，医師は皆，「安易に腫瘍マーカーを検査するのはやめよう！」と思うに違いありません。

患者さんは1週間咳が続いていましたが，痰が絡み発熱していますから，呼吸器感染症であることはまず間違いありません。受診の際に，肺がんを検査してほしいという要望はありませんでしたし，強く肺がんを疑うような所見もありませんでした。胸部単純レントゲン写真でも異常影はみられませんでした。しかし，調べた以上，CEAが高値である事実を無視するわけにはいきません。

胸部単純レントゲン写真では，肺がんのうち特に喫煙と関係が強いとされる扁平上皮がんを見落としがちなことがわかっています。扁平上皮がんの好発部位には，心臓や気管・気管支，血管の影が重なるからです。そこで，肺がんを見落とさないために胸部CT撮影を行いました。その結果，肺がんは否定的と考えられました。

表2に示したように，CEAは消化器系のがんで軒並み高値を示す可能性があります。本例では，引き続き上部消化管内視鏡，下部消化管内視鏡，腹部エコー検査，腹部CT撮影を行いましたが，胃がん，大腸がん，肝がん，胆嚢・胆管がん，膵がんは否定的と考えられました。

結論として，CEAが高値なのは喫煙のためであろうということになりました。喫煙者は非喫煙者に比して有意にCEAが高値を示すことが知られています。

ここまでであれば，「たまたま検査したCEAがきっかけでがん検診を入念に行いましたが，がんでなくて良かったですね」で済んだ話です。が，本例には世にも恐ろしい後日談が……。

上記のエピソードから4カ月後という微妙な時期に，なんと，進行した虫垂がんが見つかり，患者さんから「見逃したのではないか？」という疑義が発せられてしまったのです。虫垂がんは大腸がんに含まれますが，大腸がん全体の1％にも満たないまれながんで，早期発見が難しく，見つかったときにはすでに進行がんであることがほとんどという医師泣かせのがんです。

担当医は，「採血ついでに肺がんの腫瘍マーカーをみておきましょう」なんて言わなければよかったのです。なまじCEAが高かったがために，こんな面倒な話になってしまったのですから。

腫瘍マーカーの「掟」（症例3より）

- 腫瘍マーカーをがんのスクリーニング検査に用いることはできない。
- 先の見通しなしに腫瘍マーカーを安易に測定しない。

7. 今回の症例の腫瘍マーカー値について

測定された2つの腫瘍マーカー，CEAとCA19-9はいずれもカットオフ値未満でした。特にCA19-9は<0.6U/mLと，測定限界未満でした。これ，実は「？」なことなのです。CA19-9は消化管，特に膵管や胆管の上皮細胞に発現している1型糖鎖抗原の1つですので，健常人でも少しはある（測定できるくらいはある）のが“正常”です。<0.6U/mLは，“なさすぎ”です。

図2を見てください。これは，代表的な糖鎖抗原であるABO血液型およびLewis血液型抗原と，関連する腫瘍マーカーのうち1型糖鎖系の合成経路を示したものです。Se酵素（FUT2＝α1,2-FUT）とLe酵素（FUT3＝α1,3/4-FUT）が重要な役割を果たしています。

ABO血液型抗原（型物質）には，赤血球膜上に発現する2型糖鎖系と，身体中の組織や体液に発現する1型糖鎖系があります。タバコの吸い殻についた唾液から，犯人の血液型はA型と判明した…みたいな話で検出されているのは1型糖鎖系のA型抗原です。

図の右下に位置するsLe^aというのがCA19-9です。1つ手前のsLe^cにLe酵素が作用してCA19-9（sLe^a）が合成されることがわかります。逆に言うと，Le酵素をもたないヒトでは，絶対にCA19-9が高値になることはありません。このLe酵素をもたないヒトは，Le^a（Lewis型a抗原）も，Le^b（Lewis型b抗原）も合成されませんので，Lewis（a-b-）型になります。この型は日本人の

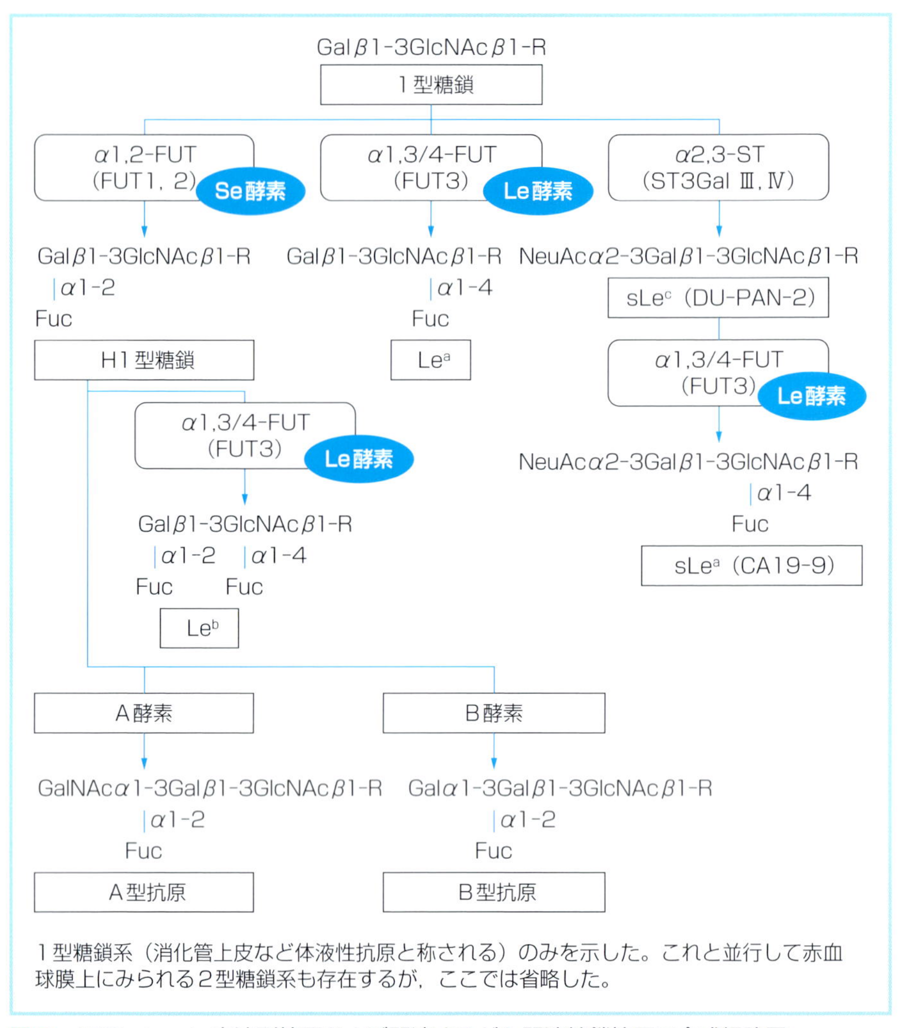

図2　ABO，Lewis血液型抗原および関連するがん関連糖鎖抗原の合成経路図

〔高橋順子：Lewis血液型とその抗体．日本臨牀，68（増6）：754-759, 2010より〕

約10%程度を占めているといわれています。つまり，日本人の10人に1人はLewis（a-b-）型で，はなからCA19-9を腫瘍マーカーとすることができないということです。

Lewis（a-b-）型のヒトが膵がん，胆道がん，大腸がんなどを発症すると，

CA19-9の1つ手前で合成が行き止まり，DUPAN-2（DU-PAN-2）が著しい高値を示すことがあります。今回の症例の患者さんも，DUPAN-2（＜150U/mL）が約1,200U/mLでした。

Lesson 15

臨床推論能力を鍛えるシリーズ

貧血のタイプをどう絞り込むか

■この検査所見からどういう病態が読み取れるでしょうか？

73歳女性　主訴：労作時の息切れ，全身倦怠感，味覚の異常（味がしない）

1. 尿検査

色調・外観	黄色・清
pH	6.0
比重	1.019
蛋白	(−)
糖	(−)
潜血	(±)
ウロビリノゲン	(±)
ビリルビン	(−)
尿沈渣	
赤血球（/HF）	1〜4
白血球（/HF）	1〜4
上皮	(−)
円柱	(−)

2. 血球計数検査

白血球数（/μL）	3,300
赤血球数（$\times 10^4$/μL）	110
Hb（g/dL）	4.8
Ht（%）	14.5
MCV（fL）	131.8
MCH（pg）	43.6
MCHC〔g/dL（%）〕	33.1
血小板数（$\times 10^4$/μL）	7.1
網赤血球（%）	2.0
末梢血液像	
桿状核球（%）	2.5
分葉核球（%）	58.0
好酸球（%）	1.5
好塩基球（%）	0.5
単球（%）	4.5
リンパ球（%）	33.0

3. 血液生化学検査

総蛋白（g/dL）	6.2
アルブミン（%）	70.2
α_1（%）	3.1
α_2（%）	5.8
β（%）	8.2
γ（%）	12.7
T-Cho（mg/dL）	171
TG（mg/dL）	88
T-Bil（mg/dL）	2.2
D-Bil（mg/dL）	0.6
AST（U/L）	48
ALT（U/L）	33
LD（U/L）	2,152
ALP（U/L）	136
γ-GT（U/L）	10
尿素窒素（mg/dL）	13.7
CRE（mg/dL）	0.74
尿酸（mg/dL）	5.4
Na（mEq/L）	141
K（mEq/L）	4.1
Cl（mEq/L）	108
ハプトグロビン（mg/dL）	<2

4. 免疫血清検査

CRP（mg/dL）	0.21

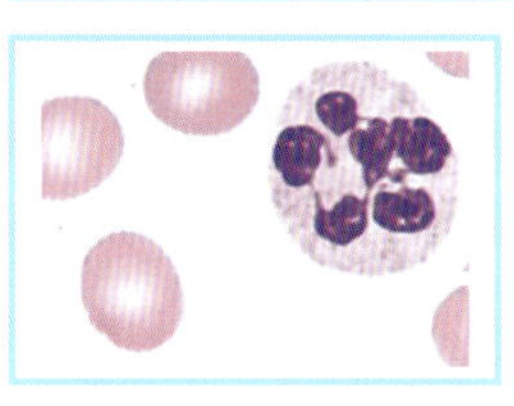

末梢血塗抹標本に見られた細胞

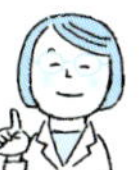

解説の前に

症例のデータを丸ごと読んで診断するのは難しい，どこから手をつければよいのかわからない……。慣れないうちはそう思うかもしれません。

そこで，検査データから病態を推定し，合理的に診断に至る「臨床推論能力」を習得するために，経験を積んだ医師の思考過程を真似してみることを推奨したいと思います。

起 重大な異常値はどれか？
⬇
承 そうなる可能性が高い疾患・病態は何か？
⬇
転 ところで，診断を絞り込むためにはどうすればよいか？
⬇
結 結論

では，やってみましょう。

Q1．パニック値があれば，あげてください

パニック値 panic valueとは，「生命が危ぶまれるほど危険な状態にあることを示唆する異常値で，直ちに治療を開始すれば救命しうるが，その診断は臨床的な診察だけでは困難で，検査によってのみ可能である」と定義され，直ちに担当者（主治医，看護師など）に報告すべき値と位置づけられています（Lundberg，1972年）。

パニック値は基準範囲とは無関係に，それぞれの施設で設定するのが一般的です。したがって，日本全国で統一されているものではありません。

例えばLDのパニック値ですが，インターネット上にパニック値を公表している，病床数700床以上の大学病院・国立病院，300床以上の地域基幹型急性期病院について検索してみたところ，1,000<としている病院が大勢を占めて

いましたが，1,200＜あるいは1,500＜としている病院も見受けられました。

私が本症例でパニック値をあげるとすれば，まずはHb 4.8 g/dLです。このデータはどこの病院でもパニック値に相当するはずで，直ちに対処が必要な異常値です。次に，LD 2,152 U/Lで，同時に，これらのパニック値に密接に関連すると考えられる重要なデータとして，汎血球減少と間接ビリルビン優位のビリルビン高値を伝えたいと思います。主治医が最初に受け取る情報として過不足がないと思います。

過分葉好中球の出現，ハプトグロビン低下（測定限界以下）もたいへん重要な情報ですが，院内実施検査の至急報告対象には含まれていないと思います。

Q2. 検査値から考えられる病態をあげ，そう考えた理由を述べてください

現場の医師がたどる思考過程を意識しながら解説します。

まずは“最もやばい”状況に対して，可能性が高い疾患・病態をあげる

この患者さんにとって“最もやばい”のは，赤血球数110×$10^4/\mu$L，Hb 4.8 g/dL，Ht 14.5％の貧血です。主訴の「労作時の息切れ」，「全身倦怠感」は，貧血の症状と考えられます。

貧血のときはまずMCVに注目します（表1）。本症例の赤血球指数はMCV＝131.8 fL，MCH＝43.6 pgで，赤血球は大きくて厚ぼったいことがわかります。つまり，1個の赤血球はかなり大きい，しかし，赤血球数があまりに少ないため貧血を呈しているのです。大球性貧血ですね。

表1　MCVによる貧血の分類

小球性貧血	正球性貧血（80＜MCV＜100）	大球性貧血
鉄欠乏性貧血	再生不良性貧血	巨赤芽球性貧血
	腎性貧血	肝障害に伴う貧血
	急性出血	
（慢性疾患に伴う貧血）	（慢性疾患に伴う貧血）	
	（溶血性貧血）	（溶血性貧血）
		骨髄異形成症候群

次に，貧血を引き起こした病態を絞り込むために，赤血球以外の血球である白血球数と血小板数，網赤血球をみます。

網赤血球は2.0％で，一見基準範囲内のようにみえますが，赤血球数110×$10^4/\mu$Lの2.0％ですから2.2×$10^4/\mu$Lしかありません。骨髄の造血機能に問題がなく，造血に必要な材料不足がなければ，貧血を是正するために，赤血球産生能力は通常の5倍以上にも亢進するといわれています。逆にいうと，こんなにひどい貧血なのに網赤血球数が少ないのは，骨髄の赤血球造血能に問題があるのか，必要な材料が不足しているのか，とにかく"造るに造れない理由"があるのだろう，ということになります。この段階で，網赤血球が増加するはずの溶血性貧血は否定的です。

白血球数は3,300/μLと減少していますが，中味をみると細胞の種類・比率とも，特に問題はありません。ただし，鏡検すると大型で核が6ないし7分葉の過分葉好中球（Lesson 2，p.30）が観察されています（冒頭の画像参照）。核の成熟障害があるようです。血小板数も7.1×$10^4/\mu$Lと減少していますが，これだけあれば出血のことを心配する必要はありません。

汎血球減少かつ大球性貧血を呈し，過分葉好中球がみられる…このような要件を矛盾なく満たす疾患として，まず巨赤芽球性貧血（megaloblasic anemia；MBA）をあげ，鑑別すべき疾患として骨髄異形成症候群（myelodysplastic syndrome；MDS）をあげたいと思います。

可能性が高いと考えた疾患・病態の「確かさ」の補強を試みる

では，血液生化学検査は，MBAあるいはMDSとして矛盾がないでしょうか。

まず何といっても目を引くのは，LD 2,152 U/Lという数字です。LDは典型的な逸脱酵素ですが，ありとあらゆる組織に存在していますので，LD高値であれば，細胞・組織障害が起こったということはわかりますが，その部位の特定はできません。

ASTも，ほぼどの細胞にも存在している酵素です。ですから，高値でも障害部位の特定はできません。しかし，臓器によってLDとASTの量に差があるため，LD/AST比をみることで，ある程度障害された組織・臓器を絞り込むことができます（表2）。あくまでも一つの目安ですが，本症例では2,152/48＝44.8にもなりますので，壊れているのは主に赤血球かな？ ということになります。

表2　LDとASTの比から推定される疾患/病態

LD/AST＞10	溶血，無効造血，白血病，悪性リンパ腫，悪性腫瘍
LD/AST＝10	心筋梗塞，肺血栓塞栓症
LD/AST＜10	肝障害

MBAとMDSはどちらも無効造血を生じます。骨髄では頑張って造血しているのですが，DNA合成障害があるため，血球が成熟して末梢血に出ていく前に骨髄内で壊されてしまう，これが無効造血です。無効造血があると，赤血球だけでなく白血球，血小板も減少傾向を示しますので，汎血球減少となります。

無効造血の程度は，MBAの場合，はっきりと検査データに反映されますが，MDSではそこまでではありません。本症例はMBAのほうがしっくりくる印象です。

赤血球が壊される病態は，間接ビリルビン優位の高ビリルビン血症にも矛盾なく合致します。また，蛋白分画をみると，α_2グロブリンが5.8％で，6.2×0.058＝0.36 g/dL（基準範囲：5.0〜9.0％/0.39〜0.68 g/dL）と低値を示しています。これは，溶血（無効造血）によってα_2グロブリン分画に含まれるハプトグロビンが消費されたからでしょう。ハプトグロビンの基準範囲は100〜200 mg/dLですが，測定限界以下にまで減少しており，ちょうど話が合うように思います（ハプトグロビンについてはLesson 2，p.36）。

情報を総合的に吟味し，疾患・病態をできるだけ絞り込む

これまでの解析で明らかなように，本症例はMBAとMDSの可能性があり，とりわけMBAのほうが可能性が高そうです。さらに，診断確定のための検査に進まなければなりませんが，その前に…すでにわかっている情報から，可能性を絞り込むことはできないでしょうか。

検査データから，MCV=131.8 fLととても大きい赤血球で，LD＞1,000 U/Lと溶血（無効造血）が著しいことがわかります。これはMBAでは珍しくありませんが，MDSでここまでになることはまずありません。

また，味覚異常のような神経症状も，ビタミンB_{12}欠乏によるMBAの可能性を示唆する症状です。MBAでは，脊髄後索と側索や末梢神経の脱随性病変，神経線維の脱落による神経症状（四肢の痺れ，知覚異常，味覚・嗅覚の異常，

位置覚・振動覚の低下など）がみられます（連合変性症）。なお，葉酸欠乏では神経系の病変は起こりません。

検査データおよび主訴から，ビタミンB_{12}の欠乏によるMBAの可能性が最も高く，それよりは可能性は低いと思われますが，葉酸欠乏によるMBAやMDSを鑑別疾患に残しておきたいと思います。

Q3. 診断を確定するために，確認したい患者情報や検査をあげてください

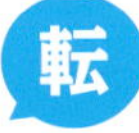

追加の情報収集

MBAでは，DNA合成障害により，貧血だけでなく全身に多彩な症状がみられます。舌乳頭の萎縮，炎症のため疼痛を伴うHunter舌炎や，年齢不相応な白髪，粘膜の萎縮によると考えられる多彩な消化器症状などがみられないか確認しましょう。

何よりまず真っ先に聞いておかなければならないのが，「胃を手術したことはありませんか？」ということです。「あり」の場合は，手術は何年前に行われたのか，また胃全摘術だったかどうかを確認しなければなりません。ビタミンB_{12}の必要量は1～3μg/日で，胃壁細胞から分泌される内因子と結合して回腸末端で吸収されます。一般に摂取量は3～30μg/日で，しかも肝臓に5mgも貯蔵されていますので，胃全摘術によって内因子がゼロになり食物から吸収できなくなっても，欠乏症状が明らかになるまでには5年程度かかるはずです。

本症例では，消化管の手術歴はありませんでした。このことと，ここまでの解析結果をあわせて総合的に判断すると，胃粘膜の萎縮が原因で内因子の分泌不全を生じ，ビタミンB_{12}の吸収障害が遷延した結果，悪性貧血（図1）を発症したのではないかと考えられます。

追加する検査

まず，血清のビタミンB_{12}および葉酸を測定します。悪性貧血であれば，血清のビタミンB_{12}値は低下しています。日本人のMBAでは，悪性貧血61%，胃切除後34%，その他のビタミンB_{12}欠乏2%，葉酸欠乏2%と，悪性貧血の頻度

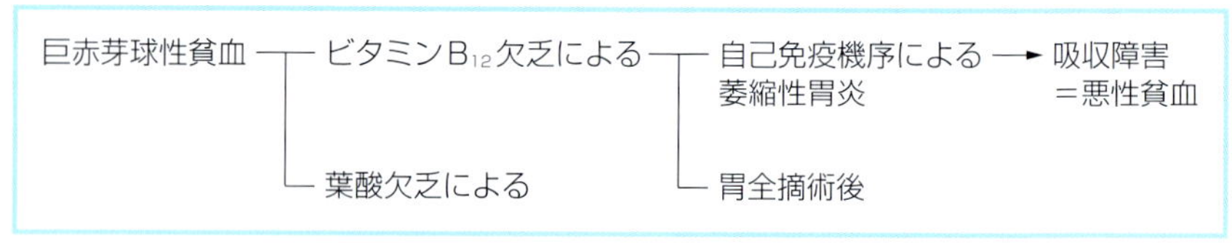

図１　巨赤芽球性貧血と悪性貧血の関係

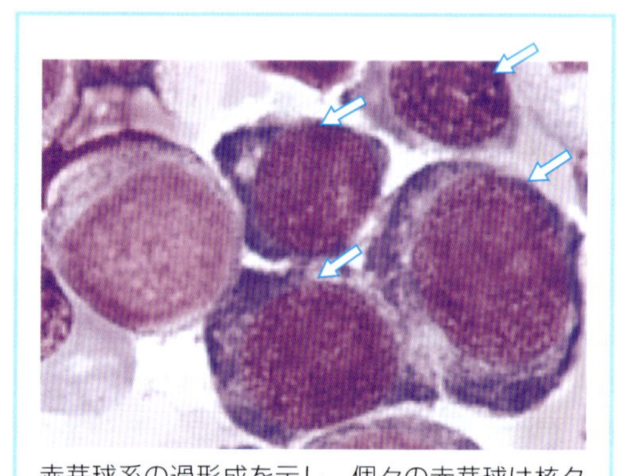

赤芽球系の過形成を示し，個々の赤芽球は核クロマチンの成熟障害が目立つ（矢印：巨赤芽球）

図２　骨髄所見

が最も高いと報告されています。

悪性貧血であることを確定する検査としては，抗内因子抗体，抗胃壁細胞抗体などの自己抗体とSchilling試験があります。

悪性貧血の診断において，抗内因子抗体は感度＜50%，特異度＞90%ですので，陽性を示せば診断は確定的ですが，陰性の場合に否定することはできません。一方，抗胃壁細胞抗体は感度80%で，特異度は90%です。ただし，抗内因子抗体，抗胃壁細胞抗体ともに保険収載されていません。

Schilling試験は標識されたCo-B_{12}を用いる吸収試験で，ビタミンB_{12}の吸収障害を証明するには最も確かな検査です。しかし，放射性同位元素を用いることもあって，現在では実施されていません。

骨髄穿刺検査は診断の決め手になるのでしょうか？　MBAの骨髄像では，大型で，細胞質の成熟段階に比して核クロマチンの成熟が遅れている（核・細胞質の成熟乖離）巨赤芽球（図２），巨大後骨髄球・巨大桿状核球などが観察されるとされています。でも，このような個々の所見はMDSでもみられるもので，MBAだけに特有のものではありません。骨髄標本全体を見た印象で「MBAっぽいな～」ということは言えたとしても，「絶対MDSではない」と言い切るのは困難です。

この症例への対応

本症例では，血清ビタミンB_{12}が105pg/mL（基準範囲：233～914pg/mL）と著減していましたが，葉酸は11.3ng/mL（基準範囲：3.6～12.9ng/mL）と問題ありませんでした。

骨髄穿刺検査では，赤芽球系の過形成，典型的な巨赤芽球，巨大後骨髄球，過分葉巨核球が観察され，MBAとして矛盾しない所見でしたが，これでMDSを完全に否定することはできません。また，抗内因子抗体，抗胃壁細胞抗体は検査せず，Schilling試験も行いませんでした。

治療を開始しました。吸収不全がありますので，ビタミンB_{12}を注射します。1,000μg×3/週程度の補充で，おおむね1カ月以内に血液検査は正常化しました。経過中に鉄欠乏が顕在化することがあるので，同時に鉄補充を行いました。ビタミンB_{12}の投与によって，Hb，白血球，血小板が増加し，LDとビリルビン（間接ビリルビン）が減少したという事実が，MBAという診断を保証したことになります。

Lesson 16

臨床推論能力を鍛えるシリーズ

病態のキモはどこ？ データの変化を読み解こう

■この検査所見からどういう病態が読み取れるでしょうか？

24歳男性　主訴：黄疸，食欲不振，全身倦怠感

	初診時	7日目
1. 血球計数検査		
白血球数（/μL）	6,280	6,560
赤血球数（$\times 10^4$/μL）	556	532
Hb（g/dL）	17.0	16.4
Ht（%）	48.8	46.2
血小板数（$\times 10^4$/μL）	18.8	21.2
末梢血液像（%）		
好中球	64.1	67.8
好酸球	2.2	2.7
好塩基球	0.8	0.6
単球	8.9	8.2
リンパ球	24.0	20.7
2. 凝固・線溶系検査		
PT（秒）	14.5	15.2
PT正常血漿（秒）	13.0	13.0
PT活性（%）	75.8	68.1
PT-INR	1.16	1.23
APTT（秒）	41.8	
フィブリノゲン（mg/dL）	212	

	初診時	7日目
3. 血液生化学検査		
総蛋白（g/dL）	7.4	6.1
アルブミン（g/dL）	4.7	3.9
T-Bil（mg/dL）	6.6	15.9
D-Bil（mg/dL）	4.9	12.2
AST（U/L）	563	238
ALT（U/L）	1,815	1,103
LD（U/L）	353	198
ALP（U/L）	507	441
γ-GT（U/L）	146	123
ChE（U/L）	264	230
CK（U/L）	74	
アミラーゼ	71	
尿酸（mg/dL）	4.3	
尿素窒素（mg/dL）	5.4	5.6
CRE（mg/dL）	0.86	0.84
Na（mEq/L）	142	140
K（mEq/L）	3.9	3.6
Cl（mEq/L）	103	103
血糖（mg/dL）	102	
4. 免疫血清検査		
CRP（mg/dL）	0.07	0.12

解説の前に

例えば，「CRP 20.0 mg/dL」というデータをみたら，「何か炎症がある，そう軽くはないな…というか結構重症かも？」などと考えますよね。これが「昨日はCRP 35.0 mg/dLだったけれど，今日は20.0 mg/dLになった」という情報になると，「炎症があって，それは重症感染症かもしれないけれど，おそらく病態は改善傾向にあるのではないか」ということになると思います。

このように検査データの動きがわかると，得られる情報量は格段に多くなり，病態の推移を判断することができるようになります。

今回は，医師が実際にどんな流れでデータを読み，プロブレムリストを作り，診断に至るのかを，“医師の頭の中の声”とともに示したいと思います。

Q1．初診時の検査データから考えられる病態をあげ，そう考えた理由を述べてください

初診時の血液データで最も目につく異常値は，生化学検査におけるALT優位のトランスアミナーゼ高値と，直接ビリルビン優位の総ビリルビン高値の所見です。つまり，本症例の病態のキモ（肝）はまさに「肝臓」です。

データの解析（初診時）

データは見落としがないように，上から下へ，左から右へというように，必ず全項目に目を通します。

血球計数検査をみると，白血球数は6,280/μLで，好中球64.1%，好酸球2.2%，好塩基球0.8%，単球8.9%，リンパ球24.0%と，数も分画も特に問題ありません。Hb 17.0 g/dL，血小板数18.8×10^4/μLも基準範囲内です。

凝固・線溶系検査は，PT活性75.8%（↓），PT-INR 1.16（↑），APTT 41.8秒（↑）と，軽度ですが凝固能が低下傾向にあるようです。フィブリノゲン値は212 mg/dLで基準範囲下限程度です。

頭の中の声

白血球数と分画から，おそらく細菌感染や組織崩壊のような炎症はない。PTとAPTTは延びているけれど血小板数は減っていないから，凝固因子の消費亢進よりは産生低下のほうが可能性は高いな。念のため（＝消費亢進を否定する目的で），後でFDPかD-ダイマーをみておこうかな。いらないかな。

血液生化学検査に進みます。血清総蛋白7.4g/dL，アルブミン4.7g/dLで，A/G比は4.7/(7.4－4.7)＝4.7/2.7＝1.74となり問題ありません（A/G比についてはLesson 11，p.178）。

総ビリルビンが6.6mg/dLと高値です。直接ビリルビンは4.9mg/dLですので，間接ビリルビンは1.7mg/dLとなり，直接ビリルビン優位の高ビリルビン血症です。

逸脱酵素であるAST 563U/L，ALT 1,815U/L，LD 353U/Lはいずれも高値を示しています。特に肝臓に臓器特異性が高いALTが群を抜いて高値です。ここで改めて強調しておきたいのは，**「AST，ALTの上昇」イコール「肝機能障害」ではない**ということです。AST，ALTの数値は肝細胞の壊れ具合を示しているのであって，肝障害の程度を表すものではありません。

加えて，胆道系酵素であるALP 507U/Lとγ-GT 146U/Lも，AST，ALTほどではありませんが高値です。

一方，肝臓の蛋白質合成能の指標の一つであるChEは264U/Lと，基準範囲内の低めという感じです。CK以下の項目には異常はみられません。

免疫血清検査のCRPも0.07mg/dLと問題ありません。

頭の中の声

病態のメインは肝実質細胞のダメージで，ビリルビン（↑），ALP（↑），γ-GT（↑）は随伴する肝内胆汁うっ滞による可能性が高いな。24歳の男性としてはChEが低値＝肝臓の蛋白質合成能低下ということで，PT（↑），APTT（↑），フィブリノゲン（ちょっと↓）と矛盾しない。

白血球数と分画，CRPから，いわゆる“炎症”はないということなるか。

Q2. プロブレムリストを作成し，最も可能性が高いと考えられる疾患，鑑別すべき疾患をあげてください

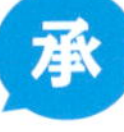

プロブレムリストの作成

#1 肝実質細胞障害（変性・壊死）⇒ALT＞＞ASTから急性肝炎か？

#2 高ビリルビン血症（黄疸）　⇒肝炎に伴う肝内胆汁うっ滞の可能性が高い

#3 蛋白質合成能の低下（軽度）⇒肝炎に矛盾しない

#4 炎症反応はみられない　⇒肝炎ウイルスによる肝炎に矛盾しない

〈結　論〉以上より，肝炎ウイルスによる急性肝炎の可能性が高い

〈鑑別疾患〉肝炎ウイルス以外のウイルスによる急性肝炎

薬剤性肝障害

これまでの解析から，慢性肝炎，アルコール性肝炎，自己免疫性肝炎の可能性は低い

Q3. 診断を確定するために確認したい患者情報や検査をあげてください

情報収集

本書の目的は「検査データから病態を読みとる」ことにありますので，順番が逆になってしまいましたが，実際には最初の検査の前に，まず医療面接（いわゆる問診）から診療が始まります。

そして，至急検査（今回示した検査はすべて当院の「緊急検査項目」です）の結果が明らかになり，肝炎ウイルスによる急性肝炎の可能性が高いと判断された時点で，聞き落としていることがあれば確認します（追加の情報収集）。肝炎ウイルスにはA型，B型，C型，D型，E型の5つがあり，それぞれ感染経路や潜伏期に特徴があります（表1）ので，的確な情報が得られれば原因ウイルスを絞り込むことができるはずです。

24歳の男性ですので，以下は必須です。

- おおむね3カ月（あるいは6カ月）以内の新たなパートナーとの性交渉，刺青，医師以外の施術者によるピアスの穴開け，麻薬・覚醒剤の使用および注射器の使い回しなど
- おおむね2カ月以内の海外渡航歴，現地での飲食状況
- おおむね2カ月以内の飲食，特に十分加熱されていない食品の摂取。代表は生牡蠣
- 家族歴，特に母親がB型肝炎あるいはC型肝炎ウイルスを有する可能性

最初の医療面接で聞き漏らしているようなら，最近服用した薬剤の有無，あれば医薬品名も確認します。

検査の追加

追加する検査を選択する原則は，「可能性が高いものから」，「結果が早くわかるものから」，「患者さんの負担が少ないものから」です。

(1) HBs抗原，HBs抗体，HCV抗体

この3項目は当院の緊急検査項目です。すでに実施した検査の残余検体で検査が可能ですので，新たに採血しなおす必要はありませんでした。30分以内に結果が判明します。

表1　急性ウイルス肝炎各型の特徴

	A型	B型	C型	D型	E型
原因ウイルス	HAV	HBV	HCV	HDV	HEV
核酸	RNA	DNA	RNA	RNA	RNA
感染様式	経口（便）	経皮（血液） 母児感染	経皮（血液） 母児感染	経皮（血液） 母児感染	経口（便）
潜伏期	2～6週	1～6カ月	1～3カ月	1～6カ月	3～9週
好発年齢	60歳以下	青年	青年，壮年	青年	不定
流行発生	あり	なし	なし	なし	あり
感染形態	急性	急性，慢性	急性，慢性	急性，慢性	急性

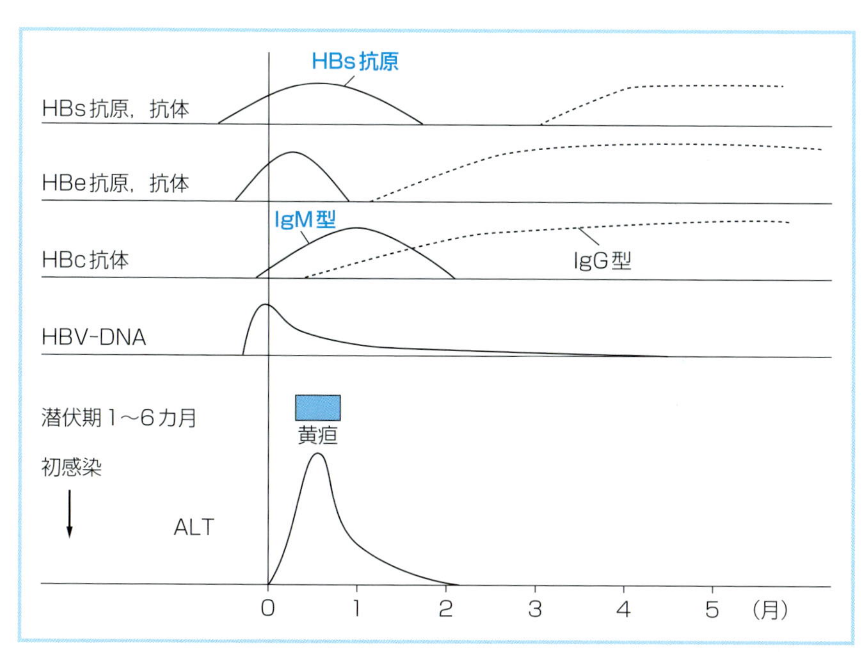

図1　B型急性肝炎の臨床経過とウイルスマーカーの推移

また，外注項目ですがIgM型HBc抗体も追加しました。B型急性肝炎の臨床経過とウイルスマーカーの推移を図1に示しました。B型急性肝炎の早期診断にはHBs抗原とIgM型HBc抗体の検出が有用です。

HBs抗原が陽性であれば，血液生化学検査の結果とあわせてB型急性肝炎と診断してよいと思いますが，24歳ですと，初感染発症以外に，母子感染あるいは幼少時の家族内感染によるB型肝炎ウイルスキャリアの急性発症の可能性も考えられます。IgM型HBc抗体価が高値であれば初感染発症，低値であればキャリアの急性発症とする根拠になります。また，発症の時点ですでにHBs抗原が消失してしまう場合があり，特に重症型に多いといわれていますので，B型急性肝炎が疑われる際には必ずIgM型HBc抗体を検索します。

（2）画像検査

まずは腹部エコー検査です。無痛，無侵襲，放射線被曝なしで患者さんに負担がないので，画像検査のなかで最優先に実施されます。ただ，食事をしていると詳細な観察ができません。とりあえず，肝臓が観察でき肝内胆管の明らか

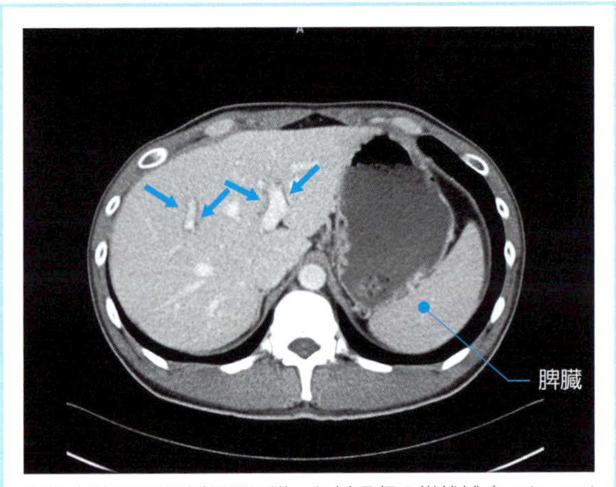

腹部造影CTで門脈周囲に沿った低吸収の帯状域（periportal collar）がみられた。また，軽度の脾腫も認められた。

図2　periportal collar（➡）

な拡張像がなければ，胆道の閉塞機転は否定されます。

造影CTで，門脈周囲にperiportal collarとよばれる低吸収の帯状域を認めることがあります（図2）。これは，急性肝炎“でも”みられる所見であり，急性肝炎に特異的なものではありません。

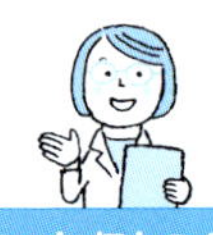

この症例の診断

HBs抗原陽性，IgM型HBc抗体陽性であり，B型急性肝炎（初感染）と診断されました。感染経路は約1カ月前の新たなパートナーとの性交渉と推定されました。

Q4. 7日目の検査データから推察される病態の変化と，そう考えた理由を述べてください

B型急性肝炎であれば，やがて極期を過ぎ回復過程に入ります。その間，一般的には無治療で自然にウイルスが排除されるのを待つことになります。かつては肝庇護薬であるグリチルリチン配合剤などを使用しましたが，肝庇護薬の使用は逆にウイルス排除を妨げ，B型肝炎ウイルスの持続感染化を起こす可能性があることから推奨されません。

基本的に「無治療で回復を待つ」間，最も重要な視点は，**劇症肝炎**に進展する危険性の察知・予知です。

劇症肝炎とは，「肝炎のうち初発症状出現後8週以内に高度の肝機能障害に基づいて昏睡Ⅱ度以上の肝性脳症を来し，PTが40%以下を示すものとする」(厚生労働省「難治性の肝疾患に関する研究」班，2003年）と定義されています。

B型急性肝炎患者の90%はウイルスが自然排除されて治癒し，約10%はウイルスの持続感染者に移行します。急性肝炎から劇症肝炎に進行する症例はわずか1%に過ぎませんが，劇症肝炎に進行した場合の生存率は40～50%で，2人に1人は命を失うことになります。

表2に，岩手医科大学による「急性肝炎の劇症化予知式」を示しました[1)]。自分で計算しなくても，患者の年齢，PT（%），ビリルビン値を入力すれば自動計算してくれるツールがネット上にアップされています[2)]。

劇症化を予知する際に重要な指標と位置づけられているのは，肝細胞の合成能を鋭敏に反映する**PT**と，排泄能の指標である**ビリルビン値**です。AST,

表2　急性肝炎の劇症化の予知式（PT活性80%以下の場合）

予測劇症化確率（logit p）＝
－1.156＋0.692×ln［T-Bil（mg/dL）＋1］－0.065×PT（%）＋1.388×年齢＋0.868×成因
【年齢】0：<50歳，1：≧50歳
【成因】0：HAV，acute HBV，HCV，HEV，他のウイルス，薬物アレルギー
　　　　1：HBVキャリア，自己免疫性肝炎，成因不明

p≧20%：専門施設搬送基準
p≧50%：特殊治療（人工肝補助）開始基準

〔Takikawa Y, et al：J Hepatol, 51：1021-1029, 2009より〕

ALT，LDなどの逸脱酵素は，ちょっと前にどのくらい肝細胞が壊されたかを示すもので，肝臓の“これから”すなわち「肝予備能」を評価するものではありません。

本症例では，初診から7日目までの間に，AST 563⇒238U/L，ALT 1,815⇒1,103U/Lと低下していますので，肝細胞の「壊れ具合」は極期（AST/ALTのピーク）を過ぎたようです。B型急性肝炎では，感染したB型肝炎ウイルスが肝細胞を破壊するわけではありません（肝炎ウイルスそのものに細胞を壊す力はありません）。肝炎ウイルスが感染した肝細胞を“非自己”と認識した宿主のリンパ球が，これを攻撃し細胞を破壊し，結果としてウイルスを排除します。

一方，PT活性75.8⇒68.1%（PT-INR 1.16⇒1.23），総ビリルビン6.6⇒15.9mg/dL，直接ビリルビン4.9⇒12.2mg/dLと，前述した指標はいずれも増悪傾向を示しています。蛋白合成能を示す他の指標，血清アルブミン値，ChEも低下しています。

劇症化が予測される場合には，核酸アナログ製剤，免疫抑制薬の使用，血漿交換，透析療法などが必要になることもありますので，「ASTとALTが下がってきた」⇒「良くなってきた」というような拙速な判断に至ることがないようにしてください。繰り返しになりますが，これはあくまでも「壊れ方が減ってきた」ことを意味するだけで，「肝機能が回復してきた」ことを示すものではないからです。

本症例のその後

本症例では，PT活性，ビリルビン値ともに7日目が最も悪い値で，その後，徐々にデータは改善し，14日目にはPT 95.9%，総ビリルビン5.2mg/dLとなりました。黄疸は遷延しましたが，特に治療は行わず，20日目に退院しました。その後しばらく自宅療養した後，順調に職場復帰を果たしています。

B型急性肝炎が発症から1週間で回復過程に入るのはちょっと短すぎますので，「受診時はすでに急性肝炎の極期を過ぎた頃であった」と考えるのが合理的だと思います。

●引用文献

1） Takikawa Y, et al：Early prediction of short-term development of hepatic encephalopathy in patients with acute liver disease unrelated to paracetamol. A prospective study in Japan. J Hepatol, 51：1021-1029, 2009
2） 岩手医科大学内科学講座 消化器・肝臓内科分野：劇症化予知式（http://intmed1.iwate-med.ac.jp/calc/calc.html）

Lesson

17

臨床推論能力を鍛えるシリーズ

救急受診のケース…速やかにBestの決断を！

■この検査所見からどういう病態が読み取れるでしょうか？

65歳男性　主訴：胸部の圧迫感，胸焼け
ERに救急搬送された。

1. 血球計数検査

白血球数（/μL）	15,160
赤血球数（×10⁴/μL）	470
Hb（g/dL）	15.2
Ht（%）	44.7
血小板数（×10⁴/μL）	23.2

2. 血液生化学検査

総蛋白（g/dL）	7.2
AST（U/L）	74
ALT（U/L）	28
LD（U/L）	254
CK（U/L）	695
CK-MB（U/L）	31
T-Bil（mg/dL）	0.5
HDL-Cho（mg/dL）	62
LDL-Cho（mg/dL）	196
TG（mg/dL）	323
尿酸（mg/dL）	8.5
尿素窒素（mg/dL）	20.8
CRE（mg/dL）	0.76
心筋トロポニンI（ng/mL）	0.95
血糖（mg/dL）	228
HbA1c（%）	8.7

3. 免疫血清検査

CRP（mg/dL）	0.34

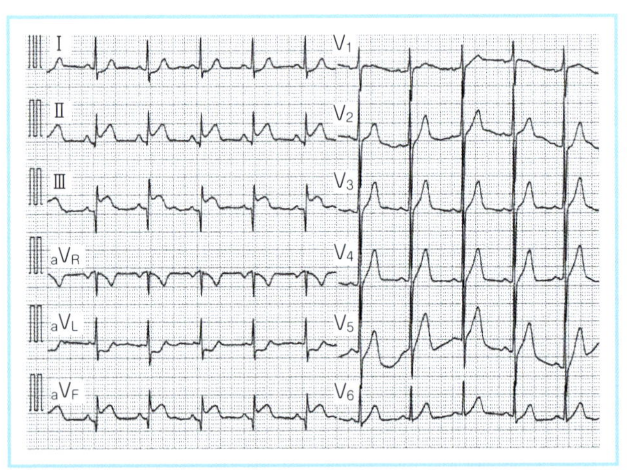

受診時の心電図

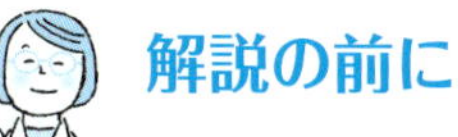

解説の前に

通常，医療の現場では，「時間をかけてBestの決断をする」より，「速やかにBetterな決断をする」ことが求められます。しかし，今回の症例のように「救命のためには一刻の猶予もない」という事態が迫ってくる場合には，速やかにBestの決断をしなければなりません。

血液検査と並行して，生理検査，画像検査を実施しながら治療を行い，自施設では十分な対応ができないということであれば，同時に搬送先を探して交渉することになります。

Q1．臨床上の意義が大きいと考えた異常値を3つあげ，そう考えた理由を述べてください

異常値のなかで最も注目すべきものは，クレアチンキナーゼMB分画（CK-MB）と心筋トロポニンIです。2つとも“心筋マーカー”であり，異常高値はすなわち，心筋のダメージを意味します。胸部圧迫感と胸焼けという“前胸部”の主訴に加えて，この2項目が高値なのですから，まず心筋梗塞を考えるべきです。

では，3つ目は何か？

CK-MBやトロポニンIほど疾患特異性が高い検査項目はほかには見当たりませんね。なので，実は，絶対にこれ！ という正解はありません。いろいろな考え方があるのではないかと思います。

AST

ASTの上昇によって，CK-MBやトロポニンIが上昇する疾患・病態の鑑別が強化されたり否定されたりすることはありません（診断確率は変わりません）が，発症からの経過を推定するのには役立つ可能性があります。表1に，心筋梗塞の際に高値になる検査が，発症からどのくらいの経過で異常を呈し始め，何日くらいで正常化するのかを大まかに示しました。CK-MBやトロポニンI

表1　心筋梗塞発症後，各検査が高値を示すまでの時間と正常化するまでの日数

	白血球数	ミオグロビン	CK-MB	CK	トロポニンI	心筋ミオシン軽鎖I	AST	LD	CRP
上昇(h：時間)	1～3h	1～3h	2～4h	2～4h	2～4h	4～6h	4～6h	6～10h	12～24h
正常化	7日	7～10日	3～7日	3～7日	14～21日	7～14日	3～7日	8～14日	21日

に次いでASTも高値を示しているのであれば，発症から4～5時間は経っているのかな…と考える根拠になります。

白血球数

白血球数は心筋梗塞発症後早期に増加しますが，AST同様，白血球数の増加によって診断確率が変わることはないと思います。全身性炎症反応症候群（SIRS）は，炎症性サイトカインなどのケミカルメディエーター過剰状態を反映しており，体温，脈拍，呼吸数，白血球数によって規定される病態です（SIRSについてはLesson 7，p.123）。SIRSか否か？　また，SIRSの場合，陽性項目数が多いほど予後が悪いという報告もありますので，本症例の全身状態を評価するのに役立つ可能性があります。

HbA1c

本症例の血糖は228mg/dL，HbA1cは8.7%といずれも高値です。糖尿病の診断基準（Lesson 6，p.94を参照）を満たしますし，コントロール不良です。糖尿病は脂質異常症，高尿酸血症のリスク因子であり，心筋梗塞，脳梗塞などの動脈硬化性疾患の発症率を高めます。このように，HbA1c高値は，患者さんの背景因子を理解するのに役立ちます。

Q2．検査データを，推定される疾患と関連づけて解析してください

診断はほぼ確定し，発症からの時間経過も推定できましたので，順に検査データを解析し，矛盾はないか確認しましょう。

血球計数検査からわかること

前述したように，白血球が15,160/μLに増加しています。白血球数が増加する病態として可能性が高いのは，感染症，感染症以外の炎症，組織の障害などです。心筋梗塞では，発症後1～3時間以内に増加し始め，1～3日目にピークに達するとされています。

赤血球数，Hb，Ht，血小板数には特に問題はみられません。

血液生化学検査からわかること

AST 74U/L，LD 254U/L，CK 695U/LおよびCK-MB 31U/Lと，ALT以外の逸脱酵素が高値を示しています。逸脱酵素が高値を示しているときには，血中の逸脱酵素の種類と量をみれば，だいたい障害を受けた臓器と障害の程度を推定することができます。

ASTとLDは全身の多くの細胞に含まれていますので，障害臓器の特定には役立ちませんが，CKは筋肉（骨格筋と心筋）に多く含まれている酵素ですから，AST，LD，CKが揃って高値を示している場合には，「筋肉が障害され，筋細胞がたくさん壊されたのだな」と推定することができます。

ただし，小柄な女性でも10kg以上ある骨格筋と，せいぜい300gくらいの心筋とでは，あまりにも「量」が違い過ぎて，CKの数値だけでは臨床症状の深刻さを判断することができません。運動をすると骨格筋由来のCKが高値を示しますが，それでCK 1,000U/Lになっているのと，心筋が壊死に陥って，つまり心筋梗塞でCK 1,000U/Lになっているのとでは，生命に関わる危険性が大きく異なります。そこで，CKが高値を示した際には，アイソザイムが重要になります。心筋にはCK-MBが多く含まれています。本症例はCK-MBが高値を示しているので，心筋の障害があると判断されました。

それを裏づける証拠として，心筋の収縮蛋白（図1）の構成成分であるトロポニンI（図2）も高値を示しています。CK-MBやトロポニンIのように，心筋細胞が壊死に陥ると血液中に逸脱して高値を示す酵素や蛋白を心筋マーカーと称します。

本症例では，心筋梗塞発症から3時間以内に上昇するCK-MB，トロポニンIが明らかに高値を示し，4～6時間で上昇するASTもやや高値，しかし上昇するのが6時間以降とされているLDはごくわずかな上昇にとどまっています。

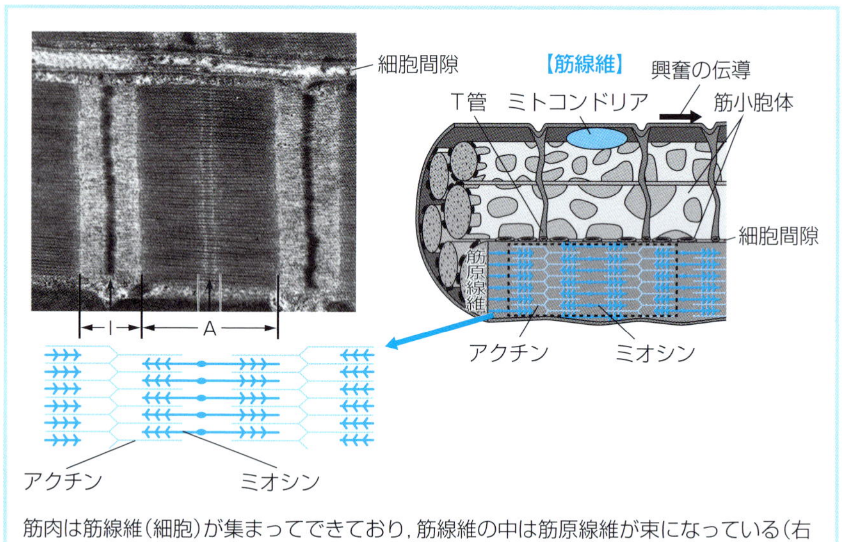

筋肉は筋線維（細胞）が集まってできており，筋線維の中は筋原線維が束になっている（右図）。筋原線維には暗く見える部分（暗帯＝A帯）と明るく見える部分（明帯＝I帯）があり，縞模様（横紋）を示す（左図）。横紋を形成しているのはアクチンとミオシンで，ともに蛋白で構成されている。

図1　心筋の収縮蛋白

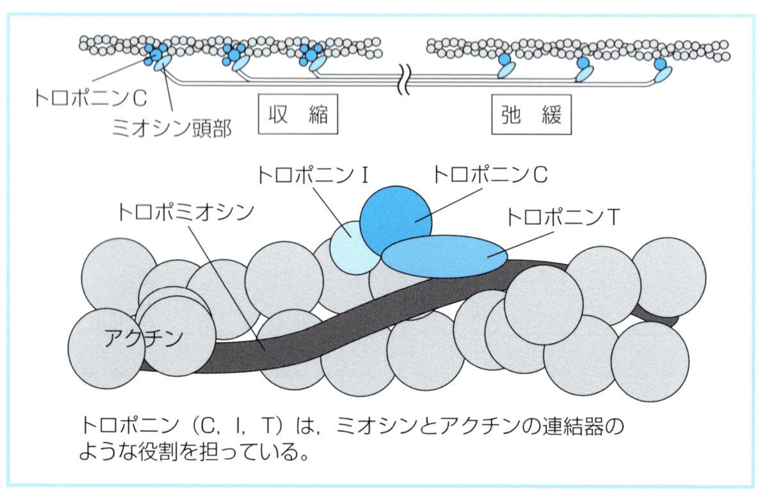

トロポニン（C，I，T）は，ミオシンとアクチンの連結器のような役割を担っている。

図2　トロポニン

血液生化学検査の検討では，心筋梗塞発症後4～5時間程度経った状態と考えて矛盾するデータはないようです。

なお，腎機能が低下しているとトロポニンIの排泄が障害され，心筋障害がなくても血中高値を示すことが知られていますので注意してください。

免疫血清検査からわかること

炎症マーカーであるCRPがわずかに高い値を示しています。CRPが明らかに上昇するのは，発症後12～24時間経ってからですので，0.34mg/dLという数値はここまでの推定に矛盾しません。

Q3．心電図を解析してください 

心電図は心筋梗塞の発症直後からSTの上昇やT波の増高といった変化を見せ始めます。本症例の心電図（図3，冒頭の心電図の再掲）では，Ⅱ，Ⅲ，aV_Fにおいて上に凸のST上昇，Ⅲ，aV_Fにおいて異常Q波がみられます。これは，心臓の下壁を中心に心筋梗塞を起こしていることを示すパターンで，冠動脈のうち右冠動脈が閉塞した際にみられる所見です（表2，図4）。なお，異

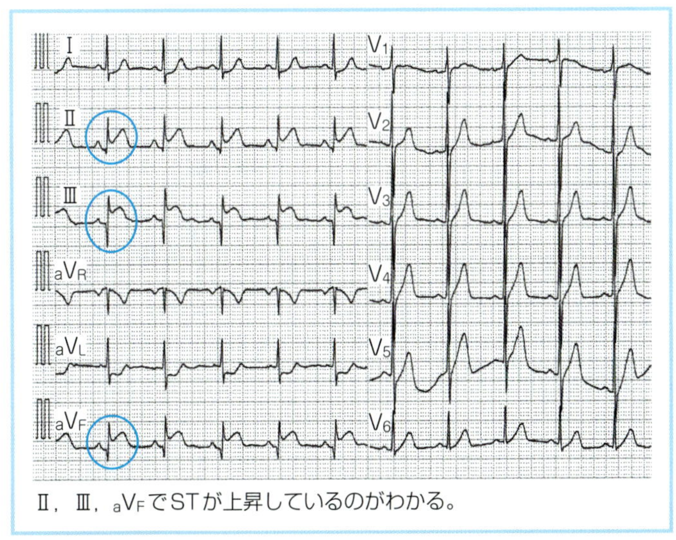

Ⅱ，Ⅲ，$_aV_F$でSTが上昇しているのがわかる。

図3　受診時の心電図

表2　梗塞の部位と心電図の変化

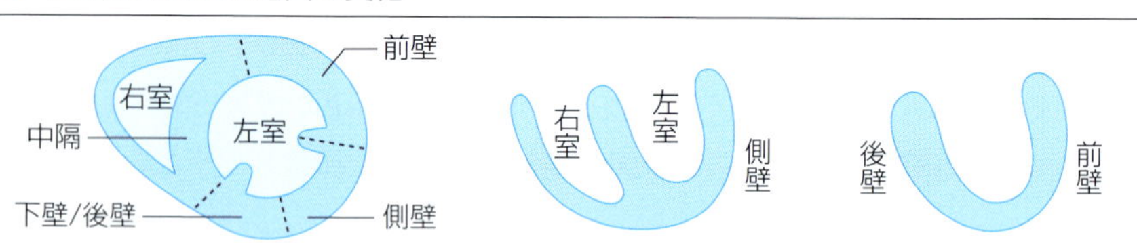

梗塞部位	梗塞波形が出現する誘導												主な閉塞枝
	Ⅰ	Ⅱ	Ⅲ	aV_R	aV_L	aV_F	V_1	V_2	V_3	V_4	V_5	V_6	
前壁中隔							○	○	○	○			左前下行枝（LAD）
広範前壁	○				○		○	○	○	○	○	△	左前下行枝
側　壁	○				○						○	○	左前下行枝 左回旋枝（LCX）
高位側壁	○				○								左前下行枝 左回旋枝
下　壁		○	○			○							右冠動脈（RCA）
純後壁							●	●					左回旋枝 右冠動脈

○：梗塞波形がみられる　△：ときにみられる　●：ST下降，R波増高，T波増高（mirror image）

〔医療情報科学研究所・編：病気がみえる vol.2 循環器 第3版．メディックメディア，p96，2010より〕

常Q波は「幅が0.04秒以上であるか電位がR波の25%以上である」と定義されています。

図5に，心筋梗塞でみられる心電図の経時的変化を示しました。心電図所見も，本症例は発症後4～5時間前後であるというこれまでの推定に矛盾しないようです。

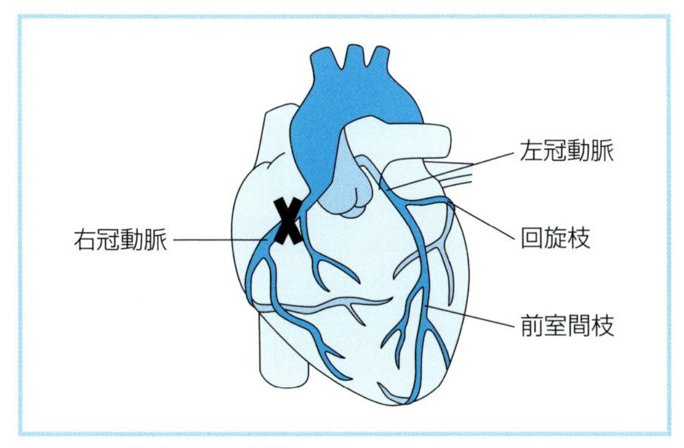

図４　冠動脈の閉塞部位

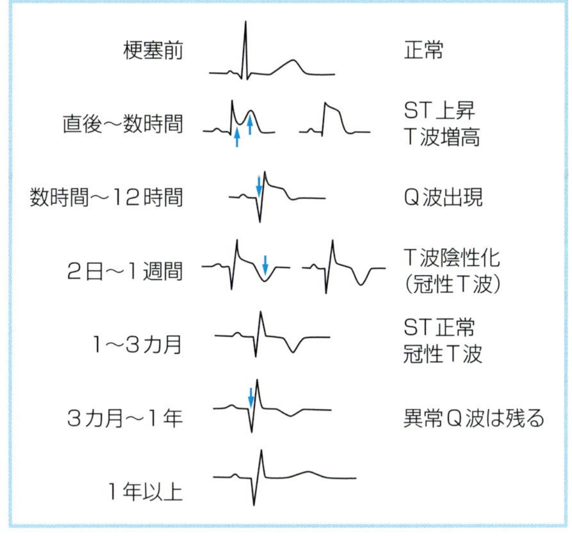

図５　心筋梗塞の心電図の経時的変化

Q4．診断後の方針を述べてください 

心筋梗塞の予後を考えるときに最も重要なのは，いかに発症から再灌流まで…閉塞した冠動脈の血流を再開させ虚血に陥っている心筋を助けるまでの総虚血時間を短くするかということです。再灌流治療には，血栓溶解療法と経皮的冠動脈インターベンション（PCI）がありますが，どちらの方法をとるにしても，

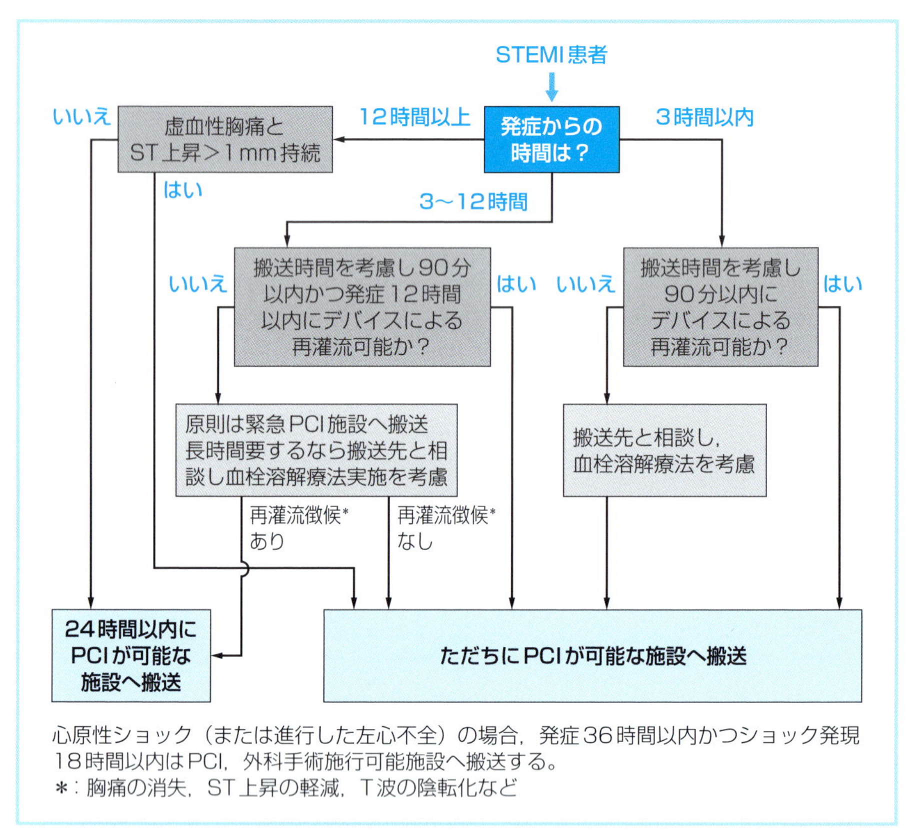

図6　緊急PCIが施行できない施設におけるST上昇型急性心筋梗塞（STEMI）への対応アルゴリズム

〔ST上昇型急性心筋梗塞の診療に関するガイドライン（2013年改訂版），p27より〕

できるだけ早期に再灌流を得なくてはなりません。

自施設で緊急PCIの実施が可能であればよいのですが，当院のように自施設での緊急対応ができない場合は，PCI可能な施設への搬送をしなければなりませんので，「急性心筋梗塞である」と診断した症例はもちろん，「急性心筋梗塞が否定できない」という症例の場合も，発症からの時間経過を意識しながら搬送先を探すことになります。

図6に緊急PCIが施行できない施設における対応のアルゴリズムを示します。ここからもおわかりいただけると思いますが，発症からの時間経過は非常に重

要で，心筋マーカーがその推定に大きな役割を果たしています。なお，診断，治療の詳細については「ST上昇型急性心筋梗塞の診療に関するガイドライン」[1)]を参照してください。

●引用文献

1）循環器病の診断と治療に関するガイドライン（2012年度合同研究班報告）：ST上昇型急性心筋梗塞の診療に関するガイドライン（2013年改訂版）（http://www.j-circ.or.jp/guideline/pdf/JCS2013_kimura_h.pdf）

索引

■英数字■

■和 文■

く

け

こ

Profile

村上　純子

Junko Murakami

埼玉協同病院臨床検査科 部長

■略歴

日本大学医学部卒業。日本大学医学部第一内科学教室，臨床検査医学教室（駿河台日本大学病院輸血室兼務）を経て，2004年より聖母大学看護学部専門基礎分野教授，2011年より現職。医学博士。

■主な資格

臨床検査専門医，血液専門医・指導医，輸血専門医，認定内科医，ICD（Infection Control Doctor），医学教育専門家*

＊：日本医学教育学会認定医学教育専門家という超レア資格があります。「日本医学教育学会」ホームページから一覧を見ることができます。2018年1月1日現在，108人しかいない，いったいそんな資格にどんな意味が？ と思いつつ，私，持っています（レア資格コレクターといわれています）。

■読者の皆さんへ

- 検査は病態を理解するための必須アイテムです。検査結果を正しくかつ深く読むことは，病態を正しくかつ深く理解することに直結します。つまり，「検査を活かす」と「より良い医療を提供できる」ので，「患者さんのためになる」のです。
- 「検査漬け」という言葉があります。何かと検査！ 検査！ で患者さんを疲弊させる…そんなイメージの言葉で，検査に漬かるのは患者さんですよね。そうではなく，医療サイドの頭を検査に漬けることにします。通り一遍の捉え方で検査データを見る「検査浅漬け」ではなく，データをとことん考え抜く「検査本漬け」頭で取り組むのです。そうすれば，データは実に雄弁に“患者さんに起こっていること”を語ってくれるようになります。検査を味方につけて，存分に活用してください。

■趣味

- クラシックをこよなく愛する。リタイア後は，1日ピアノを弾いて過ごすのが夢。若い音楽家の育成活動を後援するのは嬉しい，好き。ただし，目下，行きがかり上，オヤジロックバンドのサックスを担当すべく修行中。
- 歴史。歴史はすごいです。過去に学ばない者は，同じ過ちを繰り返す…ということで，最近よく頭に浮かぶのが，「アホな大将，敵より怖い」という，旧日本陸軍を揶揄する言葉。
- 趣味は語り始めるときりがないので，以下略。

臨床検査専門医が教える
異常値の読み方が身につく本

定価　本体3,400円（税別）

平成30年2月25日　発　行

著　者　村上 純子（むらかみ じゅんこ）

発行人　武田 正一郎

発行所　株式会社 じ ほ う

101-8421　東京都千代田区神田猿楽町1-5-15（猿楽町SSビル）
電話　編集　03-3233-6361　販売　03-3233-6333
振替　00190-0-900481
<大阪支局>
541-0044　大阪市中央区伏見町2-1-1（三井住友銀行高麗橋ビル）
電話　06-6231-7061

イラスト　中小路ムツヨ　　装丁　hi-fn　　組版・印刷　永和印刷(株)
Printed in Japan

ISBN 978-4-8407-5022-6